汪云九

中国科学院生物物理研究所研究员。著有《神经信息学》《心灵之窗》等多部作品。

崔　翯

北京脑科学与类脑研究中心高级研究员，中国神经科学学会麻醉与脑功能分会副主任委员。曾就职于中国科学院脑科学与智能技术卓越创新中心（神经科学研究所）。研究领域为运动控制的神经基础、解码算法，以及新一代脑机接口系统。

国家科学技术学术著作出版基金资助出版

意识的
神经科学原理

汪云九 崔 翯／编著

Fundamental Neuroscience of Consciousness

浙江教育出版社 · 杭州

图书在版编目（CIP）数据

意识的神经科学原理 / 汪云九，崔嚣编著. -- 杭州：浙江教育出版社，2023.5
ISBN 978-7-5722-5182-5

Ⅰ. ①意… Ⅱ. ①汪… ②崔… Ⅲ. ①脑科学－研究 Ⅳ. ①R338.2

中国国家版本馆CIP数据核字(2023)第009389号

意识的神经科学原理
YISHI DE SHENJING KEXUE YUANLI

汪云九　崔嚣　编著

策　　划　高露露
责任编辑　高露露
美术编辑　韩　波
责任校对　何　奕
责任印务　曹雨辰
封面设计　张伯阳
出版发行　浙江教育出版社
（杭州市天目山路40号　电话：0571-85170300-80928）
图文制作　杭州林智广告有限公司
印刷装订　浙江新华数码印务有限公司
开　　本　710 mm×1000 mm　1/16
印　　张　20
插　　页　4
字　　数　332千字
版　　次　2023年5月第1版
印　　次　2023年5月第1次印刷
标准书号　ISBN 978-7-5722-5182-5
定　　价　78.00元

序一

我早年结识贝时璋先生，曾与他有多次的交流和讨论，很敬佩他的交叉学科的学术思想。当时在贝先生指导下，中国科学院生物物理研究所理论组的工作很有前瞻性，后来理论组发展为中国科学院视觉信息加工开放研究实验室，再后来升格为脑与认知科学国家重点实验室。我曾担任过该实验室的学术委员。那时我认识了实验室的汪云九研究员，他一直从事视觉信息加工的数学模型研究工作。他的工作一直处于国际前沿，他虽然从事理论研究，但能敏锐地捕捉到实验资料中的最新趋向。同时他积极培养年轻人，在中国科学院研究生院开设课程。他也经常到高校作科普和学术报告。后来我到浙江大学工作，曾多次邀请他到浙江大学讲学，并聘请他为浙江大学兼职教授。

人类探索的物理世界已经从基本粒子尺度扩展到纳米尺度，再扩展到一百多亿光年的宇宙空间。但是人类对于自身头脑中的意识却知之甚少，意识问题依然是人类面临的最大困惑之一。20 世纪末，国际科学界出现一股研究意识问题的高潮。科学家们和各学术研究机构在这期间出版了许多著作，召开了多次国际学术会议，也发表了不少研究成果。汪云九研究员敏锐地发现了这个趋势，做了许多先导性的科普工作。他组织人员翻译了弗朗西斯·克里克（Francis Crick）的著作《惊人的假说》（*The Astonishing*

Hypothesis : The Scientific Search for the Soul）。该书被公认为意识研究方面最重要的开山之作。汪云九研究员发起、组织和主持香山科学讨论会，第一次在该会上讨论了关于脑和意识的问题，会后出版了我国第一本关于脑和意识的学术著作。

此次他对近二十年来有关意识的研究进行梳理，编著成《意识的神经科学原理》一书。该书介绍了意识领域内最新的主要研究成果，既可供年轻研究人员作入门书，也可作为对意识问题有兴趣的人士的参考读物。当前，我国脑科学计划刚刚启动，该书的出版可以为我国的脑科学研究鸣锣开道，同时为培养年轻科研人员添砖加瓦，也为普及脑科学、心理学和人工智能提供一本可读的基础理论专著。

在该书定稿时，我得知该书还有一位合作者，是年轻的崔翯博士，他为该书增添了许多意识与自主运动控制、意识控制机器等领域的最新研究进展。这为该书充实了意识研究的另一个重要方面的内容——脑信号的引出和应用，或许将来可以把人的意识状态全部导引、存储和复制出来。崔翯早年从清华大学物理系毕业时曾考虑过做我的研究生，后来由于报考专业规则细节上的限制，最后拜在汪云九研究员门下。崔翯本人课程基础扎实，研究思维活跃，从美国学成回国后一直在中国科学院神经科学研究所工作，目前正从事意识信号的导出和利用研究。因此，他们师徒两人合著的这本书可谓是意识的神经科学原理研究方面理论和实践相结合的国内专家撰写的特色作品之一。

唐孝威

2021年7月

序二

近日汪云九研究员把他的近作《意识的神经科学原理》的电子版发了给我，说是他在脑科学战线上戎马一生的收官之作。欣喜之余，立刻拜读了他的大作，情不自禁把自己的感想写了下来，就算是给此书写的一段序吧！

我初识汪云九研究员是1961年11月，那年9月我到中国科技大学（以下简称科大）报到（那时还在北京），大概是因为我在大学念的是数学，最后一年半作为“预备教师”又给本系低年级学弟、学妹讲了一年半的普通物理课程，所以到科大就被分配到了生物物理系，从事生物控制论方面的工作。当时系里的专业教研组还没几个人，而且也都是从其他学科刚分配过来的新手，对自己即将从事的领域都不甚了解，好在当时的科大是“全院办校，全所办系”，所以系里的常务副主任沈淑敏先生（她也是生物物理所的研究员）就在11月的一个晴朗早上带我到生物物理所的理论组，把我介绍给组长郑竺英先生和组里的几位师兄、师姐，其中就有来所之早仅次于郑先生，也是学数学出身的汪云九大师兄，其他还有学数理逻辑的陈传涓师姐和学医出身的王湘生师兄，请他们指导我学习生物控制论，这样我就正式到所里进修来了，这一“修”就修了四年，相当于读了四年的研究生。

当时国内还很少有单位开展边缘科学研究，生物物理所是极少的专门以边缘科学为研究方向的单位之一。得益于所长（也是我们的系主任）贝时璋院士的远见卓识，从建所一开始就播下了以后大红大紫的分子生物学、生物信息学、计算神经科学等的种子。组里交给我看的第一本书就是维纳的《控制论》，里面所讲的跨学科的讨论会给我打开了全新的世界，生物物理所可以说是当时国内能给我这样训练的最好的单位了。当时在组里真正已经开展研究工作的也只有郑先生和大师兄在做的体温调节的数学模型的实验和理论研究。其他人都还在或是补基础、找课题，或是给科大生物物理课开课的教材做准备工作。进所之前，对生命科学和如何做科学研究我可以说一无所知，正是郑先生和大师兄把我领进了生物控制论的殿堂。在那段时间里，我们整天讨论的都是科学问题和本领域的进展情况。也正是那段时间里郑先生和大师兄关注到了正在兴起的仿生学，特别是视觉信息处理。

随着改革开放的到来，我们也迎来了科学的春天，我每到北京，都会到生物物理所拜访郑先生和大师兄，随着郑先生逐步退下，大师兄承担起为实验室定方向的重任，正是由他建议，在贝先生和郑先生的支持下，定下了实验室视觉信息处理的科研大方向，领国内风气之先。大师兄也不断关注着本领域的新生长点，无论是计算神经科学、神经网络、人脸识别，乃至意识研究，他都是最早把这些方向介绍到国内来的学者之一。我也都是从他那儿知道这些方向，有时他还会把所图书馆里有关的重要文献复印后送给我，并且把来访的国际学者介绍给我。他这种为了发展中国的科学事业，无私帮助同行的高风亮节可以说是完全传承了贝先生、郑先生的传统。他的学识和为人处世都得到了同行的称颂，他和中国科学院自动化研究所的黄秉宪研究员一起，长期领导着中国生物物理学会的生物控制论和生物信息论专业委员会以及中国自动化学会的生物控制论和医学工程专业委员会，为中国在这些领域的发展做出了重要贡献。

最近二十年来，他虽然从具体研究工作中逐渐退了下来，但是作为一名杰出科学家依然密切关注着相关领域的进展，并把更多的精力放到在各地讲学上，把种子播向祖国大地。本书就是作者把近二十年的所学、所思、所想内容重新归纳增补结集，这对后来者了解相关领域的进展、思考许多尚无定论的开放问题都是非常有意义的。全书以意识的科学研究作为主要论题，内容涉及意识研究的主要流派和主要理论框架、当前的研究热点、研究策略、视知觉和视觉注意、意识度量等，可以说涵盖了当前意识研究的几乎所有热点问题。另外，书中也涉及与此相关的认知科学、计算神经科学、神经编码等方面，是一本有关意识自然科学研究的基础理论之作。

本书的另一位作者崔翯是汪云九研究员的研究生，到美国学习后回国工作，在中国科学院神经科学研究所从事脑信号的解读和利用，这也是意识研究中的一个重要方面，当前科幻小说中有许多畅想的故事，其本源于此。这一方面的工作加上原先意识研究方面的多方面最新的综述，形成了这一本理论和实践两者相得益彰、珠联璧合的作品。

2021年7月

前言

如大哲学家康德所说，我们头脑中的意识与头顶的浩瀚星空都是人类千百年来无尽探索中永恒而又神秘的两大主题。与天文学和宇宙学形成鲜明对比的是，有关意识问题的研究长期以来一直被主流科学界边缘化。现代西方科学之所以取得巨大成功，究其根本就是它实现了古希腊逻辑主义传统和弗朗西斯·培根的实证精神的完美结合，而科学研究一旦上升到意识层面，往往会因为缺乏实证而举步维艰。现代科学以测量和实验为主要特征，而意识研究却难以对主观感觉进行实验和测量，因而被搁置。西方世界文艺复兴以来自然科学崛起，关于意识方面的科学文献却依旧寥寥无几。但是到了 20 世纪中叶以后峰回路转，生命科学、神经科学、心理学、认知与行为科学、计算机与人工智能等各大领域在各自突飞猛进发展的同时又形成了高度交叉融合的趋势，使得意识问题逐渐走进科学研究的视野。

通过世界上各种不同学科的努力，半个世纪来意识研究取得了不少成果，其中尤以神经科学的研究最为突出。汪云九在自己毕生研究中的领悟之上，近二十年来在各种学术会议和国内著名大学（北京大学、清华大学、浙江大学、中国科学院大学等）发表讲演的内容基础上，加上崔翯正在从事的运动神经控制与脑机接口等目前热门领域内的最新进展，系统整理补充了目前与意识问题相关的神经科学研究成果，写成《意识的神经科学原理》

一书。目前整本书内容不仅涵盖意识研究的理论框架和主流观点，而且包含了大脑结构、认知心理、神经科学实验进展、神经计算、信息编码、视觉与注意、视觉与艺术、睡眠与梦境、动物的意识、运动控制、机器意识与脑机接口等高度交叉的多个学科领域。

因此，本书是一本全面介绍意识研究各方面进展的作品。意识研究工作的各方面都在取得快速进展，但还没有达到框架清晰的程度。本书不是一本意识研究的教材。读者不必从头到尾阅读，尽可随性所至地阅读感兴趣的内容。

目录 Contents

01 第 1 章

意识问题的科学研究

到目前为止，科学面临的最富挑战性的任务就是意识问题。

——坎德尔（E. Kandel）

引言

本章，首先从医学临床、社会政治、宗教哲学等方面来说明研究意识的重要性，其次阐述用自然科学方法研究意识问题的条件已经成熟，最后介绍国外关于意识研究的概况。

关于意识的研究可以追溯到古希腊的亚里士多德，亚里士多德著有《灵魂论及其他》，该书包括：感觉与感觉客体（共七章）、记忆与回忆（共二章）、睡与醒（共三章）、说梦（共三章）和梦占（共二章）。从这些标题可以看出，内容从现代角度看来仍十分适时，而且包含了依然没有解决的问题。

动物脑的功能从系统进化角度考虑，不同进化层次的动物在智能行为、感情活动和意识状态有所差别（见表 1-1）。人作为最高级的动物发展形态，拥有最复杂的智能行为，以及高度发展的语言、宗教、政治、艺术等社会和精神领域的文明产物，人类还具有最复杂的多种情感，以及自我意识状态。而最低等的动物只有趋向性反射活动和遗传决定的行为等，它们的情感反应也非常简单，只有敏感化、兴奋、抑制等，它们的意识状态只有觉醒和睡眠状态。

表 1-1：从最低等动物到人类在智能、情感、意识三方面能力的比较①

动物	智能	情感	意识
人	政治、宗教、审美、牺牲、埋葬、语言、自杀……	多种感情、死亡恐怖、绝望……	自我意识、目标设定、执着
高等动物	概念形成（数字、顺序、关系）、工具使用、游戏、好奇心、欺骗……	感情反应、笑、悲、嫉妒、发脾气、失望、讥笑……	镜像认识

① 松本修文. 心灵之谜多面观[M]. 宋文杰，等，译. 上海：上海科技出版社，2007.

续表

动物	智能	情感	意识
中等动物	合作	喜欢	
低等动物	判断、预知、互助……	恐慌、权势……	行为的控制、注意、警戒
最低等动物	趋向性、反射、遗传决定行为……	敏感化、兴奋、抑制……	觉醒

哲学家总希望明确界定研究对象的范围和内容，以便深入研究和讨论。一般的研究工作常常从定义出发，但是在意识问题上，研究者却没有多少共识，此处我们选取两段。第一段出自商务印书馆《现代汉语词典》（第七版）中关于“意识”的定义：“（1）觉察（动词）。（2）人的头脑对于客观物质世界的反映，是感觉、思维等各种心理过程的总和，其中的思维是人类特有的反映现实的高级形式。存在决定意识，意识又反作用于存在。”第二段出自《牛津高阶英汉双解词典》，此处将“意识”定义为：意识是觉醒，是醒着，因为正在用身体感官和精神知道事情，是一个人的所有的想法、思想、感觉、愿望、意图、回忆的总体。但是，细究起来这些定义都是建立在不确的定概念之上的。

不同专业领域对意识有不同的理解。临床医学常将它作为大脑的一种状态，有别于无意识、昏迷、睡眠态、麻醉。哲学家常把意识世界与物质世界对立起来。在日常社会生活中，人们常理解为对事物的认识，如增强安全意识、提高质量意识等。

西方著名的心理学家斯图尔特·萨瑟兰（Stuart Sutherland）编了一本著名的心理学字典，其中有关于意识的表述，他认为“意识是一种复杂的排他性的现象，不可能说清楚它是什么，它要做的是什么，或者为什么要这样进化。关于意识方面写出的书籍没有一本值得一读。”当然这是一种非常极端的看法。尼克·赫伯特（Nick Herbert）在《量子实体》（*Quantum Reality*）一书中写道："科学中的最大谜团就是意识的本质。现在的情况不是我们有了一个关于觉知的不完全的理论或者一个不好的理论，而是现在根本没有一个理论存在。"美国哲学家大卫·查默斯（David Chalmers）认为，意识问题是心脑问题，是我们前往对客观实际的科学了解道路上最突出的障碍物。

中国古代著名的学者庄子和惠子之间有一段非常有名且有趣的对话：

庄子与惠子游于濠梁之上。庄子曰："鲦鱼出游从容，是鱼之乐也。"惠子曰："子非鱼，安知鱼之乐？"庄子曰："子非我，安知我不知鱼之乐？"惠子曰："我非子，固不知子矣；子固非鱼也，子之不知鱼之乐，全矣！"庄子曰："请循其本。子曰'汝安知鱼乐'云者，既已知吾知之而问我，我知之濠上也。"

他们两人的这段对话，本质上是一个逻辑上不可解的问题，也间接说明了人的意识不能被别人和自己所理解。关于"鱼乐"的这段对话牵扯到两个重要的问题：一是感觉的不可表达性，它是主观感受性的一个问题。比如说你看到红色，你不可能把你的感受完全清楚地表达给另一个人；二是数学中的哥德尔不完备定律①。

法国人文主义思想家蒙田（Montaigne）也有类似的议论，他写道："当我逗着我的小猫玩的时候，天晓得是它在逗我玩，还是我在逗它玩？"

有几位诺贝尔奖获得者将意识研究推到了前所未有的高潮。第一位是弗朗西斯·克里克。1962 年，他因为研究脱氧核糖核酸（deoxyribonucleic acid，DNA）的分子结构而获得诺贝尔奖，在这以后，他认为分子生物学的基本问题已经解决，从而要研究生物的另外一个基本理论问题：神经系

① 任意一个包含一阶谓词逻辑与初等数论的形式系统，都存在一个命题，它在这个系统中既不能被证明为真，也不能被证明为否。——编者注

统是怎样产生意识的？他花了将近30年的时间研究了心理学、脑科学等方面的知识，写出了《惊人的假说》这本著作，成为当时意识研究的标志性事件。约翰·埃克尔斯（John Eccles）因在神经突触结构上的贡献而获1963年诺贝尔生理学或医学奖，他对脑结构和功能以及意识问题也颇有研究；杰拉尔德·埃德曼（Gerald Edelman）是1972年的诺贝尔奖获得者，他是因为抗体抗原方面的工作得奖，而后他转向意识问题研究，并撰写了多本有关意识的著作。著名的数学物理学家、2020年诺贝尔物理学奖获得者罗杰·彭罗斯（Roger Penrose），在他《皇帝的新脑》（*The Emperor 's New Mind*）一书中表达了自己对意识问题的看法。除此之外，人工智能的创始人之一马文·明斯基（Marvin Minsky）、1981年诺贝尔生理学或医学奖得主罗杰·斯佩里（Roger Sperry）也都在意识的研究中做出了卓越的贡献。

心理学家按照弗洛伊德的理论将意识分为：意识状态、前意识状态和无意识状态。意识状态就是有思想、有感觉、有意象的状态；前意识状态是指可回忆的记忆；无意识状态指性需求、侵略冲动、重新压抑的经历等。

著名的心理学家威廉·詹姆斯（William James）认为意识具有的特征包括：个人性（不能与人分享），选择性（注意某一事物，忽略别的事物），连续性（一个内容包含和混合另一内容），变化性（内容在变化）。约翰·沃森（John Watson）认为，心理中抛弃所有关于意识的参照物的时代，似乎已来到。克里斯托弗·冯·德·马尔斯伯格（Christoph von der Malsburg）是脑内40Hz同步振荡起绑定作用的主张者，他认为意识是脑内多个亚系统高度统一的工作状态。罗杰·彭罗斯则认为在目前的理解程度上，试图为意识提出一个准确的定义是不明智的。因此，在医学和心理学中关于意识的定义一直存在不定性。为了便于研究，研究人员将人的意识状态分成下列几种情况进行分析。

意识的清醒状态：个体知道机体内外环境状态，视觉、听觉等感觉系统正常工作；知道在干什么，个体的记忆和计划都有意识在起作用。

无意识状态：白日梦、失神、沉思。

睡眠状态：梦游、梦境，等等。

休克麻醉直至死亡。

关于人生长发育到多少岁才有意识状态，似乎没有一个明确的结果。戈登·盖洛普（Gordon Gallup）提出了镜像测试方法来界定人的意识状态的出现时间，即个体在镜子面前能否认出镜子里自己的形象。一般来说，婴儿要长到 16～20 个月时才能够认出自己。而动物只有进化到猿猴才能够有镜像的反应。学界一般认为类人猿大猩猩和黑猩猩才能通过镜像的斑点实验。也有人报道称海豚等动物也有镜像反应。而像狗、猫等宠物只能对自己的镜像做出威胁恐吓的动作或者打斗逃避的反应。中国科学院上海神经科学研究所也进行过类似实验，经过训练，猕猴学会了照镜子。

人的日常行动中，有千千万万种无意识行为，而有意识的行为只是冰山一角。人的大脑器官由两半球组成，并且两个半球在工作中是有分工的。因事故外伤或手术切断联结两半球的胼胝体的患者，称为裂脑人。诺贝尔奖获得者罗杰·斯佩里的工作就是研究左右两半球在信息处理上的分工。他巧妙地设计了一些实验证明两半球在信息处理和专长方面有所不同。

意识研究的几种观点

从当前的研究来看，关于意识问题，科学家所持的观点是多种多样的，有神秘论、还原论、量子理论、微管理论、神经网络理论，等等。限于时间和篇幅，本书只选择少数较新的、经典的理论观点做简要介绍。

神秘论认为有意识的人怎能研究意识问题呢？正如，一个人能抓住自己头发把自己提离地面吗？持这方面观点的哲学家占多数。美国哲学家杰瑞·福多（Jerry Fodor）认为任何一种物理系统都不会有意识。哲学家科林·麦吉恩（Colin McGinn）认为我们的脑是进化产物，所以它有认识的局限性，就像老鼠和猴子根本不可能想到量子力学一样，我们也可能无法理解存在的某些方面，如精神和物质的关系。大卫·查尔默斯（David Chalmers）著名的“意识的困难问题”概括意识问题的关键是要解释感受质（qualia），或者说“是什么感觉”，因为它们如此直接、私密、不可言说，与物理世界的客观图景格格不入。

还原论则认为意识可以用神经学和心理学的一般规律进行解释。持这种观点的学者中最著名的是克里克和神经科学家克里斯托夫·科赫（Christof Koch），他们认为意识可以用神经元、化学分子及其相互关系来解释。

在有关意识的第一次图森（Tucson）会议上，有科学家提出了意识的“微管假说”，认为意识起源于神经元中特殊的蛋白结构（微管）（图 1-1）的量子物理过程。这其中代表人为彭罗斯和亚利桑那大学的麻醉学家斯图尔特·哈默洛夫（Stuart Hameroff）。彭罗斯认为神经元的细胞组织中细胞骨架在传递信息上起重要作用，细胞骨架是由微管构成的，由于其空间尺度很小（$1Å = 10^{-10}m$），应当用量子力学来考虑，电磁波有可能在其中传播。他们一开始就主张微管学说，到现在还坚持这个观点。但是有人嘲笑他们说：“脚趾上面也有微管结构，那么它也有意识吗？”

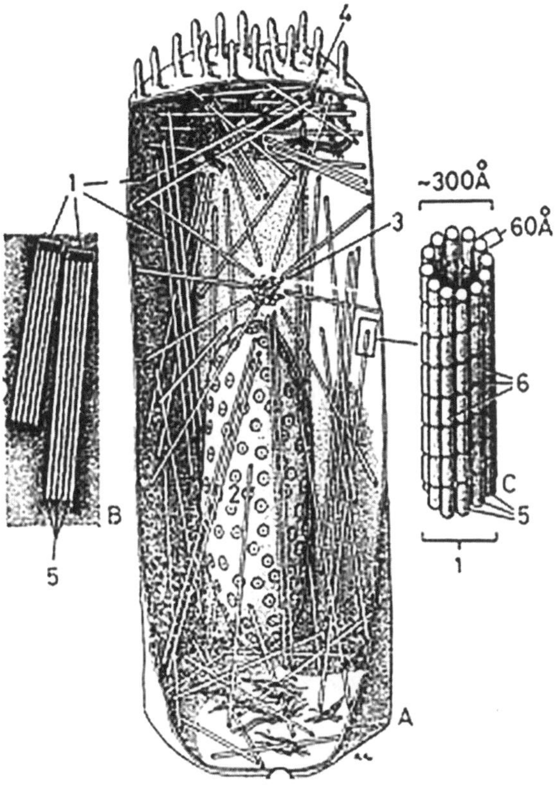

图 1-1 微管的形态和结构

微管本身是在生理学上起到细胞支架作用的结构，又具备传送、运动、信息加工等功能。微管和意识有关的证据主要是在麻醉作用中，例如，一氧化氮、乙醚和氯仿等不同化学结构的物质都有麻醉的功能，还有其他电学方面的性质。但微管学说始终处于少数派的地位。

在研究意识观点中还涉及联合场论、非线性观点，等等。其中瓦尔特·杰克逊·弗里曼（Walter Jackson Freeman）的混沌理论最受非线性科学家的欢迎。

当前意识研究的热点

本节介绍意识的脑内定位、视觉是研究意识的突破口等内容。

关于意识活动定位在脑的什么部位，学界有各种不同的观点：有的认为在前扣带回，有的认为在下顶叶，有的认为在大脑皮层，有的认为在网状结构，有的认为在海马，也有的认为在丘脑和中脑，等等。

克里克认为，意识定位于丘脑与皮质联络的关键部位，它受到破坏必定会导致自由意志的丧失，如此推测它应当靠近布罗德曼分区（Brodmann Area）①的24区，叫做“下前扣带皮质”的部位（图1-2）。这个脑区从高级感觉区收到许多输入，又靠近高级运动系统。

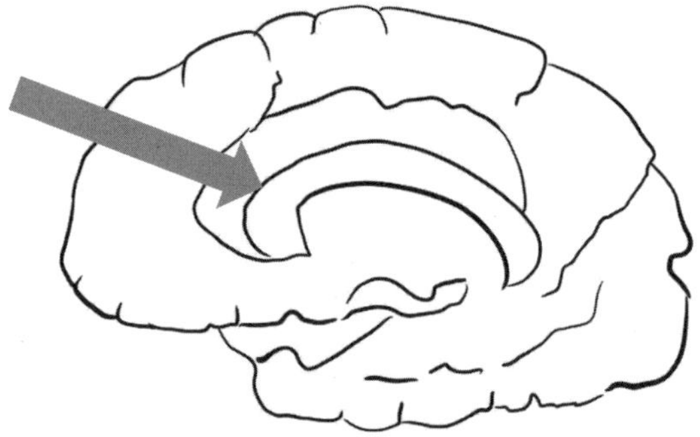

图1–2　人脑中扣带皮质的位置

克里克和科赫在2003年的时候发表了文章《意识的框架理论》（*A Framework for Consciousness*），在这篇文章中，克里克认为意识研究现在应该从科学的角度来思考了，而且最重要的是，现在是开始严肃而精心地设计实验来研究意识问题的时候了。从人类历史的发展角度看，脑研究的主要目的不仅是要理解和治疗各种各样的脑疾病（尽管这是很重要的），更主要的是掌握人类意识的本质。克里克和科赫认为意识具有多种形式，他们

---

① 布罗德曼分区是一个根据细胞结构将大脑皮质划分为一系列解剖区域的系统。

选择视觉意识而不是痛觉意识作为研究的切入点，是因为人类很大程度上依赖于视觉。这一全局过程所需的机制，可以用“注意”很好地去描述，并且还涉及某种形式的短时记忆。他们提出了一个清晰的假说，即脑究竟干了什么才使得我们具有了意识。

彭罗斯作为人工智能方面著名的科学家，他把认知能力分成两大部分：一部分是需要意识的，例如常识，对真理的判断、理解，艺术鉴赏等；另一部分则是不需要意识的，例如自动、盲目地跟随规则，程序化算法。同时，彭罗斯提出他的论点：在目前理解的程度上，试图为意识提供一个准确的定义，是不明智的；没有意识相伴随，真正的智慧是不会呈现的；在意识行为中必须有本质的非算法的成分；判断本身是意识行为的呈现，头脑的无意识行为按照算法过程进展，而意识的行为则完全不同，它是按一种不能被任何算法所描述的方式进展的，等等。

埃克尔斯对脑功能方面的问题提出了“三个世界的理论”，并用一个树突子（dendron）的理论来解释。他定义树突子是新皮质各区细胞集合的最小结构和功能单元，它由一簇或一束树突构成。最后他又定义一个“心理子”（psychon），用它去解释和意向性有关的心理现象。他认为心脑问题有三个世界的假设：世界一是所有物理的东西构成的世界，包括大脑本身；世界二是所有主观或精神经验；世界三是所有社会、科学和文化活动的总体。

埃德曼是免疫学方面的选择性理论的提出者。埃德曼和托诺尼（Tononi）提出了意识的测量问题。他们认为意识是一种过程，或是一种“流”的状态，变动的状态。它有综合的特性，而不能分为独立的成分，是个人所有，不能与人共享的。同时意识具有一个非常复杂的性质，在一定时间里意识只能取可能状态的“大节目单”中的一种。现在了解意识具有如下神经机制：意识发生在丘脑和皮质的部分区域，丘脑皮质后区与感知有关，前区关系到记忆、价值、行动计划等功能；意识活动表现在神经群体的突发式簇发活动；整合活动通过强烈的、快速的神经群之间交互联系实现。

埃德曼和托诺尼提出的意识的中心思想是动态核心假说（dynamic core hypothesis）。动态核心是一种功能簇，它组成的神经元群之间有更强的相互作用。动态核心必须有高度的复杂性，它的全局性活动模式必须在不到一秒时间内从一个非常大的“节目单”中选出。他们又认为，动态核心是一个过程，它既是联合的又是私人的。最后，在综合状态中做出选择必须在数百毫秒内完成。在此基础上，他们提出了计算意识程度的公式。

一些著名科学家的主要论点介绍于上，详细了解意识方面的具体问题，可参阅本书有关章节。

结论

现代人们公认感知觉、学习记忆，乃至意识等功能是人脑的产物，但是一个多世纪前，人们对于大脑的认识几乎一片空白。人们对于脑功能的了解仅仅依靠推测和极少数的尸体解剖。光学显微镜的发明以及新的染色方法的应用，使得卡米洛·高尔基（Camillo Golgi）和圣地亚哥·拉蒙-卡哈尔（Santiago Ramón y Cajal）发现神经系统并非均匀得像一桶糨糊，而是由一个个的神经细胞联结而成的网络结构。他们因为对神经结构的研究而获得诺贝尔奖。而后，随着电生理技术的发展，埃德加·艾德里安（Edgar Adrian）因发现神经元放电与刺激关系而获 1932 年诺贝尔奖。艾伦·霍奇金（Alan Hodgkin）和安德鲁·赫胥黎（Andrew Huxley）关于神经纤维上膜电位的传导方程与实验结果符合良好，他们因此获得 1963 年诺贝尔奖。在视觉研究方面，霍尔登·凯弗·哈特兰（Haldan Keffer Hartline）、大卫·休伯尔（David Hubel）和托斯登·维瑟尔（Torsten Wiesel）等也都用电生理方法进行研究，并且分别获得 1967 年和 1981 年诺贝尔奖。约翰·奥基夫（John O’Keefe）、爱德华·莫泽（Edvard Moser）和梅-布莱特·莫泽（May-Britt Moser）夫妇因在鼠脑中发现空间定位细胞而获 2014 年诺贝尔奖，他们在研究中使用的也是电生理技术。可见技术手段的发展对于科学的发展起到了巨大的作用。20 世纪中后期，光记录技术、免疫方法，以及正电子发射断层扫描（PET）技术、磁共振成像（MRI）技术等，被大量用来研究脑功能。特别是这些技术可进行无创伤性实验，因而可以对人体开展试验，是研究意识的良好手段。我们期盼着，在新兴技术的支持下，有重大突破成果的出现。

意识的研究不仅需要各种技术应用，还需要各个学科联合攻关。物理化学的概念和原理，以至各种数学模型也用来描述神经网络中的信息加工方式。这种学科间的相互激荡，将会日益强烈和频繁。虽然在意识的某些方面我们取得了部分成就，但是整体研究工作仍旧任重道远。

在本章结尾有必要提及浙江大学唐孝威院士带领的意识研究团队，他们编著了两套丛书，对于推动和介绍意识研究在中国的开展起到了积极作用。一套是唐孝威主编的《意识与脑科学丛书》；另一套是以黄华新、盛晓明为主编，李恒威等翻译的《语言与认知译丛》，其中包含了西方国家关于意识研究方面哲学和心理学重要著作。最后，初入意识研究的人不妨阅读唐孝威先生的《意识笔记》一书，该书分三大部分，第一部分介绍了一些科普读物，第二部分是一些著作提要，第三部分是阅读札记，这是作者批阅了 27 本著作后写出的，这 27 本作品是意识研究中的经典著作，也是初步进入该领域的研究人员必备的知识储备。

02 第 2 章

意识与大脑的基本结构功能单元

对我们来说，再也没有比研究我们自己的脑更重要的科学研究了。我们对宇宙的所有认识皆有赖于它。要了解功能，就得研究结构。

——弗朗西斯·克里克

皮质功能柱的定义和结构

在研究意识的科学家之中，多半认同意识是大脑的产物。上一章指出，大脑的多个区域直接参与意识活动，但也不是所有区域和所有神经细胞都参与意识活动。本章探讨大脑皮质的细胞结构的特点以及神经电活动是如何产生的。

1.功能柱的提出和定义

古希腊和古代中国的先贤们虽然猜测人的大脑是神明所在，但是从外表看来，脑髓与黏稠的糨糊无异。直到高尔基和卡哈尔提出了神经元学说，人们才意识到神经系统是由精细的神经细胞构成的。1957 年，弗农·芒卡斯尔（Vernon Mountcastle）最初是在猫和猴的体感皮质中发现功能柱结构的，当他提出皮质功能柱（cortex column）结构时，并没有得到神经科学家的广泛承认。当时学者普遍承认的是皮层的分层结构。用高尔基染色法、尼氏（Nissl）染色法和魏格特（Weigert）染色法等，都可以清楚地看出皮质沿表面方向有明显的细胞分层（Ⅰ层分子层，Ⅱ层外颗粒层，Ⅲ层外锥体层，Ⅳ层内颗粒层，Ⅴ层内锥体层，Ⅵ棱状细胞层）。后来越来越多的证据表明，大脑皮质存在与表面垂直的纵向的组织结构，称为功能柱。

人的大脑皮质展平后约 $2200cm^2$，相当于 4 张 A4 纸大小，而猩猩的皮质只有 1 张 A4 纸大小，猫的皮质只有 1 张邮卡大小，鼠的皮层只有 1 张邮票大小。人的大脑皮质厚约 3～4mm，包含 2.8×10^{10} 个神经元（约 280 亿个）和相同数量的胶质细胞（也许更多），每个神经元大约有 $10\sim10^4$ 个突触与其他细胞连接。而纵向垂直于皮质表面的细胞组成微柱（minicolumn），垂直于上述的分层结构，穿越Ⅱ～Ⅵ层，形成一个个结构和功能单元。灵长类动物的微柱是由 80～100 个神经元形成的直径为 30～50μm，深度为 2～4mm 的柱状结构。在视觉区的纹状皮质中，每个微柱内的神经元数目大约为

200～250 个。10 个左右的微柱组成一个功能柱，因此，一个功能柱直径大约为 300～600μm。虽然不同物种之间脑容量相差很大（可达 10^3 倍），但功能柱的大小都很接近。

芒卡斯尔认为功能柱是大脑皮质的基本结构和功能单元，他有时也把它称为一个微型组件（module）。体感皮质上的细胞仅对特殊类型的触觉有响应，有的对肢体表面的刺激有反应，有的对肢体深部刺激有反应，但没有对两类刺激都有反应的细胞。当记录电极垂直于体感皮质表面向下插入时，在不同深度记录到的细胞有相似的外周位置和感受野（Receptive Field，RF）。而当电极沿着皮质的切线方向插入时，电极水平方向每移动 300～500μm 记录到的细胞特性就发生一次陡然的变化。这表明，不同类型的细胞聚合而成垂直于皮质表面的柱状结构。体感皮质上功能柱直径大约为 300～400μm，内部包含大约 80 个直径为 50～60μm 的微柱。

目前，对初级视皮质上的功能柱结构和功能的研究最为详细和透彻。休伯尔和维瑟尔因这一方面的工作荣获 1981 年诺贝尔奖，这一点我们在后文有所叙述。这里我们补充一些近年来的工作进展。有科学家用光成像技术研究猴视皮质上功能柱的详细结构，发现在有的地方朝向敏感的微柱排列是线性的整齐的排列，而在有的地方是明显的非线性排列。线性区大约占皮质表面 50% 的面积，而在非线性区中可以看到三种不同类型的结构（图 2-1）：奇点（singularity）结构是朝向柱中形成的点状结构，围绕着它的有 0°～180°朝向的细胞，这些点往往在眼优势柱的中心；断裂处（fracture），在此处朝向敏感角度突然变化，形成局部不连续处；最后一种为鞍点（saddle point），指一小块朝向敏感不变区，鞍点常常位于四个奇点的中央。现在还不清楚这种非线性结构的功能意义是什么。

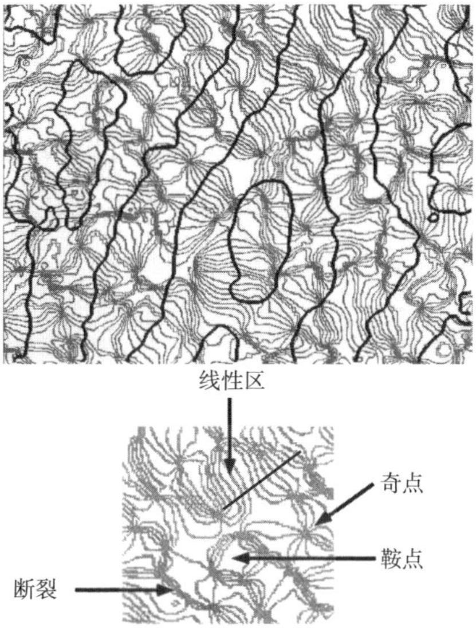

图 2-1　用光成像方法记录到恒河猴纹状皮质的朝向柱和眼优势标的轮廓线

图中黑线表示眼优势柱的边界线；下图是上图的精细结构，用箭头标出奇点、鞍点、断裂处，图上方用一条细斜线指出这是朝向变化的线性区。

在听觉皮质、运动皮质等异型皮质（heterotypical cortex）中都存在功能柱结构，它们把相同的刺激特性敏感的神经细胞排列在皮质同一个柱状组织中，而在大脑的联合皮质等同型（homotypical）皮质中也存在功能柱结构。

2. 功能柱的细胞结构

锥体细胞（pyramidal cell）是大脑皮质所特有的一种细胞，也是微柱中近百个神经细胞中数量最多的一种神经元，因此它成为功能柱的核心。它分布在Ⅱ～Ⅵ各层之中，个体随深度增加而增大。Ⅴ层中的锥体细胞达到最大，Ⅵ层中的锥体细胞已难被区分出来了。锥体细胞的树突向上伸延，直达皮质表面，还从胞体发出若干较短的树突近水平方向伸延。除锥体细胞以外，其余细胞统称为非锥体细胞，其中数量最多的一种称为星状细胞（stellate cell），也称颗粒细胞（granule cell），分布于皮质各层，但主要密集于Ⅳ层内，因此该层被称为内颗粒层。其他还有枝状细胞、篮状细胞、双花球细胞和马尔提诺蒂氏细胞，等等。

有关数据表明，大脑皮质中，锥体细胞占 75%，棘状星状细胞占 8%，平滑星状细胞占 15%，其余细胞仅占 2%。在皮质各区中，各类细胞之比例有所不同。

功能柱的细胞结构模式图如图 2-2 所示，这是一种以锥体细胞为主体的，以锥体细胞的树突簇（clustering）为主要特征的细胞结构。所谓“簇”是 3～5 个大锥体细胞树突形成的密集组织，簇之间中心矩约为 50～100μm。

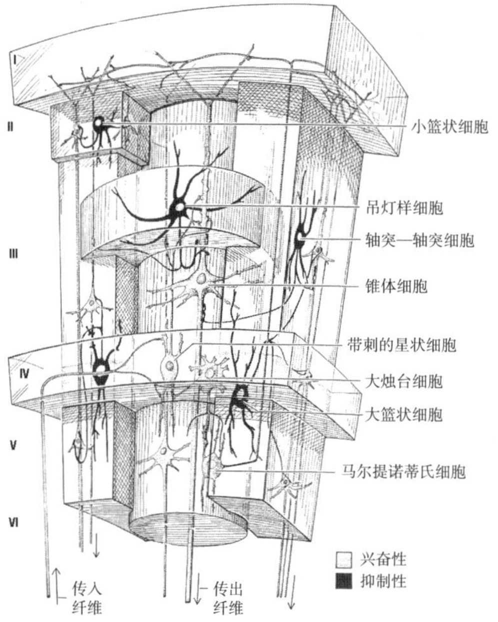

图 2-2　功能柱细胞结构模式图

皮质收到的输入主要来自丘脑。从丘脑来的特异性输入在Ⅴ、Ⅵ层不分支，上升到Ⅳ层，停止于兴奋型中间神经元的胞体。这些投射的纤维集合成 0.5～1.00mm 的束状，神经末梢在皮层切线方向的截面上呈斑块状分布，斑块的直径为 0.5～1.00mm。斑块之间的间隔带中神经末梢要稀疏得多。这种形态学特征为皮质功能柱结构提供佐证。

皮质的传出神经元是Ⅴ、Ⅵ层的兴奋神经元，主要是大锥体细胞和梭状细胞，以及少数大星状细胞。这些细胞的轴突传出皮质，深入髓质，形成联络纤维和胼胝体纤维回到其他皮质，也有的纤维投射到皮层外区域。

皮质内各种细胞主要有三种发放模式：规则发放型（regular-spiking，RS），快速发放型（fast-spiking，FS）和爆发式发放型（intrinsically bursting，IB）。RS型细胞是兴奋性细胞，锥体细胞和棘状星状细胞属于此类。这类细胞的发放特点是每个阈值刺激只能引发一个脉冲，若施加恒定持久的刺激，则表现出明显的适应性。因此这类细胞对于刺激的时相极为敏感。FS型细胞是抑制性细胞，大多数非锥体细胞（除棘状星状细胞以外）属于这一类。这类细胞的发放特征是每个神经脉冲短于0.5ms，复极化速度极快，对持久刺激无明显适应现象，可以出现500～600Hz的长达数百毫秒的发放，可以较好地重复输入刺激，对紧张性、连续性高频事件可以很好地表达。IB型细胞最大特点是给予阈刺激会引发一簇脉冲发放，常常在5ms之内连续发放三个脉冲以上。IB型细胞也是兴奋型细胞，即使单个阈刺激的驱动就能引发一簇脉冲发放。现把皮质各类细胞以及其生理特性列表如下（表2-1）。

表 2-1　皮质中各种神经元的特性比较

特征		生理分类		
		规则发放型	爆发式发放型	快速发放型
单脉冲	上升段速率	＋＋	＋＋	＋＋
	下降段速率	＋	＋	＋＋
脉冲后电位		复杂	复杂	简单
		AHP和ADP	AHP和ADP	仅含AHP
频率适应性		＋＋	可变	—
簇发发放		—	＋＋	—
神经元分布		II～VI层	IV～V层	II～VI层

续表

特征	生理分类		
	规则发放型	爆发式发放型	快速发放型
推测的形态分类	锥体细胞或棘状星状细胞	锥体细胞或棘状星状细胞	无棘或少棘的非锥体细胞
推测的突触功能	兴奋性谷氨酸能或天冬氨酸能	兴奋性谷氨酸能或天冬氨酸能	抑制性GABA能

注：+代表特征存在，个数代表相对强度；—代表特征不存在；AHP表示后超级化；ADP表示后去极化

功能柱的理论模型

自休伯尔和维瑟尔在视皮质的功能构筑方面提出朝向柱和眼优势柱的工作而荣获诺贝尔奖以来，引起不少理论工作者的兴趣，他们先后提出十余个模型来说明个体发育和学习过程对功能柱形成的影响，如表 2-2 所示。以功能柱为蓝本，研究它本身的信息处理特性的理论模型在文献中不多见，最早的有威尔逊（Wilson&Cowan，1972）模型、瓦格纳（Wagner）（1990）模型等。

表 2-2　功能柱形成的一些神经模型

作者	附加假设	模拟显示
Grossberg	线段作为输入	朝向图
Linsker	无	朝向选择性
Meinhardt&Gierer	无	一般模式形成
Miller	无	朝向图
Miller et al.	无	眼优势图
Obermayer et al.	初始朝向选择性	朝向和眼优势图
Swindale	初始朝向选择性	朝向和眼优势图
Malsburg	线段作为输入	朝向图

注：根据Grossberg & Olson，1994

本节我们主要介绍李速等研究人员在 2005 年进行的一项功能柱的理论模型研究，这项工作以皮质功能柱为依据，按功能柱中各类细胞的比例搭建一个简化的功能柱模型，研究在不同输入刺激下模型的反应，并与脑电记录和 40Hz 同步振荡进行比较。

1. 模型与方法

（1）神经元模型

单个神经元的模型采用Rose-Hindmarsh方程来描述：

$$
\begin{aligned}
\frac{\mathrm{d}x}{\mathrm{d}t} &= y+ax^3-bx^2-z+I_{syn}+I_{stim} \\
\frac{\mathrm{d}y}{\mathrm{d}t} &= c-dx^2-y \\
\frac{\mathrm{d}z}{\mathrm{d}t} &= r[s(x-x_0)-z]
\end{aligned}
\tag{2-1}
$$

其中，x代表膜电位，y表示快速回复电流，z描述慢变化的调整电流，I_{syn}表示突触电流，I_{stim}表示外界输入；a, b, c, d, r, s, x_0均为常数，在本文中取值为a=1, b=3, c=1, d=5, s=2，x_0=－1.6。在Rose-Hindmarsh模型中的时间尺度为 5 单位，相当于 1ms。

根据生理试验的结果，皮质功能柱中的神经元按生理特性主要有两类：RS型细胞和FS型细胞。RS型细胞是兴奋型的，在形态上均为锥体细胞，它的特性是明显而快速的发放频率适应性，对于持续电流刺激随着时间延长发放频率快速降低。FS细胞是抑制型的，在形态上通常为无棘的非锥体细胞，它的生理特性是对持续电流输入的频率适应性不明显。我们采用不同的参数r来表现这两种细胞的特征：r_{RS}=0.015, r_{FS}=0.001。在图 2-3 当中画出了两种神经元的发放图样和频率—时间曲线。

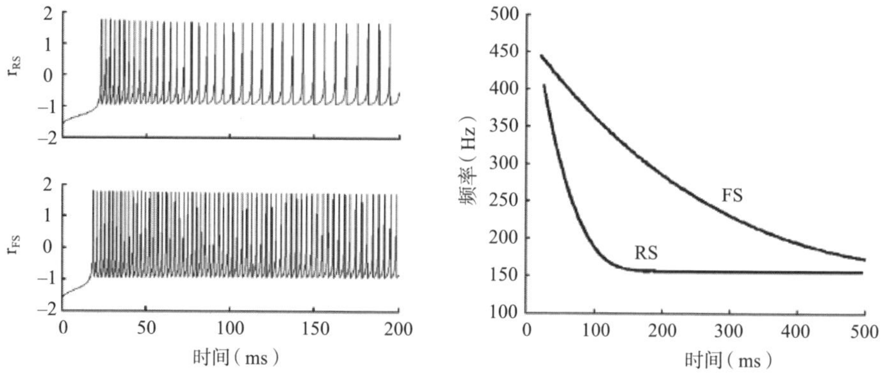

图2-3　两种神经元的发放图样和频率—时间曲线

（2）网络结构

本网络结构不同于以往模型的是，网络中的神经元先组成功能柱，再以功能柱为基本结构模块，构成更大型的网络。作为模块的功能柱，其内部结构是相对固定的，功能柱内部神经元连接也较为丰富，而功能柱与功能柱之间的连接则稀疏得多。

我们对功能柱中的神经元数量和类型做了简化，按生理资料，兴奋型神经元约占 80%，抑制型神经元约占 20% 。我们的模型中，一个功能柱由 15 个神经元组成，包括 12 个RS神经元和 3 个FS神经元。

在功能柱中，锥体细胞的轴突上发出丰富的回返侧枝，投射到同一功能柱内其他锥体细胞，形成兴奋型回路。这种连接把一个功能柱内的锥体细胞耦合成为一个相互兴奋的系统。在本文的模型中，每个RS细胞随机连接到其他 6 个RS细胞。这种RS到RS的连接（以下称为RR）的延时是 1.2（个）单位时间（标准差为 2.5%的正态分布）。

（3）网络的输入

网络的输入是随机的脉冲输入，模拟功能柱接受来自丘脑和皮质其他区域来的脉冲刺激。外界输入只刺激 12 个RS细胞，每个细胞的脉冲序列是随机的，并在各细胞间相互独立。

我们采用了两种刺激方式，一种是恒定刺激，其中P_{stim}保持不变，另一种是周期性刺激，P_{stim}定义为时间的函数：

$$P_{stim}(t)=E_{stim}+A_{stim}\times\sin(\omega t\cdot\frac{2\pi}{T}) \qquad (2\text{-}2)$$

E_{stim}和A_{stim}分别是P_{stim}的均值和振幅。T等于 5000（在模型中等于 1 秒），因此ω就是脉冲概率振荡的频率。

2. 单个功能柱的模拟结果

我们首先对功能柱模型输入恒定刺激，研究功能柱内部的锥体细胞的发放的同步性和整个网络输出的节律现象。图 2-4 显示了几种不同的节律输出。其中，图 2-4A 是典型的α节律，其场电位波形有明显的纺锤形振荡，其振幅增大减小的周期约为 1.5s。场电位的能谱表明振荡频率处于α频段（14～30Hz）。图 2-4B 中显示的是处于β频段（8～13Hz）的振荡。图 2-4C 中

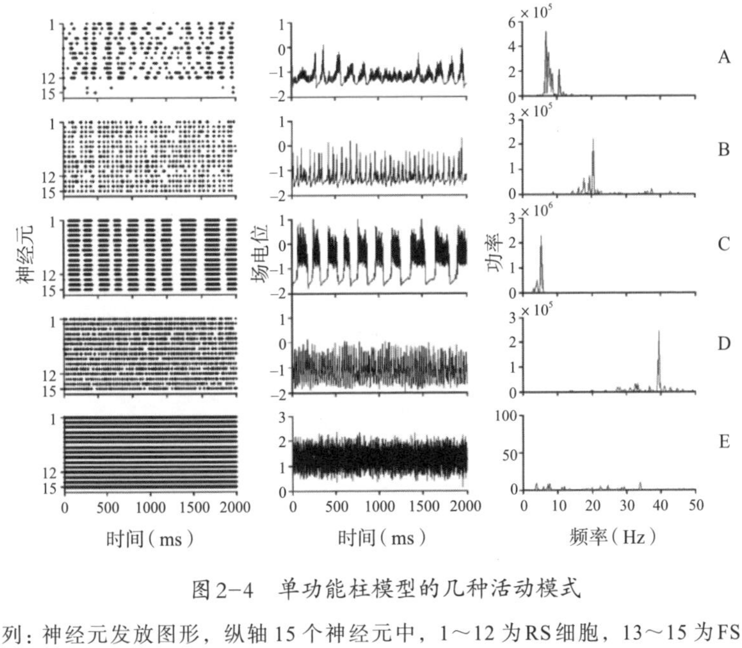

图2-4　单功能柱模型的几种活动模式

左列：神经元发放图形，纵轴 15 个神经元中，1～12 为RS细胞，13～15 为FS细胞。每个点表示一个动作电位；中列：功能柱的场电位；右列：场电位的功率谱，表示功能柱的输出频率，A. V_{RR}= 0.1，V_{RF}=0.4；B. V_{RR}= 0.4，V_{RF}= 1；C. V_{RR} = 0.6，V_{RF} = 0.3；D. V_{RR} = 0.1，V_{RF}=0.6；E. V_{RR} = 1，V_{RF}= 0.1。除了D图中P_{stim}=0.04 外，其余各图P_{stim}=0.25。（引自李速等，2005）

的振荡频率为 2～11Hz，虽接近α节律，其波形却和α振荡截然不同，发放期较长而且振幅很大。图 2-4D 显示的是 40Hz 振荡。在图 2-4E 中，神经元进入持续发放状态，能谱也没有明显的峰，这种状态下文中称为持续兴奋。以上各种节律均是由模型在不同参数条件下产生，下文中我们将详细讨论不同的条件对皮质节律和同步性的影响。

我们接着研究了网络行为与刺激强度及周期性刺激的关系。给网络施加正弦刺激，以考察其行为对周期性输入的反应。首先我们选取了以下参数 $V_{RR}=0.3, V_{RF}=0.8, E_{stim}=0.025, A_{stim}=0.01$ 为不变量，当 $\omega=0$ Hz时，即如上面所讨论的恒定刺激，在恒定刺激下的频率称为此参数条件下的功能柱的固有频率。刺激的频率在 0～100Hz 间变化，功能柱的输出表现出 3 种反应模式（图 2-5）。在图 2-5B 中输出的功率谱按刺激频率排列，表示输出频率和输入频率之间的关系。可以看出当小于 10Hz 时，场电位的固有频率叠加在缓慢振荡上。在频谱中，在对角线上的峰表示输出频率中对应输入频

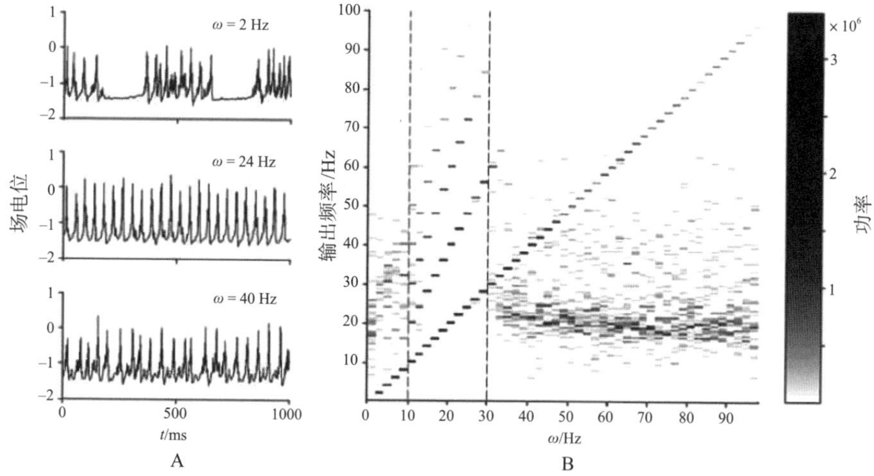

图 2-5　功能柱模型对周期性输入的反应

A. 在不同频率 ω 的刺激下，功能柱的 3 种反应模式；B. 将功率谱按刺激频率（横轴）排列，观察输入—输出频率的关系。（引自李速等，2005）

率的成分，在 30Hz 处另有频率响应，也就是模型在最大输入 $P_{stim} = 0.04$ 时的固有频率。当 ω 大于 10 Hz 且小于 30 Hz 时，频谱中只有输入频率可见，网络的固有频率被外界输入同步化。当 ω 大于 30 Hz，场电位中又可见到两个波叠加的情况。此时频谱中除输入频率外，另有 25Hz 左右的响应，并且随着 ω 增加，该峰逐渐向低频偏移并逼近 20Hz，也就是功能柱在平均输入 P_{stim} 下的固有频率，同时频谱中输入频率的峰值也逐渐减小。

3. 多功能柱模型的模拟结果

用 10 个功能柱 $i, ii, iii, \cdots, x$ 共 150 个神经元构成网络，研究多个功能柱之间的相互作用，考察以功能柱作为单元的网络结构有何特点。任意两个功能柱之间的柱间连接都完全相同，当 $1000\text{ms} \leqslant t < 2000\text{ms}$ 时，$iV_{RR} = 0.05$，其余时间为 0。

（1）同源功能柱之间的相互作用

同源指的是网络中 10 个功能柱的内部参数均相同，此处 $V_{RR} = 0.1$，$V_{RF} = 0.3$。从模拟结果（图 2-6A）中可以看出，即使在如此稀疏的连接条件下，网络中功能柱间也能达到同步。图 2-6B 是所有功能柱的平均场电位，在 1000～2000ms 期间出现明显的同步振荡。为更清楚地演示模拟过程中同步性的动态变化，我们定义了两个功能柱 i，j 之间于 t 时刻的即时同步性 $ik_{ij}(t)$：

$$ik_{ij} = \frac{\int_{t-\Delta}^{t}\left(V_i(\tau)-\overline{V}_i\right)\left(V_j(\tau)-\overline{V_j}\right)\mathrm{d}\tau}{\sqrt{\int_{t-\Delta}^{t}\left(V_i(\tau)-\overline{V}_i\right)^2\mathrm{d}\tau\int_{t-\Delta}^{t}\left(V_j(\tau)-\overline{V}_j\right)^2\mathrm{d}\tau}} \quad (2\text{-}3)$$

其中 $V_i(t)$ 是指第 i 号功能柱在 t 时刻的场电位，为时间窗口。将所有的功能柱对 $ik_{ij}(t)$ 平均就得到网络整体的柱间即时同步性 $ik(t)$。即时同步性变化曲线见图 2-6C，可见当柱间连接发生作用时，网络活动的同步性有显著的上升，同步化和去同步化反应都很迅速。

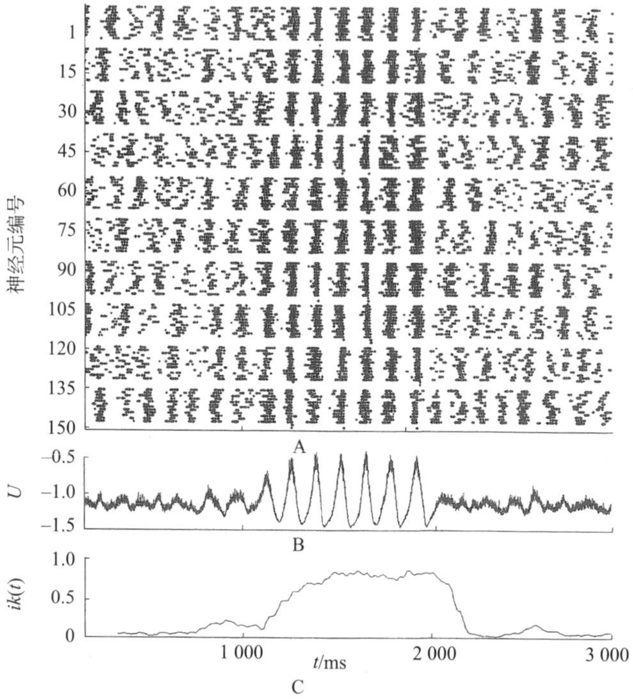

图2-6　同源功能柱之间的相互作用

A. 神经元发放模式；B. 功能柱场电位平均；C. 以200ms为时间窗口，功能柱之间的即时同步性变化。1000～2000ms之间功能柱间iV_{RR}=0.05，其余时段为0。（引自李速等，2005）

（2）异源功能柱之间的相互作用

皮质中的功能柱结构是多样的，相同皮质中相邻的功能柱也各不相同，这样构成的网络有何特点？我们接下来要考察的是不同功能柱之间的相互作用。在图2-7中，我们将功能柱分为两组，*i*、*iii*、*v*、*vii*、*ix*这五个奇数号功能柱为一组，参数为$V_{RR}=0.1$，$V_{RF}=0.3$，其固有频率为8Hz，其余五个偶数号功能柱为另一组，参数为$V_{RR}=0.5$，$V_{RF}=0.5$，固有频率为18Hz（图2-7A），但柱间的参数仍完全相同。图2-7B表示五个奇数号功能柱的膜电位平均值，可以看出在1000～2000ms时段中，场电位中出现明显振荡，而图2-7C中偶数号功能柱的平均电位在这一时段没有明显变化。图 2-7D 中 ik_{oo} 表示奇数号功能柱之间的即时同步性变化曲线，可观察到在 1000ms 之后，同步性逐渐上升直至 0.8 附近，2000ms 时撤除柱间连接后，同步性又逐步下降，证明五个奇数号功能柱之间发生了同步振荡。ik_{ee} 表示偶数号功能柱之间的同步性，ik_{oe} 表示所有奇数—偶数功能柱对之间的相关性平均值，两者在 1000～2000ms 时段同步性都没有明显增加。

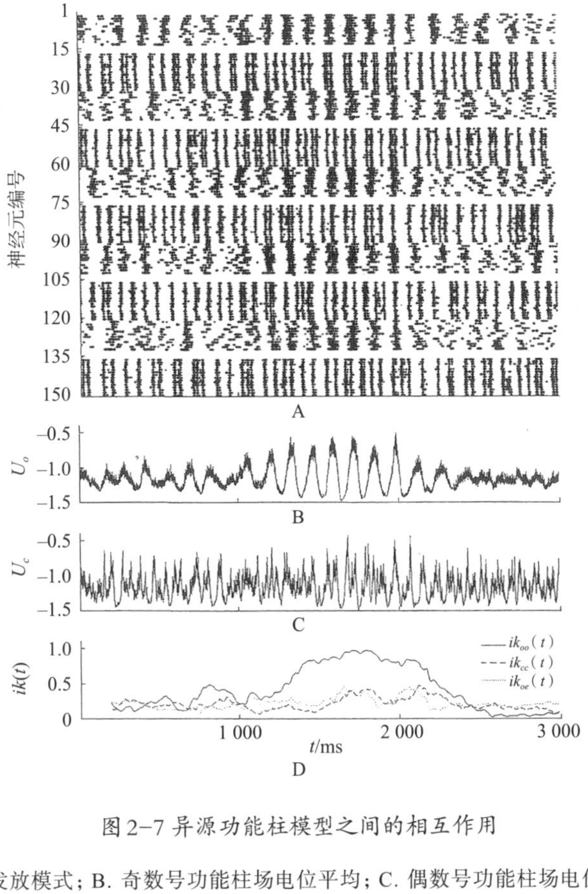

图 2-7 异源功能柱模型之间的相互作用

A. 神经元发放模式；B. 奇数号功能柱场电位平均；C. 偶数号功能柱场电位平均；D. ik_{oo} 示奇数号功能柱之间的即时同步性，ik_{ee} 表示偶数号功能柱之间的同步性，ik_{oe} 表示奇数号和偶数号功能柱之间的即时同步性。1000～2000ms 之间功能柱间 iV_{RR}=0.05，其余时段为 0。（引自李速等，2005）

以上现象说明，虽然功能柱之间是全连接，而且所有的连接都是等同的，由于功能柱内部特性的不同，在网络中出现了神经元的同步亚集群。其中，为什么奇数号功能柱之间发生同步，而偶数号功能柱也是同样参数，却没有发生同步？经同源功能柱相互作用的模拟发现，偶数号功能柱需要较大的柱间耦合强度才能发生同步。功能柱之间相互作用的更多特性还在进一步研究中。

4.结果与讨论

我们构建了一种模块化的神经网络模型，在模型中神经元先按一定的结构组成功能柱，再以这种功能柱为单位构成神经网络。单个功能柱的模型能够产生3～40Hz不同频率的振荡，功能柱的频率和同步性随着兴奋性连接权重、抑制性连接权重和输入强度的变化而变化。在周期刺激下，在固有频率左右一定范围内功能柱被外界输入同步化，而与固有频率相差太大的周期刺激对功能柱影响很小。当网络由功能柱结构构成时，柱间神经元之间的连接是稀疏的，网络仍能达到较好的整体同步，网络由异源功能柱构成时，可以根据固有频率的不同，由部分功能柱组成同步亚集群。

以往对功能柱的模拟常用一对简单神经元来分别代表功能柱内的兴奋性细胞群和抑制性细胞群，这种简化模型能够产生α～β频带的振荡。我们的模型更具体地模拟了功能柱的神经元，所产生的频率也丰富得多，基本上覆盖了脑电图（Electroencephalogram，EEG）的常见频段。不能说此处产生的频率就是EEG，但可以说明单个功能柱能够为EEG提供多样性的基础。本文中讨论的功能柱模型，相比生理情况做了一些简化，例如：神经元类型仅用两种，神经元数量从每个微柱80～100个神经元缩减为15个，等等。我们仅研究了耦合强度对同步性的影响，尚未考虑其他因素，比如突触延时。如果考虑这些因素，功能柱的频率多样性预计可以更加丰富。

实验表明，皮质中的神经元连接非常稀疏，每个神经元只与不到3%的周围神经元发生连接。传统的神经元网络模型往往采用全连接的方式，这样将导致网络中有数量惊人的神经纤维和突触，这在生理上是难以想象的。若减小网络模型中神经元的连接范围，只与周围的神经元连接，则网络中两端的神经元之间需要经过很多的中间神经元才能发生联系，网络整体性很差，很难产生全局性。我们提出的功能柱式网络结构，基于生理基础，同样是一种在全局上稀疏连接的模型，在微弱长程连接下可达到整体同步，作为解决整体性的另一种方案，更具有生理意义。

当神经元先聚合为功能柱，再以功能柱为单位，可发生振荡频率之间的相互作用，霍彭斯特德（Hoppensteadt）和伊兹科维奇（Izhikevich）提出假设（1998），认为皮质是类调频收音机式的工作模式，相似频率可以发生相互作用，频率相差大的则相互影响很小，这样皮质就以频率分为互不干扰的多个“波段”。本文的模拟结果中发现，功能柱频率与外界输入频率相差不大时，发生同步现象，两者频率相差过大，则干扰很小。在同一个网络中，能够根据功能柱的内在频率，出现同步振荡的亚系统，而其他频率的功能柱对其干扰很小，以上结果部分支持了这种假设。

功能柱的意义和作用

在诺贝尔奖获得者坎德尔为《科学》撰写的神经科学百年进展的文章中，提到芒卡斯尔的名字有 6 次之多，是未获诺贝尔奖的神经科学家中被提到名字次数最多的一位。坎德尔认为芒卡斯尔关于皮质功能柱的工作是“自上世纪初卡哈尔以来关于了解大脑的组织结构方面提供了最基本的进展……每个功能柱作为一种综合的单元或者逻辑的微型组件，因此，功能柱是大脑皮质组织的基本样式……这些结果提供了大脑皮质解剖组织的全新的观点。”总之，对于芒卡斯尔等人在皮质功能柱方面的工作，坎德尔给予了相当高的评价。

芒卡斯尔在他为《大脑》(*Brain*)写的评论文章中，谈到功能柱的作用和意义。细胞学和生理学研究表明，皮质各区以及区内存在这种大体相似的功能柱结构，为大脑皮质分布式加工信息提供了物质基础。这些功能柱之间在功能和结构上又略有不同，具有复杂性和多样性。还有，从时间角度考虑，信号在大脑内流动有时间延迟，加上它们之间的联系又如此丰富，因此，必须从动力学角度来研究它。

神经科学家埃克尔斯，在他去世前发表的一篇论文中提出大脑皮质中“心—脑”(Mind-Brain)问题相互作用的一种统一的假设，读了该文后就可发现，树突子与芒卡斯尔的功能柱在细胞组构上有惊人的类似性，同样令人不可思议的是埃克尔斯的文章中没有引用芒卡斯尔的文章，只引用了Szeutágothai(1975)的组织学工作。

埃克尔斯的论文以他和卡尔·波普尔(Karl Popper)关于心脑问题的“二元相互作用主义”(dualist-interactionism)开始，他们假设的思想可用图2-8表示，其中表述了两个世界的内容和相互作用关系，世界二有三个成分：外在感觉、内在感觉和自我，那些双向的箭头表示它们之间的相互作用。联络脑(liaison brain)有着树突子的柱状排列，其数量大约为 4×10^{7} 个。他们提出的世界一是物质的与意识经验或精神世界有一条明确的界线分开。

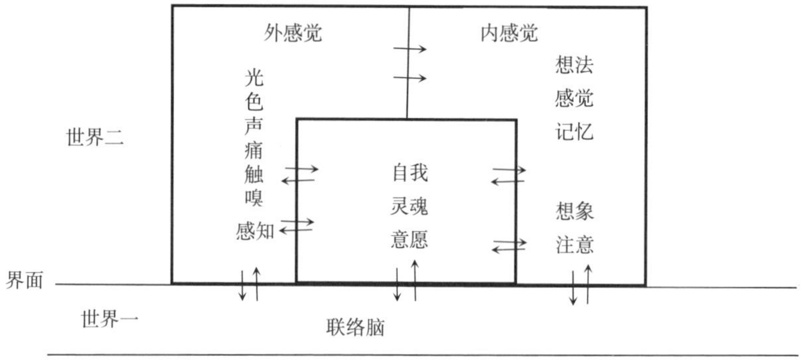

图2-8 心脑相互作用关系中的信息流

埃克尔斯提出树突子和心理子的概念。所谓树突子是皮质中锥体细胞形成的顶端（apical）树突束（bundles）或簇（clusters）状结构，这种结构在大脑皮质各区均可被观察到，而且在各种动物（包括人）的皮质中都存在，因此，可以认为它是大脑皮质的基本解剖单位。从功能上考虑，一般认为它是大脑皮质接收信息的单位。因为它主要是由树突组成，可以称之为树突子。在一个树突子中包含 70～100 个顶树突，总计棘状突触大约 10 万个左右。每个树突子中大约有 200 个神经元，其中锥体细胞占大多数。皮质上每平方毫米内大约有 200 个树突子，因此整个皮质约 4000 万个树突子。然后，埃克尔斯认为世界二（精神世界）由一些基本的单一的事件组成，埃克尔斯称之为心理子。心理子与树突子之间有互逆式联系。在树突子和心理子假设基础上，埃克尔斯发展了统一的“二元的心脑”理论。

对比埃克尔斯的树突子与芒卡斯尔的功能柱，两者有许多相似之处，它们都是以皮质锥体细胞为主的细胞结构，都是以锥体细胞顶端的树突形成的簇状组织为特征。埃克尔斯认为树突子是感知单元，而芒卡斯尔更具体地认为相同感受野性质的细胞排列成柱状结构，因此，芒卡斯尔把功能柱称为“微型组件”（module）。埃克尔斯的树突子主要依据 Szentágothai 的组织学研究，而后者也认为大脑皮质构建中有“微型组件”的概念。埃克尔斯的树突子中大约有 200 个神经元（多数是锥体细胞），而芒卡斯尔的微柱内包含 80～100 个神经元。总之，两人论文中提到的对象，以本书作者看来，基本上所指为同一东西，不论是从细胞结构，还是从功能内涵方面来讲，实为一体，只是所用名词不同而已。

卡哈尔提出神经元学说以后，神经科学界一般认为神经元是脑的基本结构和功能单元。20 世纪下半叶神经科学在微观方面有很大发展，多种神经递质的鉴别，多个离子通道的发现，都是这一研究方面的成就。20 世纪末，一些无损伤仪器技术的发明和应用（PET、MRI 等），为活体情况下观测和记录整个脑的活动提供许多资料。但是这两个发展方向之间存在一个很大的空间，没有足够的相应实验工作和理论填充。也就是作为脑的整体功能的许多方面，如感知觉、学习、语言、思维、意识等，还无法用单个神经细胞或分子神经科学的成果加以说明。在这种情况下，弗里曼提出介观（mesoscopic）层次的研究途径，来研究脑的动力学问题。所谓介观是弗里曼从物理学中引用过来的名词，它是介于宏观和微观之间的中间层次。弗里曼是一位工程师出身但从事嗅觉研究几十年的美国科学家。他在兔嗅球上用多电极记录脑电，然后用混沌理论来解释气味的学习和记忆过程，独创性地提出脑在感知过程中的动力学观点。他对东方哲学有所了解，同时本人又从事实验工作，对当前科学发展的最新动向比较熟悉，所以他对脑的研究方面的观点值得重视。

人脑包含的神经元大约有 10^{10} 个，但参与一个心理活动的神经系统既非全部神经元，又非单个神经元，弗里曼从他自己的工作以及 20 世纪末关于γ节律的电生理研究认为，通过簇发放放电的峰值频率和梯度可算出其直径，直径的典型值在 5～10mm之间，比通常的功能柱要大些，大约为 10^3 个功能柱，而每个柱内包含大约 10^4 个神经元，所以，弗里曼的介观层次的“事件”的空间尺度约为 10mm，包含 10^7 个神经元。发送的信号在γ频段内。这种介观层次的事件是由神经元之间相互联结的动力学性质涌现（emergence）产生的。通过弗里曼的研究结果和观点，可以认为人脑心理活动的基本事件是介观层次上产生的，而介观是上千个功能柱“临时”搭建而成，不是单个神经元组建成的。

03 第 3 章 意识的理论框架

仅仅通过纯粹的逻辑思考，我们不能获得关于经验世界的任何知识。

——爱因斯坦

意识既重要又复杂、神秘。关于它的功能范围以及运行规律，民间有各种传说、比喻和解读；宗教界有相应的阐述；哲学界一度对此极有兴趣，但大都是空对空的议论和坐而论道，最终逐渐淡出研究焦点。本章要介绍的意识的理论框架，是以现代神经科学实验资料为基础的，而不是靠臆测推断得出的。在此基础上，本章选择三组学界权威人士提出的理论，介绍给大家。

第一组是克里克和科赫，第二组是埃德曼和托诺尼，这两组中克里克和埃德曼是研究意识的领军人物，他们的理论依据了当代神经科学的实验结果而提出，所以我们做比较详细介绍。第三组是唐孝威领军的浙江大学团队，在唐孝威的带领下，浙江大学的一批青年学者做出不少成果，在 2004 年出版的专著《意识论》中充分展现出他们对意识理论问题的整体看法。

克里克和埃德曼都是在他们所属的专业领域里做出了开创性的贡献，克里克的遗传密码的双螺旋模型奠定了分子生物学基础，被誉为 20 世纪三大基础理论之一。埃德曼因为免疫学中提出选择性理论而获诺贝尔奖。更令人钦佩的是，他们在功成名就后，大跨度地进入一个全新的领域——意识研究，令人佩服他们的胆识、勇气和远见。要在一个全新的领域开展工作，必然会遇到许多困难，尤其像意识研究这样一个陌生领域，必须要熟悉心理学、神经生理、解剖学、认知科学等。1994 年，克里克的《惊人的假说》出版，此书被誉为 20 世纪末学界意识研究高潮的进军号，在国际上影响巨大。埃德曼也撰写过 20 余本科普著作，其中关于意识方面的就有 10 来本，其中较有分量的一本是《意识的宇宙》(*A Universe of Consciousness : How Matter Becomes Imagination*)。埃德曼还带领一批研究生制作 Darwin I–VII 自动机（截至 2006 年），这一系列自动机在一定环境中能自学识别。

克里克和科赫的理论框架

20世纪末，克里克在发表了理论观点之后，每年都要在顶尖综合性科学期刊（如《自然》《科学》等）上发表论文或者评论进展，或表述看法。他去世前一年（2003）与科赫一起在《自然》上发表了《意识的框架》一文，这是一篇很重要的文章，他总结了过去15年意识的自然科学研究的重要进展，引用了20年来在意识研究方面的大量著作和论文。

克里克认为意识问题需要从神经元活动的角度加以阐明，所谓意识的神经相关物（neural correlate of consciousness，NCC）就是这个意思。NCC被定义为引起意识感知某些方面的神经事件的最小集合。但是这个定义并未明确限定神经事件的具体实现，它是指神经核团？神经活动发放？还是编码发放过程？我们先对比存疑。总之，克里克研究意识是从NCC水平和角度出发，而不是从量子或宇宙世界出发。

克里克提出意识的理论框架时，常以视觉为例来说明问题。之所以举视觉为例，是因为视觉研究进展较快、成果丰富。以哺乳动物的视觉系统为例，光图像投到视网膜后，就进入神经加工：信号经视网膜上传到外侧膝状体再到枕叶的视觉皮质，然后分成两大分枝，一枝经顶叶到额叶（称为背侧分枝）；另一枝到颞叶，最后到额叶（称为腹侧分枝）。生理实验和心理研究发现，背侧分枝对快速变化目标做出刻板的反应，常常是无意识的快速的反应。而腹侧分枝是缓慢的有意识的少刻板的经过考虑的反应。同在一个视觉系统，由于生存环境需要，进化出不同功能的系统。

文章开始，克里克和科赫认为研究意识最困难的问题是感受性问题，即你是怎么感受到红颜色、痛苦的感觉等。这是由意识的主观性和不可表达性决定的。继而，他们转向研究意识的神经相关物，即了解意识的某些方面的神经活动的一般性质。他们仍把注意力集中到视觉系统，特别是处于觉醒状态的猴子，观察它的脑内神经细胞（单个或一群）在短时程内的活动情况。而这一研究内容在人身上是难以开展的。功能性磁共振成像（fMRI）技术等实验手段因时空分辨力太低而无法提供确切信息。但是人可以做视觉心理实验，所以，本理论框架同时依据猴的电生理实验和人的心理实验。

人的大脑皮质分成许多区，正常情况下有连续不断的广泛分布的活动存在，感觉皮质上进行了大量的感受野性质的研究，但是投射野的研究也很重要。许多皮质区并非检查来自感觉输入的简单的相关性，而是检察不同皮层区域来的相关性。这一点很少得到重视。视觉信息常常是不完整和不清楚的，不足以判断是什么东西，脑子需要在极短时间内快速做出判决，或者“填充”上若干信息以得到完整的答案。

在此基础上，克里克和科赫列举了意识研究中NCC的十条框架。

（1）无意识的侏儒（homunculus）: 首先考虑脑整体的工作方式，大脑的前部注视着感觉系统，感觉系统的主要工作是在脑的后部进行的。而人并不直接知道自己的想法，只知道意象中的感觉表象。这时，前脑的神经活动是无意识的。虽然脑中有一个“侏儒”的假设，现在已不再时髦，但是，离开这个假设，人如何想象他们自己呢?

（2）刻板（zombie）模式和意识: 对于感觉刺激,许多反应是快速的、瞬态的、刻板的和无意的。而意识处理的东西更慢、更广，且需要更多时间决定合适的想法和更好的反应。进化上发展出这两种策略相互补充。视觉系统的背侧道路（大细胞系统）执行刻板的快速反应。腹侧系统（小细胞系统）执行的是有意识的识别任务。

（3）神经元联盟（coalition）: 此处联盟是指赫伯（Hebb）的集群加上它们之间的竞争。联盟中的神经元并非固定不变，而是动态的。竞争中获得优势的联盟会保持一段时间内的统治地位，这就是我们会意识到什么东西的时候。联盟的大小和特性是会变动的。清醒时的意识联盟与做梦时不一样，闭眼想象时与睁眼观看时也不一样。脑前部分联盟可能反映“快感”“统治感”等自由意志方面的意识，而脑后部的联盟可能以不同方式产生。前后脑的联盟可能不止一个，并且它们会相互影响和作用。

（4）显性（explicit）表象：视场中某一部分的显性表象意味着存在一小组神经元，它们对应着这一部分的特性，可以像检测器那样做出反应，而无须复杂的加工。在一些病例中，某些显性神经元的缺失造成某种功能的丧失。如：颜色失认症（achromatopsia）、面孔失认症（prosopagnosia）、运动失认症（akinetopsia）。这些患者的视觉的其他功能仍保持正常。在猴子实验中，运动皮质一小部分受损，造成运动感知的丧失。损伤部位较少，几天内仍可恢复，而大范围的损伤会造成永久性丧失。但必须注意，显性表象是意识的神经相关物的必要条件而非充分条件。

（5）高层次优先：一个新的视觉输入来到后，神经活动首先快速地无意识地上行到视觉系统的高层，可能是前脑。然后信号反馈到低层次，所以，达到意识的第一阶段在高层次，再把意识信号发送到额叶皮层，随后在较低层次上引起相应活动。当然这是过于简单的描述，整个系统中还有许多横向联系。

（6）驱动性和调制性联系：了解神经联络的本质很是重要，不能认为所有兴奋性联系都是同一类型。可以把皮质神经元的联系粗略地分为两大类：一类是驱动性的，另一类是调制性的。对皮质锥体细胞而言，驱动性联系多半来自基底树突，而调制性输入来自丛状树突，它们包括反向投射，弥散状投射，特别是丘脑的层间核。从侧膝体到Ⅵ区的联系是驱动性的。从背脑到前脑的联系是驱动性的，而逆向联系多半是调制性的。皮质第五层上的细胞（它投射到丘脑）是驱动性的，而第六层则是调制性的。

（7）快照（snapshots）：本节讨论一个成功的联盟有何特殊的性质。神经元可能以某种方式超过意识的阈值，或者保持高发放率或某种类型的同步振荡，或者某种簇发发放。这些神经元可能是锥体细胞，会被投射到前脑。如何维持高于阈值的神经活动呢？这涉及神经元的内部动力学，诸如Ca^{2+}等化学物质的积聚，或者皮质系统中再入（reentrant）线路的作用。也可能起到正反馈环的作用，使得神经元的活性不断增加，达到阈值，并维持高活性一段时间。关于阈值问题也可能出现某种复杂性，它可能依赖于达到阈值的速率，或者输入维持的时间。

视觉觉知过程由一系列静态的快照组成，也就是感知出现在离散的时间内。视皮质上有关神经元的恒定发放率，代表有某种运动发生。运动是发生在一个快照与另一个快照之间的。每个快照停留的时间并不固定。对于形状和颜色的快照时间可能碰巧一样，它们的停留时间与α节律甚至δ节律有关，快照的停留时间依赖于on信号、off信号、竞争、适应等因素。

（8）注意和绑定（binding）：把注意分成两类是有用的，一类是快速的、显著性驱动的和自下而上的；另一类是缓慢的、自主控制的和自上而下的。注意的作用是为了左右那些正在竞争的活跃的联盟。自下而上的注意从皮层第五层的神经元出发，投射到丘脑和上丘。自上而下的注意从前脑出发，分散性地反投射到皮质Ⅰ、皮质Ⅱ和皮质Ⅲ上神经元顶树突，可能途径丘脑的层间核。科学家普遍认为丘脑是注意的器官。丘脑的网状核的功能在于从广宽的对象中做出选择。注意的作用是在一群竞争的联盟中做出倾向性作用，从而感受到某个对象和事件，而不被注意的对象就瞬间消逝了。

什么是绑定？所谓绑定是将对象或事件的不同方面，如形状、颜色、运动等联系起来。绑定可能有几种类型。如果它是后天造成的，或者是经验学得的，那么它可能具体化在一个或几个节点（nodes）上，而不必要特殊的绑定机制。如果需要的绑定是新的，那么那些分散的基本节点的活动需要联合起来一起活动。

现代心理物理提到“平行和序列”探索和“预注意与注意”式加工，它们是在两个独立的维度上而不是沿着一个单一的维度进行的。

（9）发放的风格（styles）: 同步振荡可以在不影响平均发放率的情况下增加一个神经元的效率。同步发放的意义和程度仍有争议。计算研究表明其效果取决于输入的相关程度。我们不再把同步振荡（如 40Hz）作为NCC的足够条件。同步发放的目的可能在于支持竞争中的一个新生联盟。如果视刺激非常简单，如空场上的一个条形物，此时没有有意义的竞争，同步发放可能不出现。同样，一个成功的联盟达到意识状态，这种发放也可能不必要了。正如你获得一个永久职位后，你可能放松一阵子。在一个基本节点上，一个先期到达的脉冲可能获得的好处大于随后的脉冲。换言之，脉冲的时间是否准确可能影响到竞争的结果。

（10）边缘效应（penumbra）和意义: 考虑一小堆群神经元，它们对面孔的某些方面有反应。实验者知道这一小群细胞的视觉特性，但是大脑怎么知道这些发放代表的是什么呢？这就是“意义”问题。NCC只是直接关系到所有锥体细胞的一部分，但是它会影响到许多其他神经元，这就是边缘效应。边缘效应由两部分组成，一是突触效应，二是发放率。边缘效应并不是每个基本节点效应的总和，而是作为NCC整体的结果。边缘效应包括NCC神经元过去的联合，NCC期望的结果，与NCC神经元有关的运动，等等。按定义，边缘效应本身不能被意识到，显然它的部分可能变为NCC的一部分。边缘效应的神经元的某些成员可能反馈投射到NCC的部分成员，支持NCC的活动。边缘神经元可能是无意识的启动的部位。

克里克和科赫认为，他们的框架把NCC的想法从哲学、心理学和神经学的角度编织在一起。其关键性的想法是竞争性联盟。猜测一个节点的最小数量的神经元群可能是皮质功能柱。上面提到的框架有助于去构造更为具体的假设，以便用已有的实验结果去验证，或者提出一些新的实验。最后作者对进一步的实验工作提出要求。

埃德曼提出的框架

2003 年，埃德曼在《美国科学院院报》上发表了一篇论文，也涉及意识的理论框架。埃德尔曼在文章一开始就主张摒弃二元论，列出意识的种种特性，进行理论研究。他分析这些特性后，归纳出三点意识研究必须考虑的因素。

第一，意识状态的可变性，分化性与联合统一后出现个体性之间的反差，其统一性又需要把来自各感觉通道的信息绑定在一起。

第二，意向性，表明意识是一般的，同时意识又受注意调制，并与记忆和意象有广泛的联系。

第三，主观感觉和感受性。神经科学表明，意识不是单个脑区或某些类型神经元的性质，而是广泛分布的神经元群体中动态相互作用的结果。对意识活动起主要作用的系统是“丘脑—皮质系统”。意识经验的整合动态性认为丘脑—皮质系统的行为像一种功能性簇（cluster），其相互作用主要发生在其本身，当然，与其他系统也有一些相互作用，例如，与基底核的相互作用。在这些神经结构中的活动的阈值受到上行价值系统的支配，如中脑的网状系统与丘脑层间核的相互作用，以及去甲肾上腺素能、五羟色胺能、胆碱能和多巴胺能核团。

丘脑掌控了意识状态的水平，来自层间核的输入改变皮层活动的阈值。此外，在睡眠时，脑干对丘脑的作用影响意识状态起重要作用。在某种特殊状态，意识的内容取决于各脑区的活动。一个经典例子是，V1 区严重受损会造成失明。

埃德曼认为脑是一个选择性系统，后天产生大量可变的线路，在经验中选择出某个特殊的线路。在这个选择系统中，结构不同的线路可能具有相同的功能或产生相同的输出。这就是神经群选择理论（theory of neuronal group selection，TNGS）。在这个理论中有一个重要概念，即再入（re-entry），它是一个过程，又是意识涌现的中心环节。这也是埃德曼一贯主张的特有的观点，再入是脑皮质内区域之间众多平行互逆纤维中进行的循环讯号。再入是平行进行的选择性过程，它不同于反馈，后者是指令性的，牵涉误差函数，而且是讯号通道中序列式传递。竞争性神经群之间相互作用加上再入，在广泛分布的脑区中的同步活动，都会由于再入而决定选择的取向。这也可能为绑定问题提出一个解决方案，在缺少操作程序和上级协调者的情况下，如何让不同脑区的活动相关起来。让功能上分离的脑区活动联系起来是感觉分类的一个中心问题。

按TNGS理论，脑中选择性事件受到上行的弥散的价值系统的约束。价值系统用调制或改变突触阈值的办法影响到选择过程。价值系统包括：蓝斑核（locus coeruleus）、中缝背核（the raphe nucleus）、胆碱能、多巴胺能、组胺能核。边缘系统和脑干价值系统会引起突触强度的改变。这一系统极大地影响前脑、顶叶和颞叶皮层的活动，也是意识涌现的关键。

埃德曼提出的TNGS理论（或神经达尔文主义），是他的意识的理论框架的中心，主要体现在以下两点：第一，本质上来说，一个选择性神经系统有十分丰富的多样性，这一点是脑意识状态复杂性所必需的。第二，再入在此起关键作用，它将分散的多个脑区的活动联系起来，然后在感觉分类时动态地改变。因此，多样性和再入这两者是意识经验的基本性质。

埃德曼把意识分为两类：一类是初级意识，另一类是高级意识。初级意识只考虑眼下的事件。高级意识只是在进化的后期才出现，在人类达到最高级阶段，可以使用语言交流，并可对行为做出计划。但神经活动在这两类意识中应当是类似的。埃德曼认为爬行类进化到哺乳类，大量新的交互性联系发展出来，使得丰富的再入活动在前后脑之间发生，而后脑主要对感觉分类负责，前脑对价值系统负责（图 3-1）。这种再入活动为感觉综合提供神经基础，也为眼前的复杂场景与过去经历的事件的记忆进行联系。

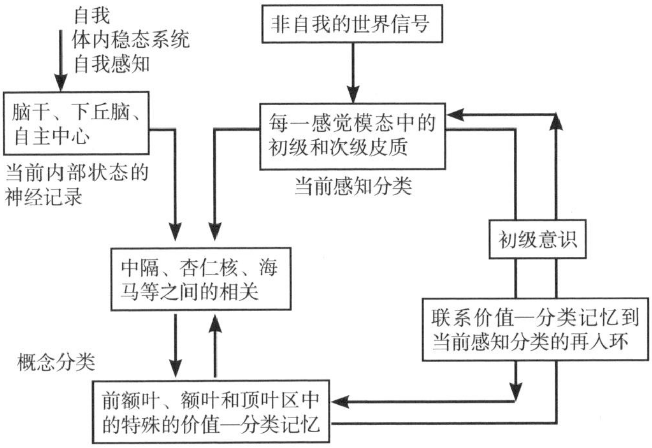

图 3-1　再入通路与初级意识的机制（引自 Tononi, G. and Edelman，2000）

在进化的最后期，再入线路把语义和行为联系起来，并形成概念，从而出现高级意识。在此基础上，埃德尔曼引入“再入性动态核心”（reentrant dynamic core）的概念。一个复杂系统由许多小区域组成，它们之间半独立地活动，又通过相互作用形成较大的集群（ensemble）以产生整合性功能。丘脑—皮质系统就是这种复杂系统。再入性动态核心是一种过程，在 500ms 或少于这个时间内形成一种功能簇堆，然后向其他再入性动态核心转移。再入性动态核心就是功能簇。这发生在复杂系统中，以产生多样化的统一状态。

埃德德曼提出的意识的理论框架，依据的意识的特性比较清楚，指出“丘脑—皮质系统”是意识发生主要部分，并重视价值系统的作用。他利用选择性理论，创造出再入的概念，提出再入性动态核心的基本思想，建立了他的理论框架，在某种程度上与克里克的“竞争性联盟”有相似之处。

埃德曼的选择性理论在发表之初，并没有因为他是诺贝尔奖获得者，学术界就给予了认可，相反，持异议者不在少数。克里克对于埃德曼的理论有过严厉批评："行话的烟幕下，隐含了一些并非十分新颖的思想。"克里克在一篇书评中使用了一个讽刺性标题："神经的埃德曼主义"。他在文中说，尽管本书存在某些正确之处，但鉴于它所持的根本立场，无论如何也不能使其相信，埃德曼的思想对于脑研究来说是一个有用的新观点。英国皇家学会会员、著名的神经还原论提出者霍勒斯·巴洛（Horace Barlow）也提出严厉批评："没有说明什么问题，只是杜撰了一些名词……"

唐孝威的意识论

2004年，我国学者唐孝威的专著《意识论》出版，这是第一本由我国学者撰写的关于意识研究的著作。唐孝威在归纳和分析目前关于意识的实验资料的基础上，讨论了意识问题的各个方面。研究结果可以总结为以下四个有关意识的规律：

一是在意识结构方面，提出了意识的四个要素理论。这个理论认为意识有内部结构，分析了意识的四个要素和它们之间的相互作用。意识的四个要素是：意识觉醒、意识内容、意识指向和意识情感。这四个要素紧密联系不能分割，在它们之间有各种相互作用。由此得出了意识的第一规律，即意识结构的规律或称意识要素律。

意识的第一规律——意识具有内部结构，意识是由意识觉醒、意识内容、意识指向和意识情感四个要素以及它们之间的相互作用组成的整体的心理活动。

二是在意识基础方面，提出了脑的四个功能系统学说。这个学说强调，脑是意识的物质基础，脑具有觉醒系统、信息加工系统、调控系统和评估情绪系统四个功能系统。

意识四个要素是脑的四个功能系统共同作用的结果，其中意识觉醒要素主要基于脑的第一功能系统的活动，意识内容要素主要基于脑的第二功能系统的活动，意识指向要素主要基于脑的第三功能系统的活动，意识情感要素主要基于脑的第四功能系统的活动。在脑的四个功能系统之间有复杂的相互作用。意识四个要素及它们之间的相互作用，其脑机制就是脑的四个功能系统的激活、相互作用和协调活动。由上可以得出意识的第二规律，即意识脑机制的规律或称意识基础律。

意识的第二规律——意识四个要素分别以脑的四个功能系统为基础。意识的脑机制是脑的四个功能系统的许多脑区激活、相互作用协调活动的过程。

三是在意识过程方面，提出了意识的脑区能态理论和意识涌现的理论。脑区能态理论认为，大脑皮质的脑区可处于不同能态。大脑皮质的一定脑区在进行信息加工时存在有意识、无意识和潜意识等不同情况，它们分别相当于这个脑区的不同能态。有意识、无意识、潜意识具有统一性。

意识涌现的理论认为，脑区间的相互作用使脑区发生能态跃迁，当给定脑区的激活水平超过意识阈值，就由潜意识或无意识加工转变为有意识加工。意识涌现是脑区能态跃迁和许多脑区激发态之间不断竞争与选择的结果。在注意作用下，许多脑区激发态之间的竞争、选择和传播的过程形成意识流。由此可以得出意识的第三规律，即意识过程的规律或称意识过程律。

意识的第三规律——在相关脑区的支持和调控下，当大脑皮质的某个脑区的激活水平达到意识阈值时，其信息加工进入意识。意识涌现过程和意识流过程都是许多脑区激发态之间竞争、选择的过程。意识流过程是脑区激发态传播的动力学过程。

四是在意识发展方面，提出了意识发展历史的理论。这个理论认为，脑是进化的产物，脑是意识的基础，个体脑的发育是个体意识发展的基础。随着个体脑的诞生、发育、衰老和死亡，个体意识有发生、发展、衰退和终止的历史。个体诞生后才有个体意识，个体意识在实践中形成和发展。个体意识有脑的先天基础，并由于脑的可塑性而在后天学习中发展。个体意识的历史是个体意识四个要素发展的历史。一旦个体脑死亡，个体意识就终止。由此可以得出意识的第四规律，即意识发展的规律或称意识发展律。

意识的第四规律——个体意识随着个体脑的发育过程而有发生、发展和终结的历史。个体意识在先天遗传基础和后天与环境作用中发展。个体死亡，个体意识就终结。

以意识的四个规律为核心，唐孝威构建起了一个由一系列理论组成的总体框架，其中包括：意识的四个要素理论，脑的四个功能系统学说，脑区激活与相互作用定律，脑区能态理论，有意识、无意识、潜意识统一理论，意识体验定律，意识涌现的理论，意识流的动力学理论，意识发展历史的理论等。在这个总体框架下，可以对意识的各种现象作统一的解释。以这个总体框架为基础，还需要进行更多实验和理论研究，来加以检验和充实。

根据前面的讨论，我们可以对意识的许多有争论的问题做出回答：意识的神经相关物是什么？意识活动有哪些脑区参与？意识是专一性的脑区的活动，还是脑的整体活动？意识是觉知，还是状态？意识是表达，还是过程？意识究竟是什么？

意识的神经相关物是什么？意识的四个要素理论认为：意识要素及其相互作用都有相应的脑机制，脑的四个功能系统的协调活动是意识的基础。

意识是包括各个意识要素及其相互作用的复杂活动，所以整体意识的神经相关物不是单一的。意识有四个意识要素，每个意识要素分别有其对应的神经相关物。在各个意识要素的神经相关物之间，有不同的相互作用。因此意识的神经机制包括各个意识要素之间相互作用的神经机制。

意识活动有哪些脑区参与？与意识相关的脑机制是复杂的，因为不存在单一的意识的神经相关物，所以需要分别研究与意识觉醒、意识内容、意识指向和意识情感相关的脑机制，以及它们之间的相互作用，才能全面了解意识的脑机制。

按照意识四个要素理论和脑的四个功能系统学说，意识是脑的四个功能系统中与意识有关的许多脑区参与的协同活动。意识的神经相关物既包括信息加工系统的脑区，也包括觉醒系统的脑区、调控系统的脑区和评估情绪系统的脑区等。

意识是专一性的脑区的活动，还是脑的整体活动？脑的四个功能系统的许多脑区参与意识活动，所以意识过程是全脑的分布式的活动。同时，意识活动的内容由信息加工的大脑皮质局域性的、专一性的脑区进行表达。与意识内容相关的脑区，是大脑皮质的在解剖上局域性的、在功能上专一性的脑区。因此意识过程必定要包含大脑皮质局域性的、专一性的脑区活动。意识具有整体性，同时又可以分解为具有心理学意义的意识四个要素。对意识的四个要素进行分析，然后加以有机整合，就能对意识有整体性的了解。

意识理论的最新进展

以上介绍的关于意识问题的理论框架，基本上都是基于神经科学实验结果提出来的理论框架，属于纯理论探索，没有与神经科学、心理学和临床医学直接结合。我们下面要介绍的理论则比较新颖和具体，有实验资料，有计算公式，有一些临床测试结果。

美国艾伦脑科学研究所所长科赫2020年发文称，全局性神经元工作空间（global neuronal workspace，GNW）是当前两大意识理论研究之一。GNW理论的想法源于20世纪60年代计算机操作时的中央控制器，好比在一个讨论工作小组的中间放一块黑板，旧的想法可以擦去，新的想法可以写上。黑板上的内容在不断地变化、更新之中。心理学家大都认为，人的大脑中存在一个这样的信息加工区，它是人意识的舞台。但是这个舞台较小，容纳不了多个中心并存，只能让一个中心霸占舞台一段时间，然后退居下去，让位于新的想法。两位法国科学家在这一理论发展中做出重要贡献，他们是迪昂（Dehaene，或译为德阿纳）和尚热（Changeux）。根据神经科学和心理学证据，他们认为这种工作区是以海马锥体细胞为中心，联络前额叶、顶颞叶和扣带回形成的网络。它们之间有长纤维的锥体细胞进行联络。

迪昂是法兰西学院实验认知心理学教授，2014年获得“大脑奖”（The Brain Prize），该奖被誉为“神经科学界的诺贝尔奖”。迪昂认为外部信息在进入意识以前必须经过警觉阶段和注意阶段，最后才是意识通达。大多数信息达不到意识阶段，而归入无意识状态，主体对此没有知觉，这些归入无意识状态的信息消失得无影无踪。

迪昂工作的特点，在于用一些精心设计的实验来验证和发展他们的理论。现在的仪器技术允许这类实验的进行。最常用的仪器是功能性磁共振成像仪，它的空间分辨率为毫米级，时间分辨率小于一秒。这种仪器的优点是对被试者无损害，而且可观察到全头颅的情况。脑电图发明较早，现在经过改良发展后，电极数可达256个，能够以毫秒级的高分辨率数字以记录全脑活动。20世纪，一项更好的技术应用到脑科学研究，那就是脑磁图，它可以精确地记录皮质神经元发放时的电磁波。这三种仪器技术都可以对正常人进行无损伤实验，使用这些仪器可以观察和记录从视刺激到额叶皮质的变化。这些仪器技术应用到精心设计的心理物理实验，可揭示意识活动的许多特性。

迪昂在书中介绍的实验绝大多数是对在清醒状态的正常人进行的。清醒的被试者可以告诉实验者他看到（意识到）或者没有看到（无意识）的刺激。常用的刺激是人脸、数字或者建筑物，实验者会控制它们呈现的时间，以及隐蔽图形的时间。这类实验很适合对人类进行。

迪昂的书中介绍了一个实验，让被试观看闪现时间在阈值以上（能看清，有意识）或阈值以下（看不清，无意识）的词汇时，用扫描装置可以记录被试全脑中被激活的区域。实验表明，无论词汇或声音，只要被看到或听到（意识到），都会在大片脑区记录到兴奋性活动。这些区域包括顶叶、额叶，甚至大脑两半球中间的扣带回。

大量的大脑活动是无意识的、局部的、也就是它们不引起GNW的活动。只有当感觉输入、记忆部位、短时记忆、情感中枢和前额叶部分的神经元几乎同时活动时，大脑才进入有意识状态。这里当前的感觉输入（视、听、触、嗅、味等）起重要作用。迪昂认为输入信息在传播过程中积蓄能量，与原有兴奋中心竞争，然后以压倒性雪崩式的优势夺取GNW的主导权。

迪昂在他的书中将GNW理论用一个形象化图形表示（图 3-2）。他把GNW置于图形中心，有 4 个输入系统，分别表示知觉系统、注意系统、长时记忆和评价系统。有一个运动系统代表输出。大脑中包含许多个小的处理器，各个小处理器有各自专长。在任一时刻，GNW选择部分处理器，根据它们各自编码的信息建立一个连续的表征，并将其在脑中保留一段时间，将这些信息传递给其他处理器。

他们还对GNW理论进行计算机模拟。他们在计算机中观察到相变式分化，相互竞争过程以及融合分化和雪崩过程。

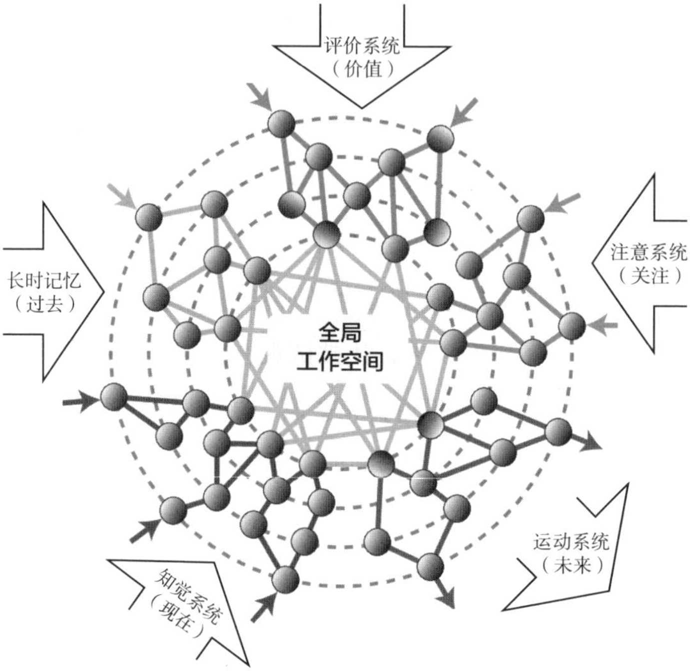

图 3-2　迪昂和尚热的全脑工作空间理论

工作空间接收四个系统的输入：知觉系统、长时记忆、评价系统和注意系统、一个输出系统（运动系统）。大脑还包含了多个局部处理器，图中用圆圈表示。

迪昂研究团队大胆地把他们的成果和思路用于临床医学。每年世界上有成千上万的成人或儿童因车祸、中风或一氧化碳中毒而处于昏迷状态。这些患者因为处于昏迷状态丧失语言能力，医生无法确定患者是否还具备意识，因此延误对患者的治疗。一位名叫博比的时尚杂志编辑于 1995 年因中风陷入昏迷，20 天后醒来，全身已瘫痪，除了一只眼和头颅的一部分还有感知觉，能做少量动作，其余部分都失去知觉。之后他还活了 15 个月。其间他还能思考、写作，他通过眨眼动作确定助手报出的一串字母中的一个：E、S、A、R、H……他用这个办法写出一本书《潜水钟与蝴蝶》。这本他用 20 万次眨眼完成的书，揭示了他的内心世界、他的感受、他的痛苦。新书出版后三天他因肺炎去世，新书成为畅销书。

脑损伤昏迷和死亡之间有很大距离，患者因为丧失语言能力无法表达主观感受，现代科学也没有办法和仪器去测量患者的意识状态和程度，只好顺其自然。有的患者昏迷，不能听说，但后来恢复良好；有的意识清醒却病情恶化。迪昂用几乎一章篇幅讨论、测量和区分闭锁综合征、最小意识状态、植物人、休克等之间的异同和差别。他们预言“意识测量器”将发明问世。他们还试图采用电刺激方法治疗和唤醒这类患者。这些问题是过去科学技术无法面对和处理的。现在一批先锋科学家把这些问题带进实验室，放到实验桌上，是一件值得庆贺的事，也是一个很大的进步。

还有一种没考虑到的情况，就是外科手术时施以麻醉，以为患者不动不响，已经没知觉了，但是手术刀切割身体时患者能感到疼痛，只是说不出话来和动不了身体！患者忍受疼痛，头脑清醒地经历手术过程，术后心理遭受巨大创伤。据说每千台手术中有两台出现这种差错。但是麻醉科大夫也有难处，因为他不知用药与意识之间的关系，只能依赖经验用药。所以有时麻醉师会被称为科学与艺术之间的艺术家。这种意识的临床问题也得依靠意识活动的客观测量技术。

科赫在文章中认为，意识研究中第二个重大理论进展，是由托诺尼团队提出的。他们认为，脑是产生意识的器官，但是小脑排除在外，尽管它的神经元数量超过大脑。大脑的后部负责感觉，前部负责思维处理情感。不是所有感觉系统与意识有关，也不是所有运动皮质与意识有关。虽然大脑皮质—丘脑系统是产生意识的必要基础，但也不是所有神经元都参与其中。大脑由两半球组成，但不意味着有两个中心，只不过大脑两个半球有分工和专长上的差别而已。日常生活中大量信息通过感觉系统进入人脑，但是只有极少数的信息进入意识状态，绝大多数信息并不为主体所感知。但这并不意味着这些信息消失了，在某些特殊条件下仍可显示出它们的存在和影响。托诺尼团队在进行睡眠研究时发现，我们睡着时，脑没有睡着，大脑皮质300亿个神经元仍在忙碌地活动！在睡眠的不同阶段，意识也处于不同状态，在非眼动期（NREM），几乎没有意识活动，而在眼动期（REM）睡眠，意识活动几乎与清醒时一样。

20世纪，人类社会开始进入信息社会，计算机被发明，香农（Shannon）的信息论和维纳（Wiener）的控制论被提出。托诺尼也试图用信息观点来解释和测量意识问题。托诺尼用希腊字母 ϕ（phi）来表达他的思想。ϕ 符号由中央一条竖线代表信息，一个圆圈代表整体，合起来就是整合信息理论（integrated information theory，IIT）。托诺尼用信息论中计算系统信息量的公式来测量和计算意识的量值。ϕ代表意识活动时脑内各部分神经元相互联络形成的一个复合体的度量值。这是一个完整的复合体，作为整体在活动，不能被简化，是一个 ϕ 值很高的复合体。

但是托诺尼在探索意识测量过程中也遇到一些困难。他谈道："虽然我们知道时空中的任何要素或区间都可以用来测量ϕ值，但合适的要素是什么？是神经元，或一群神经元，或脑区，或整个脑、人、家庭、城市、国家、行星或恒星，或者是一些更小的要素，分子、原子甚至构成世界的更小粒子？我们可以在任何一个层次上测量ϕ，每次得到不同的分值。我们也可以用时间测量ϕ，一瞬间、几秒钟，或者几年的时间，同样可以得到不同的分值，但是意识的分值到底是哪个……"经过推敲，托诺尼认为，一小群神经元在小于一秒时间内ϕ值会达到最大。在这个时刻，意识产生了！

丹尼尔·博尔（Daniel Bor）是一位神经科学家，著有《贪婪的大脑》（*How the New Science of Consciousness Explains Our Insatiable Search for Meaning*）一书。他在经历两位至亲患意识方面疾病的痛苦后，立志研究意识问题。大学毕业前夕，他的父亲突发脑中风失去左侧视野和其他感觉，这一病情使博尔深感困惑，他父亲的左半侧世界好像消失一般。

他的夫人为人热情，机智过人，获得遗传学博士学位。2013年（他们结婚 13 年），博尔的夫人开始出现抑郁症状，无力无精神，躺在床上记不住任何事情。几天后又狂躁不安，情绪激动，似乎精力充沛，有各种奇怪想法。后来经多方求医问诊，他的夫人确诊患双相障碍（bipolar disorder），此症至今尚无有效疗法来根治。博尔认为是他夫人的意识系统周期性亢奋和低下造成的。

博尔自认为是神经科学家，但他多从认知心理学角度考虑问题，当然，也会兼顾分子生物学和遗传学的机理。他认为意识是大脑部分区域和神经元活动的结果。其中大脑前额叶—顶叶网络起着最关键作用，丘脑起一定作用，而注意系统则是守门员。

博尔认为大脑是专门处理信息的系统，而且特别关心信息中的模式（pattern）、结构（structure）或规律性（regularities）。他的这些观点，原则上看是对的，但是模式、结构等词，含义过于宽泛和模糊，对意识的科学研究没有多少实际补益。博尔还把认知科学中关于短期记忆的容量组块（chunk）的概念引入意识研究，但是大脑的意识组块，只有 3～4 个，远小于短时记忆的七组块。关于意识产生和转移的神经机理，他设想为：神经元之间经过激烈的竞争，在前额叶—顶叶网络中涌现出一个高兴奋的集群，成为当时的意识中心。

各种理论点评

上面我们简单介绍克里克、埃德曼和唐孝威等人提出的意识研究的理论框架。这些理论框架有些共同点：基于脑科学神经科学的实验依据，即意识的神经相关物（NCC）理论观点，同时都承认意识并非是全脑整体活动的结果。克里克的竞争性联盟和埃德曼的神经选择理论，有其相似之处，但都只是比拟式的框架，还未达到更细致、更具体的可通过实验验证的地步。由于意识是一个全新未知领域，以及中外文化背景上的差异，故对于克里克和埃德曼的理论框架，国人翻译和理解都比较困难（如“zombie”“penumbra”等词）。从这方面考虑，唐孝威提出的理论框架，则比较容易理解。

有学者认为托若尼的整合信息理论提出一个量化物理系统整合信息的指标（ϕ），可以作为度量意识的尺度值。托诺尼最早与埃德曼合作时就提出用计算系统信息的公式来测量意识的状态，已有三十年时间了。科赫等人给予正面积极评价，但学术界不少人认为ϕ计算的时空水平，仍旧是个未确定问题。任何一个物理系统，小到原子大到宇宙空间，都可以计算它的ϕ值。这个求测ϕ值的公式源自概率论中求熵的公式，可以用于任何信息系统，与该系统是否有生命，是否有意识无关。他们只是认为ϕ值越高意识越高，仍旧没有说清楚神经系统如何产生意识功能。哲学家查默斯也赞同他们的观点，认为意识可能来源于信息。这一观点无异于把一个未知概念归结成另外一个未知概念，对人类的认知没有增加新东西。但是托诺尼团队近期在人的睡眠问题的临床实验方面的研究令人鼓舞。罗丁豪认为能与托诺尼相抗衡的理论是全局工作空间理论（global workspace theory，GWT），GWT也重视信息的作用。上面提到迪昂团队的工作，就是GWT的具体化和临床研究。GWT认为他们的“工作空间”是在人脑的前额叶。而IIT理论强调大脑后部在意识形成中起关键作用。

学术界中也有人不以GWT、IIT等理论为然的。例如，普林斯顿大学格拉齐亚诺（Graziano）认为这两种理论终将走向失败。真正有希望的是元认知（metacognition）理论，其中最具代表性的则是高阶思维理论（high-order theory，HOT）。所谓元认知即认知的基础，也是意识的必要条件。认知过程（记忆、视觉感知……）与元认知相对独立。HOT等理论尚处于萌芽状态。许多学者认为，现在我们对于意识的认识对比30年前，没太多实质性的进步。

04 第 4 章

意识研究的进展

意识是从大脑的组织和运作中涌现出来的。

——埃德曼

近几年，体外经历（out-of-body experience，又称灵魂出窍）、镜像神经元（mirror neuron）、地域神经元、面孔识别等方面有不少重大的研究进展。这些进展都与意识研究直接相关。

体外经历

在很长一段时间里，“灵魂出窍”一词常出现在民间传说之中，科学家好像避免谈及这一论题。进入 21 世纪以后，《自然》《科学》等国际顶尖科学刊物陆续发表了一些科学家进行的实验工作，表明正常人在一定实验条件下会出现体外经历的现象，并寻找出大脑内的解剖组织的部位。在英文中“灵魂”（soul）一词是意识的通俗说法，而意识的科学研究常常从视觉研究入手。本节的体外经历实验也是从视觉出发进行的。

《科学》杂志于 2007 年 8 月刊载了两篇心理学论文，描述体外经历实验。第一个实验是瑞士科学家做的，被试是健康人，他们令健康的成人头戴特殊目镜，目镜中只能看到摄像机拍摄到的景物，实验时摄像机放置在被摄物体身后 2 米处（图 4-1）。这个实验在三种不同条件下进行：第一种被试能看到自己的后背，是个虚拟的身体；第二种被试看到的是一个假人的背部；第三种被试看到的是一个立方体。我们把这三种条件下，被试见到的图像暂时统称为“化身”。实验时用刷子刷打被试背部，同时用些技巧使被试虚拟地看到在刷打化身的背部。在每种实验条件下又分成两种情况：一是刷真人背部振动频率与看到化身（假人）被刷的频率相同；二是频率不同。

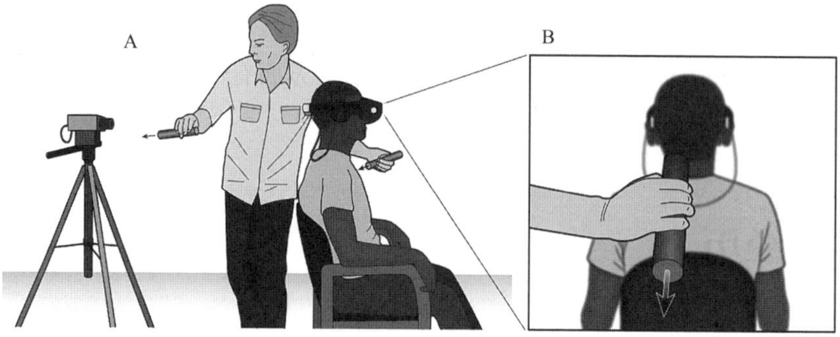

图 4-1　正常人在清醒状态下诱发灵魂出窍现象的实验安排

A. 令被试戴上特殊目镜，他只能看到身后摄像机拍摄的自己背面。主试在触碰摄像机的同时触碰被试的胸口；B. 被试看到一只手戳向镜头，同时他感觉胸口被戳了一下，并且从后面看到自己的身体。这创造了一种奇异的感觉，他的真实身体漂浮在他所看到的人的后面。

刷打一分钟后，关闭摄像机，被试看不到任何图像，实验后被试被拉开原地，然后让他返回原点，有趣事情发生了：在第一种条件下，实验结果表明，被试在受到刷打与眼睛中看到同步刷打被试的情况下，被试不能精确回到原点，而是走到原先站立点前面几步的地方，这个距离正好在虚拟的化身附近。而第二、三种实验条件下，被试都能正确回到原点。实验结果说明，在第一种情况下被试看到的视觉图像与他感受到的触觉图像（刷打）联系到一起，自我感觉转移到虚拟人体上去了。另一个心理实验是瑞典科学家亨利克·埃尔逊（Henrik Ehrsson）做的（图 4-2）。实验条件类似以上介绍的情况，也是头戴特殊目镜，目镜中只能看到摄像机送来的景物，摄像机放置在被试身后 2 米处，被试看到仿佛坐在自己的身后。实验时拍打被试的胸部，同时让摄像机也能拍摄到手的拍打动作。拍打若干次以后，被试者感到自己仿佛进入到目镜前面的虚拟人体中去了。这是被试者的主观感觉，有没有客观指标来测定这种变化呢？埃尔逊把电极放置到被试者的手指头上，然后用榔头在镜头前虚晃一下，被试以为榔头好像要打到自己身上，实际上根本没有触及他。此时被试已经把前面的人体看作了自己，他吓一大跳，手指的电极测量到电阻的变化，表示这种心理感觉已经有生理学上的反应。

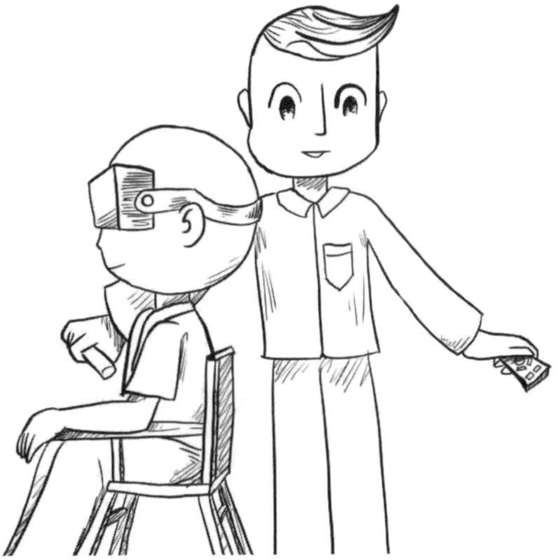

图 4–2 埃尔逊等的实验安排示意图

上面介绍的两个实验有许多共同点，它们都是对健康人在清醒状态下进行的实验，使用的主要刺激是视觉，让正常视觉中止，而给予被试摄像机摄取的情景，同时给予身体上的触觉刺激，使得被试对体外经历过程有切身体验。试验时都采取了拍打刺激与看到的节拍同步的方式来加剧被试的这一体验。

这两个实验使人联想起心理学中的“橡胶手实验”，所谓橡胶手实验安排如图 4-3 所示：令被试者坐桌前，伸出左手放在桌上，同时放一隔板立在被试者胸前，挡住他的视线使他看不见自己左手；然后放一只橡胶手在隔板里侧（被试的胸前）。实验开始时用毛刷轻扫被试左手和橡胶手，设法让两个扫动同步进行。数分钟后，实验者举匕首刺向橡胶手，被试大惊失色，以为匕首刺向自己，因为他已经把橡胶手当作自己的真手了。

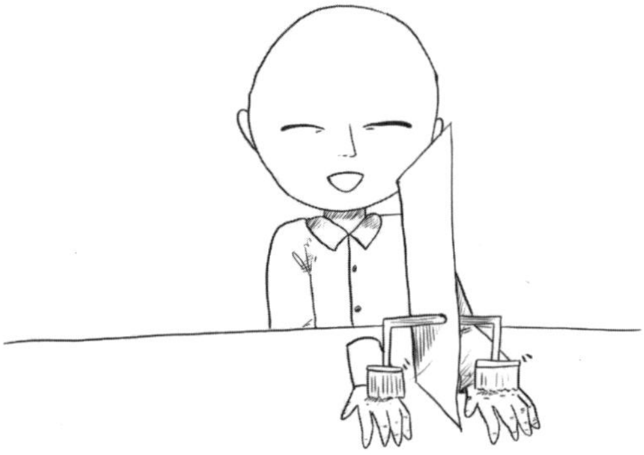

图 4-3 橡胶手实验安排示意图

认知神经科学家奥拉夫·布兰克（Olaf Blanke）等人在《自然》杂志上发表的论文，揭示了一位深受癫痫困扰的患者（43 岁妇女）头部电刺激的实验结果，并宣称已经找到负责体外经历的部位在大脑的右角回区。该患者受癫痫病苦已有 11 年之久，磁共振成像技术看不出其体内的器质性病变，因而找不到癫痫发作的中心，只好采用颅下植入电极的方式以精确定位。电极植入后通电刺激，患者可以口述她的感觉。当植入角回区的电极（图 4-4）通电时，患者说她好像“沉到床下去了”“从高处落下来”。增大电极的电流，她报告说：“我好像从高处看到自己躺在床上，但只看到自己下半身和腿。”后来她多次报告说感觉自己浮到空中 2 米高，靠近天花板。这种电生理实验结果重复性良好，电刺激作用到中枢神经系统里的一些控制感觉的神经系统。后来勃兰克等人使用“透颅磁刺激”等技术，发现大脑顶颞联结部（TPJ）是负责体外经历感觉的关键部位。

2014 年，美国《新科学家》（*New Scientist*）杂志报道了一个实验，用高频电刺激“屏状核”（大脑中心下方一层较薄神经组织），发现患者失去知觉处于昏迷状态，两眼发直呼吸减缓，一直到电刺激停止患者才恢复知觉。这个实验也是在清醒患者身上进行的，重复性良好，所以作者认为自己找到了“驱动汽车”的钥匙。

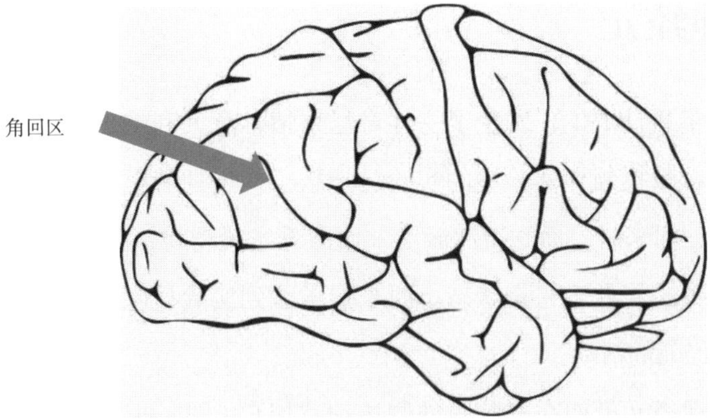

图 4-4　布兰克等人实验时电刺激的部位（角回区）箭头指出地方

促使体外经历产生的大脑部位可能是前额叶、前扣带回、后中回、角回、屏状核、枕颞联络部、脑岛、上顶叶等。在诱导产生灵魂出窍感觉的试验中视觉起主要作用，同时触觉也必不可少。这些实验报道的心理现象还不是完全的体外经历，加上躯体运动可能更生动，我们还可设计类似实验进行研究。

体外经历现象在正常人身上也会发生。在一些濒死体验（near death experience，NDE）的患者或处于抢救过程的患者的报告中，总会提到自己的灵魂从肉体中飘出来，在高处观看自己的受伤的肉体。在这个过程中，视觉好像仍在工作，躯体感觉和本体感觉也都在活动，而其他感觉似乎退居次要地位。

上述这些实验表明无论心理物理实验，还是电刺激实验，脑内某些部位的正常工作受到“欺骗”或刺激后，本体感受器等自我感觉将会受到扰动和干扰，产生体外经历的感觉。因此，“灵魂出窍”也可以说是心理的现象，但现在可以用实验再现，而且其与脑的某些部位有关。但是与意识有关的脑内部位似乎太多了，现在是正式揭开这些大脑内部区域神秘面纱的时候了！

镜像神经元

1991年某日中午，发生了一件奇怪事情，意大利帕尔玛大学里佐拉蒂（Rizzolatti）教授领导实验室的实验员把猴子头上插着电极同时开着记录仪去吃午餐，回来时一面吃着冰激凌一面照看实验动物，这时仪器突然响起，表示记录神经元处于兴奋状态。原来猴子看到实验员吃冰激凌，引起它脑中镜像神经元的活动。

镜像神经元最初在猴脑腹外侧运动皮层F5（图4-5上图）上被记录到。当猴子用手抓取花生时镜像神经细胞有强烈发放，当它看到实验员用手抓取花生时也有强烈发放！

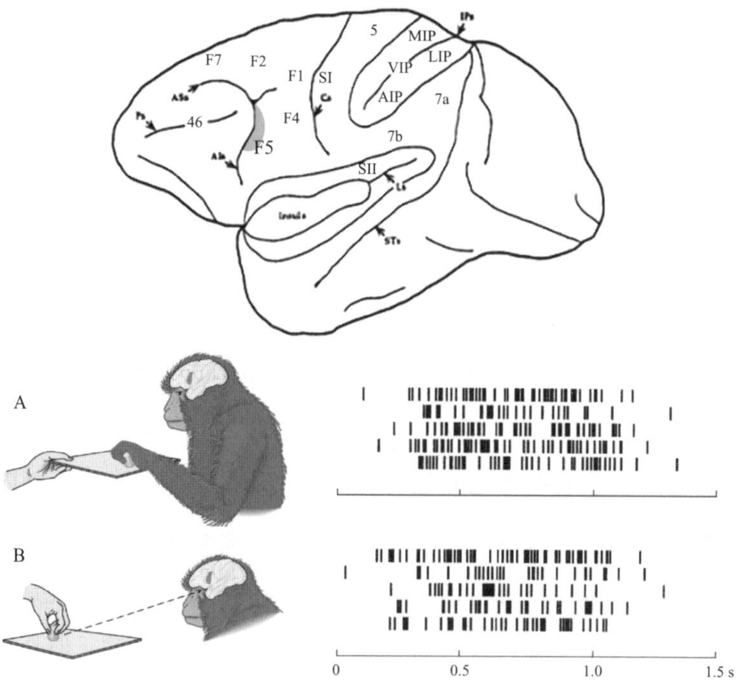

图4-5　猴子大脑的镜像神经元记录示意图

顶图是猴子大脑的侧面图，阴影标出镜像神经元的解剖位置，腹侧前运动皮质。A.当猴子抓取花生时镜像神经元强烈发放；B.当猴子看到实验员用手抓取花生时，镜像神经元也有强烈发放。

1996 年，美国神经科学家维莱亚努尔·拉马钱德兰（Vilayanur S. Ramachandran）通过脑电研究给出了有关人脑中也存在镜像神经元的证据。当人有意用手去做某些动作时，脑电中一种频率在 7.5～12.5Hz 范围之内的所谓μ波完全消失。他还发现当人看着其他人动手的时候，μ波也会被遏制。但是当人看着无生命的东西做类似运动的时候，就不会出现这种现象。

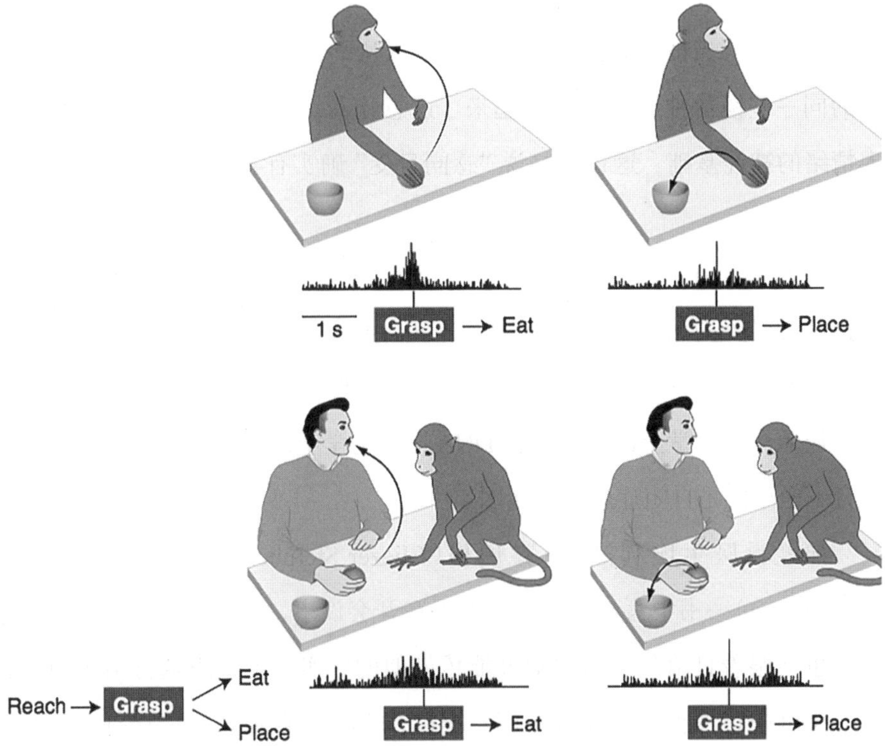

图 4-6　对猴脑中的镜像细胞进行的一组实验

进一步的证据来自做神经外科手术的病人，多伦多大学的研究人员在病人清醒时在他们的前扣带回的细胞中进行记录。很久以来，人们就知道这个区域的神经元对外界的疼痛刺激有反应，这种神经元被称为感觉性痛神经元。他们发现这种神经元在病人看到其他病人受到刺戳时也有同样猛烈的反应，就好像这个神经元和别人有同样的感受。塔尼亚·辛格（Tania

Singer）对志愿人员所做的脑成像实验也支持这一结论。脑成像实验还发现，在人脑中镜像神经元不仅数目要远多于猴脑，而且分布的部位也更广，不仅在许多和运动有关的皮质中，而且在和知觉、理解他人的感受及意向、语言和模仿他人有关的脑区，特别是在人主管语言表达的布洛卡区，镜像神经元尤其丰富。

2003年，法国神经科学家布鲁诺·威克（Bruno Wicker）用功能磁共振成像技术发现，当被试感到厌恶或看到别人厌恶的面部表情时都会让位于脑岛的同一些镜像神经元活动了起来。这意味着镜像神经元也是我们体验别人情绪的神经基础。这也就是说“感同身受”确实有其神经基础——镜像神经元系统。

自1996年在猴、人的不同脑区发现镜像神经元以来，科学家进一步发现这些神经元对人的行为、动作、语言、声音乃至表情有反应。因此，许多科学家认为镜像神经元是动物学习模仿的神经基础。拉马钱德兰认为：镜像神经元在心理学上的作用就像DNA在生物学上的作用，镜像神经元系统发育不全可能是自闭症患者的病因。

神经科医生埃利泽·斯滕伯格（Eliezer Sternberg）在《神经的逻辑》（*Neurologic*）一书中写到，如果一群人在开会议事，其中一人打哈欠，其余的人也会跟着打哈欠，仿佛哈欠能传染似的。实际上，跟随打哈欠也许是人们头脑中镜像神经元在起作用。据称，黑猩猩看到其他猩猩打哈欠时也会跟着打；狗也会受到哈欠的传染，甚至看到人打哈欠也会受到传染。2013年，瑞士科学家让11名健康被试观看一组录像，同时在磁共振仪上观察他们的脑部活动。科学家发现当录像放映人们在打哈欠时，他们的颞下回区出现强烈信号，而放映面无表情时或者大笑时则没有什么反应，而颞下回正是镜像神经元网络的一部分。

还有一个关于哈欠的动物实验值得一提。意大利科学家用4个月时间观察动物园 21 只狒狒从早到晚打哈欠的时间和次数，同时记录下它们的其他状况：包括睡眠、进食、理毛等。实验发现狒狒之间传染式哈欠的发生频率与狒狒间相互理毛的时间呈正相关，而狒狒之间的相互理毛表示它们之间的社会生活的亲密程度。镜像神经元看来直接参与狒狒的社会关系，及它们的共情（empathy）生活。

所谓共情作用就是人类社会常见的一种情况。在葬礼上，除了直系亲属痛哭流涕外，一般朋友在此种场合下也会跟着落泪。自闭症患者可能不为此情此景所动，这是他们的大脑中缺乏镜像神经元之故。

认知地图

动物的迁徙和返巢行为始终使人费解和着迷。一些大科学家也提出理论见解，哲学家康德、生物学家达尔文都提出过看法，猜想动物脑中有一种路径积分机制完成返巢行为。遗憾的是当时无法用实验来证明。1930 年，美国加州大学心理学家爱德华·托尔曼（Edward Chace Tolman）正式提出脑中空间地图的想法，但数十年来一直有许多争议。

20 世纪 70 年代，伦敦大学约翰·奥基夫开始用电生理研究动物在自由活动时单个神经元的活动，取得一些成果，但是学术界开始并未接受，只好在一般专业期刊上发表。经过几十年的探索，2014 年诺贝尔医学或生理学奖授予三位北欧人，其中一位就是奥基夫。他们的研究工作是在自由活动的鼠脑中做的，微电极插入海马或附近的神经细胞上，把鼠放入笼箱中走动，记录鼠的位置以及神经细胞的发放。

人们出门办事，一边赶路一边辨识地标。船只在大海上航行，随时测定航速航向，计算船只的经纬度。除了路径积分，认知地图（cognitive map）被认为是哺乳动物进行空间定位导航的另一种方式。认知地图是指经过环境学习，外部环境各种标志物的空间关系在大脑中有稳定的神经表达并被储存下来供以后使用。认知地图是环境参照系非以自我为中心的参照系下的物体空间关系地图，允许动物编码、存储、提取并解码空间相对位置信息，可以帮助动物选择两地间的最优路径等。

认知地图的大部分研究结果得益于对大鼠的深入实验。基于大鼠的海马中发现的对位置敏感的神经元即位置细胞（place cell），奥基夫和林恩·纳德尔（Lynn Nadel）于1978年提出理论假设，认为大鼠认知地图的神经基础是海马。发放的海马位置细胞“通知”其他脑区动物当前所处位置，动物移动到其他位置时另外的位置细胞发放。一群位置细胞可以编码覆盖整个空间的所有位置，形成认知地图。虽然对认知地图理论也有争论，但它得到了越来越多的实验支持。得益于活体多电极同时记录技术突飞猛进的发展，近30年来越来越多的神经科学证据支持动物脑神经系统内存在一个分布式的模块化网络回路支持认知地图、负责空间导航。最重要的实验证据是在大鼠脑内发现了三种特殊神经元参与导航，分别是位置细胞、头朝向细胞（head direction cell）和网格细胞（grid cell）。

1971年，科学家首次在大鼠的海马中发现了对自身位置敏感的位置细胞。当大鼠处于活动空间的某一特定区域时，海马中一些锥体细胞强烈放电，最大放电频率达几十赫兹，而在其他区域很少或者几乎没有发放。这类发放活动强烈依赖于动物位置的细胞被称作位置细胞，对应的局部空间区域被称作位置细胞的位置野（place field）（图4-7）。海马位置细胞可能是CA3区和CA1区的部分锥体细胞，也可能是齿状回的部分颗粒细胞。一个位置细胞可能具有一个或多于一个的位置野，不同位置细胞的位置野大小和形状各异，尺度一般在20～50cm。位置野非常稳定，动物多次进入同一个熟悉环境时，位置野的分布保持高度一致；而当动物进入另一新环境时，海马位置细胞集群立刻更新，位置野分布亦随之改变，这种转变瞬间完成。

位置细胞的发放率在位置野中心达到最大，而在动物刚进入或离开位置野时，平均发放率分别呈逐渐上升和逐渐下降趋势。另外，位置细胞还具有一个奇特的性质，即放电脉冲相对海马的θ节律的位相逐渐前移。穿越一个完整位置野伴随的位相前移总量正好达到 2π，可以看出电脉冲相对海马θ节律的位相编码了动物在位置野内的相对位置。

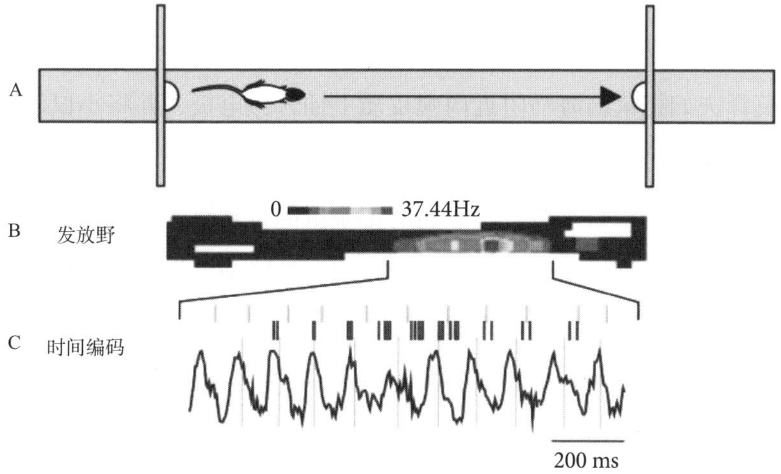

4–7　海马位置细胞的发放率和时间双重编码[引自 Huxter, J., Burgess, N. & O' Keefe, J. Independent rate and temporal coding in hippocampal pyramidal cells. Nature 425, 828 - 832 (2003).]

路径积分不仅需要位置信息，也必须接受方向信息信号。幸运的是这个证据不久便被找到，1984 年，詹姆斯·兰克（James Ranck）在海马邻区的下托复合体中（postsubiculum）发现了头朝向细胞。头朝向细胞对动物头的朝向非常敏感，当头转向其最优方向时头朝向细胞发放，与动物的位置和当前行为状态无关。随后的一系列实验证实头朝向细胞广泛存在于帕佩兹回路（Papez circle）及纹状体（striatum）等多个脑区。

更令人鼓舞的是，2005 年《自然》杂志发表了挪威科学家爱德华·莫泽领导的研究小组的最新成果，他们在内嗅皮层浅层找到了被称为网格细胞

的神经元 。每个网格细胞在动物位于空间场所的多个狭小区域时强烈发放，精确测量发现这些狭小区域正好是正三角形的顶点。 只要是正三角形可以延伸到的地方，网格细胞准确无误地在其顶点发放（图 4-8）。相邻网格细胞的三角形网格的朝向和网格间距相同，但发放野位置不同。一小群解剖上靠近的网格细胞的发放野可以覆盖整个空间，好似内嗅皮层中存在一幅外部世界的空间地图。网格细胞的发现无疑是对哺乳动物基于认知地图进行路径积分理论假设的重要支持。

莫泽夫妇把鼠脑海马附近内嗅皮质上插入微电极，并将小鼠活动场所扩大成一米见方半米高的笼子，他们在笼子地面上撒上巧克力颗粒，让鼠在笼子里可以自由行动觅食。实验时记录鼠的行动轨迹同时记录神经细胞的发放情况，实验结果经数学处理后发现，神经细胞发放强烈处呈现规律的栅格状（图 4-8 右图）。从内嗅皮质背部向腹部移动，网格神经细胞的感受野越来越大。背侧网格细胞的六边形两个顶点之距离大约 30～35cm，而腹侧网格细胞两个顶点之间距离约 42～49cm。内嗅皮质处于海马与新皮质之间，所以它接收海马发出的信息，处理后传送到新皮质。

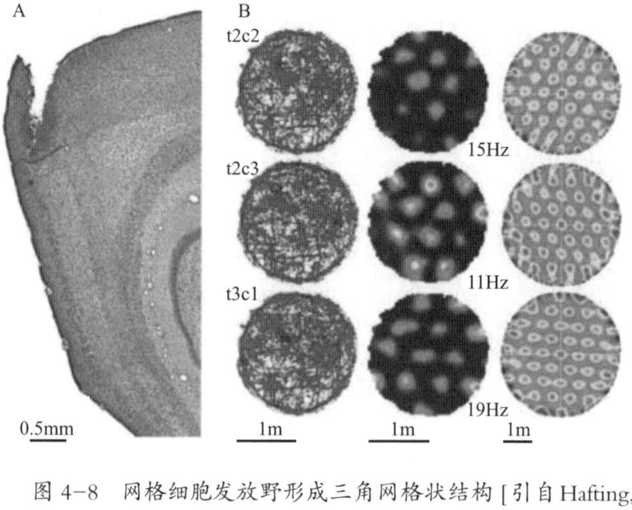

图 4-8　网格细胞发放野形成三角网格状结构 [引自 Hafting, T., Fyhn, M., Molden, S. et al. Microstructure of a spatial map in the entorhinal cortex. Nature 436, 801 - 806 (2005).]

科学家在内嗅皮质发现边界细胞（boundary cell），每当动物靠近墙壁或障碍物时，它就被激活，其功能显而易见。2015 年，第四种导航细胞被发现，那就是速度细胞（speed cell），它的发放随着动物的运动速度增加而增强。至此，认知地图的几个要素（位置、方向、网格、速度和边界）都已具备，就等待进一步处理了。

作为主要感觉信号来源，视觉对动物利用认知地图导航有什么影响？为了回答这个问题，科学家采取解剖麻雀的方法，先来考察位置细胞、头朝向细胞和网格细胞的发放与视觉的关系。

三种与认知地图相关的细胞中，对位置细胞研究得最早，也最为深入。实验表明位置细胞的位置野的形成并不绝对依赖视觉，即使在完全黑暗的条件下，位置细胞的位置野依然存在。位置野形成主要受几个因素影响：前庭系统及本体感觉系统活动和视觉信息输入。前庭系统及本体感觉系统是提供有关动物自身运动和平衡感的系统。

当动物首次进入一个新环境时，头朝向细胞或朝向系统的校准是随机的、任意的。经过最初几分钟的探究行动，动物学会把视野中的标志物和方向联系起来。日后再次回到该环境时，动物依靠记忆校准头朝向系统。

与位置细胞和头朝向细胞相似，网格细胞的网格状发放野也受视觉信息调控但并不完全依赖视觉。当实验环境完全黑暗后，虽然大多数网格细胞的发放率有所降低，并且发放野对应的空间位置发生位移，但网格状发放野仍然存在，说明这些网格本身是独立于外界视觉线索的。如果实验环境墙壁上的提示板转动 90°，网格细胞的网格状发放野的朝向也随之转过相似角度；当提示板转回到以前位置时，网格状发放野朝向也复原。

综上所述，视觉信息不是引起位置细胞、头朝向细胞和网格细胞空间相关发放活动的根本因素，但视觉信息是这些细胞编码相对外部环境进行校准的关键。利用视觉的基本校准功能，动物可以更加有效地使用认知地图探索空间。

以上提到的一系列重要工作以清晰的实验证据支持大鼠是基于认知地图或外部空间地图导航的理论假设，而且指出以前被认为由海马承担的空间计算功能可能由内嗅皮质完成，即海马和内嗅皮质联合回路是认知地图的神经基础，是负责导航的分布式神经网络回路的中心。从信息传递角度，内嗅皮质位于海马上游是海马的主要传入纤维。内嗅皮质的第二层投射到海马的齿状回和 CA3 区，内嗅皮质第三层投射至CA1 和下托。但是，对于海马和内嗅皮质是如何分工合作参与路径积分和导航仍然未知，这也是目前神经生物学重要研究前沿之一。

奥基夫等人关于认知地图的实验工作，还不能说彻底解释动物的导航返巢行为。蜜蜂采蜜也会返巢，但它没有海马和前庭器官；小燕子迁徙数千里也靠认知地图吗？所以，各种动物也许有各自特有的一套办法！除了用动物做实验研究导航问题以外，用计算机模拟数学模型的研究也是一重要途径。

这一研究还具有重要的医学临床意义。人类小孩和老人容易迷路，人脑中海马部位发育较晚，而衰老退化较早，所以影响他们认路回家。阿尔茨海默病也侵蚀大脑的海马部位，严重影响患者寻路。总之，该研究不仅具有重要的理论意义，也有深刻的实际意义。

图像和景物识别

有的癫痫患者需要手术将病灶切除，但是用其他手段很难确定患者大脑的发作中心，只好把患者头颅打开插入微电极来探测癫痫发作的激发源。如果患者同意在他身上做些实验的话，比如说给他看一些图形，可以记录电极上的反应就会得到一些结果。科学家很奇怪地发现，在人的海马中有部分神经元对图像中的某个电影明星图片特别敏感。当这个明星穿不同衣服、呈现不同的侧面的时候，它也有强烈的反应，甚至当这个明星的英文名字呈现的时候也会有强烈的反应。但这个神经元对别人的照片却不感兴趣。科学家称之为概念神经元。这些发现又引发了图像信息在大脑中如何编码的问题。是分散式编码还是集中编码？这是一个还没有解决的问题。

我们在此稍微详细介绍一下罗德里戈·基罗加（Rodrigo Quiroga）等人的工作。他们在 8 个癫痫病人头颅内植入微电极，记录神经元的放电活动。电极植入部位有：海马、杏仁体、内嗅皮质和附海马回。实验进行当天上午，他们给被试观看上百张图片，有人物、建筑物、动物、物品等，并排除了被试没有一点反应的图片。下午实验时，他们把有点反应的图片重新组合，展示给被试观看。一共记录 993 个神经元，其中 132 个神经元有反应（占总数 14%）。有些典型结果值得一提：有一患者海马左后部有一神经元，只对电影明星詹妮弗·安妮斯顿（Jennifer Aniston）有强烈反应，不论其相片角度、发型、大小远近，而对其他物品、人脸和建筑物都没有什么反应；另一患者海马右前部有一神经元只对电影演员哈莉·贝瑞（Halle Berry）有反应，包括她的画像、照片甚至名字文字；海马左前部许多神经元对悉尼歌剧院等有强烈发放。

在 132 个选出神经元中，有 38 个神经元对名人有选择性地强烈反应，有 6 个对建筑物有反应，有 5 个对动物有反应，有 2 个对食品有反应。

许多与面孔有关的神经元位于海马，属于中颞叶，它与视觉系统高级部位直接相关。fMRI 或电生理实验表明，中颞叶与面孔识别有关。

基罗加等人报道的神经元不仅对特殊的面容有反应，而且对于对应的名字甚至发音都有强烈反应，说明它有相当强的抽象能力，形成某种概念。因此有的文献中就把它们称为概念细胞。视觉图像识别研究似乎又恢复到 20 世纪提出的“祖母细胞”理论。人脑中关于视觉图像记忆方式一直在分布式记忆和集中式记忆之间来回变动，始终没有一个定论。

面容识别这种高度复杂的智能行为，在人脑中执行需要意识的参与，那么像昆虫那样的低等动物，料想起来应该无法完成。但是伊丽莎白 · A. 蒂贝茨（Elizabeth A. Tibbetts）和阿德里安 · G. 戴尔（Adrian G. Dyer）对于蜜蜂进行实验表明，蜜蜂也能识别人脸。蜜蜂的神经细胞数大约百万数量级，只有人类的万分之一，没有人脑中专识人脸的梭状回区（fusiform face area），但它照样可以完成人脸识别任务。他们训练蜜蜂从众多人脸照片识别出一张目标照片，当正确选择时给予奖励糖水，选错则给予惩罚，给它们吃一点奎宁（苦味）水。蜜蜂的学习能力相当强，经过大约 50 次训练，就能准确区分目标面容照片。与蜜蜂是近亲的胡蜂家族，呈现出不同的识别能力。在一种称为纸巢胡蜂的蜂群中，内部有多个雌蜂王，竞争激烈，工蜂的面容各不相同差异较大。从而使得它们的面容识别能力很强。相反，有一种叫长足胡蜂的，群内只有一只雌王，群内竞争平静，工蜂面目相似，蜂群内似乎不需要面容识别能力。因为胡蜂可以忍饥一周时间不进食，所以无法像蜜蜂那样用糖水进行奖惩。

1947 年，德国神经学家发现一位 24 岁男子在头部遭枪击后，丧失了识别家人、朋友甚至自己面容的能力。此种病人虽然人数很少，但是对患者带来极大的心理和生活上的痛苦和不便。他在街上行走，熟人与他打招呼，他认不出是谁，没回应，而别人以为他傲慢，看不起人。于是他只好少出门或者绕道走。他们依据人的高矮胖瘦乃至穿着打扮来分辨。最严重的是连自己的镜象也认不出来。除了先天性和外伤性面容失认症以外，眼科大夫后来还发现存在第二种面容失认症，叫发展性面容失认症，据调查人口中有 2% 的人患有不同程度的面容失认症，这比例是相当高的。有相当多的职业他们不能参与，例如海关边检人员、保安等。

据信面容失认症与遗传因素有关，发现患者的父母亲也多患此病！老年人大脑中结构老化严重，从而面容辨认能力也下降很多。

05

第 5 章

意识的计算神经科学研究

脑是由许多从未探测过的大陆和大量未知领土构成的整体世界。

——卡哈尔

意识的定量测定是从计算神经科学的角度入手的。这一问题很重要，但是对意识的定量测量还没有公认的标准办法。自然科学建立在实验之上，实验要观察、测量。而意识偏偏看不见摸不着，是发生在个体头脑中的事件，无法对其进行实测。即便我们用现代发明的X光机、脑电仪、磁共振仪等，也不知哪个指标对应意识值。但是实际生活中却需要测量意识值的大小，例如，在进行大手术时麻醉师需要了解麻醉深度，以便控制给药的剂量；车祸发生后患者受到严重脑损伤，大夫需要了解患者意识的存在程度，以决定下一治疗方案。总之，不管进行理论研究还是临床应用，都需要对人的意识状态有所定量测定。

意识复杂性的测量

托诺尼和埃德曼（1998）的论文，以及埃德曼（2000）的书中都试图对意识的复杂性给出一个定量测定的办法。

埃德曼和托诺尼的意识复杂性的定量测定方法首先引入了一个概念——功能簇（function cluster）。所谓神经系统中的功能簇是指这个系统中的一个亚集，在某段时间内这个亚集中的单元之间有很强的相互作用。设神经系统中神经元组成集合Z，取其中k个神经元组成亚集Z^k，其中的j个亚集为Z_j^k，它的补集为$Z - Z_j^k$。Z_j^k亚集与系统其余部分的相互作用，可用互信息来表达，互信息MI为：

$$MI\left(Z_j^k, Z - Z_j^k\right) = H\left(Z_j^k\right) + H\left(Z - Z_j^k\right) - H(Z) \quad (5\text{-}1)$$

上式中H为熵。上式表达了Z_j^k的熵与其补集$Z - Z_j^k$熵的关联程度。同时，定义亚集Z_j^k的整体信息$I(Z_j^k)$为：

$$I\left(Z_j^k\right) = \sum_i^n H\left(Z_i\right) - H\left(Z_j^k\right) \quad (5\text{-}2)$$

再定义功能簇的指标$CI(Z_j^k)$为：

$$CI\left(Z_j^k\right)=I\left(Z_j^k\right)/MI\left(Z_j^k,Z-Z_j^k\right) \tag{5-3}$$

上式定义的功能簇指标是亚集的统计独立性与亚集及余集统计独立性之比。依照这个定义，一个远大于1的功能簇指标，表明这里有一个功能聚类，其内部各元素之间相互作用很强，而与其余亚集之间的相互作用很弱。

于是可以定义神经复杂性：$C_N(Z)$

$$C_N(Z)=\frac{1}{2}\sum <MI(Z_j^k,Z-Z_j^k)> \tag{5-4}$$

其中∑是对各子集求和，< >是平均数。于是，神经复杂性成为每一个亚集与其余集的互信息的平均和，它反映了系统的状态数。

为了说明神经复杂度公式的合理性，埃德曼举出一个理想化系统来说明（图5-1）。第一种情况（Aa）象征着神经元之间联系较少，它们之间活动相关性也较小，表现在"脑电"图上很平坦，从神经复杂性计算得到的结果也较低。这种情况相当于老年人的或有病的脑的结构和功能。第二种情况（Ab），神经元之间联系相当丰富，受刺激后活动模式多样，活动平均（脑电波）也表现出多样性，计算得到的复杂性较大。这种情况相当于健康的年轻人的脑。第三种情况（Ac），神经元之间全都连在一起，因此或者一起兴

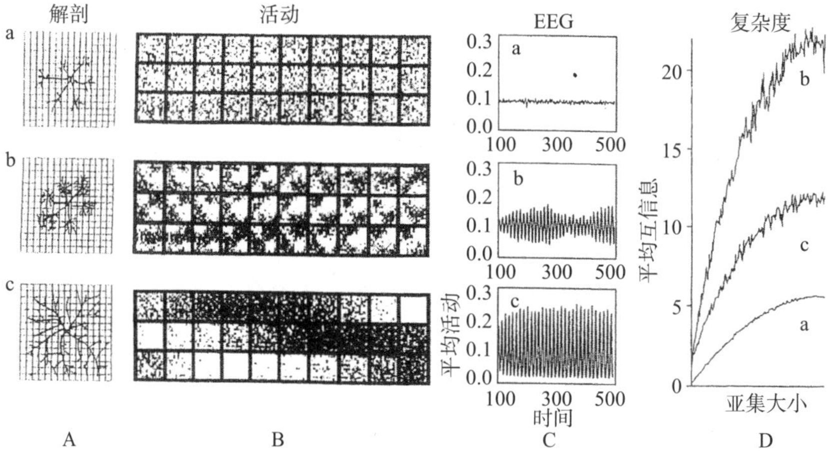

图5-1 脑意识复杂性计算的简化例子

奋，或者一起抑制，所有活动都是全局性的，脑电波上也表现出大幅度的同步振荡，计算它的复杂性介于上两者之间，这种情况类似慢波睡眠或癫痫发作情况。

上述神经复杂度的计算公式在实际应用时计算量是相当大的，特别是当神经元个数相当大时，而比较高等动物的神经系统中神经元数目以千万计。

埃德曼给出计算神经复杂性的公式在具体计算时，会遇到很多困难，如果这个系统有N=100个元素组成，K=1，2……50，51……100，有K个数量亚集，考虑对称性，K也有50个。给定一个K'，那么K'个元素的亚集有$C_N^{K'}$个。找出概率分布，算出整体性$I(Z_j^k)$，$H(Z_j^k)$，$H(Z-Z_j^k)$和$H(Z)$，然后计算互信息MI，最后平均，得到复杂度C_N，假如N大于100是1000，10000，这个计算量以几何级数上升。再说，集合Z中的元素显然不是单个神经元，而是核心，那么核心多大，由多少个神经元构成……这些都是问题。况且，埃德曼的核心是一个动态概念，瞬息万变。这样一来，计算时间可能跟不上脑中实际发生的过程了。

意识适度性的测量

考虑到意识清醒时脑电活动程度适当；昏迷、休克等时脑电活动处于低下状态，而狂躁、癫痫时脑电处于大规模全局同步的高兴奋状态，也可称为无意识状态，从而提出一个计算意识适度性的测量方法。

1.意识的神经相关物

包含150万个神经元的丘脑是所有感觉系统进入脑的必经之路，它起着唤醒大脑活动水平的作用。所以，如果意识有它的神经对应物的话，它的活动水平受到丘脑输入信号的调制（图5-2中用虚线表示）。意识的神经相关物还受当时“动物脑”的需求驱动和人的目标、计划的指引（图 5-2 中用实线表示）。

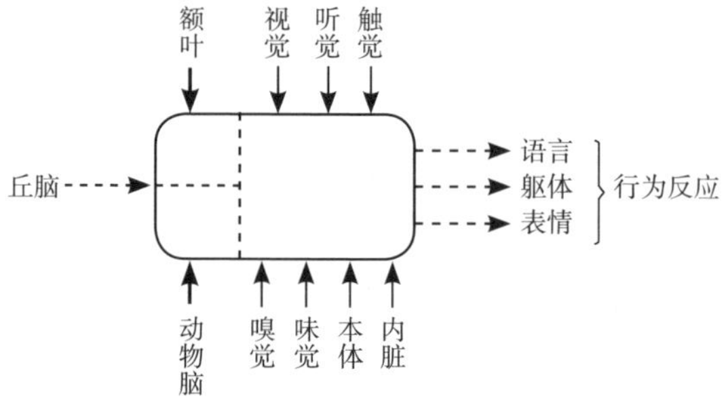

图5-2　意识的神经相关物与各亚系统的关系

意识功能的一个重要任务在于及时了解机体所处的内外环境，所以意识的神经相关物必然与各感觉通道、内脏感受器、本体感受器相联系，在图 5-2 中用细实线箭头表示。根据我们上述分析，意识只是作为信息交换中心、监督中心，而不是控制中心，所以当种种信号送入这个交换和监视中心，意识并不直接做出决策，而是作为一个完整个体，与躯体运动、语言系统等行为反应系统相联系，作为对环境的反应，在图 5-2 中用细虚线箭头表示。

因此作者认为，脑中进行意识活动的神经相关物其生理基础可能是特殊的脑区和部位，该区域应当靠近额叶、高级感受区和运动区，还应当接受丘脑和基本生理中枢（动物脑）的投射。

2.意识的“车站监视室”假设

意识的“车站监视室”假设内容如下：

（1）意识的“车站监视室”是由一组神经元构成的，形成一层神经网络。

（2）各感觉系统（包括视、听等）实时地把讯号送入“监视室”。

（3）各感觉系统（包括视、听等）在“监视室”内有各自的活动投射区，该区的兴奋性高，表明该亚系统处于高活动状态。

（4）来自丘脑的信号调节各神经元的阈值参数。

（5）额叶和动物脑部分，有其自身的活动规律，但把活动状态的“副本”递交“监视室”，在“监视室”内该区的神经元反映了它们的活动状态。

（6）监视器神经网络内各投射区之间用 40Hz 同步振荡方式交换信息。

（7）意识清醒状态下，神经网络内会出现适度的多变的神经信息波。正常的清醒状态下，来自额叶的兴奋波（或动物脑内的兴奋波）与来自感觉系统和行为反应系统的兴奋波，有同步振荡发生。

（8）无意识状态、各种病理状态，都反映在神经网络上兴奋波的特殊的活动模式。如癔症和幻想症病人的意识的神经网络上的活动，表现在来自额叶的兴奋波停留在其投射区，很少与来自感官系统的投射区的兴奋波发生联系。又如癫痫可理解为整个神经网络区产生低频同步振荡现象。幻听病人表现在听觉投射区有长久性兴奋波，驱散不去，等等。

3. 意识状态的分类和一种合理的意识的度量

（1）弗洛伊德把意识分为有意识状态和无意识状态，心理学中列举出意识的各种状态，如休克、昏迷、睡梦、梦游、白日梦、无意识状态、清醒有意识、癫痫等。我们认为根据意识的“车站监视室”假设，考虑神经网络中兴奋性情况，从能量和神经系统电发放的角度，可以把意识的种种状态，列成图 5-3，从左到右神经电活动的兴奋性增强，神经网络中消耗能量也随之递增。

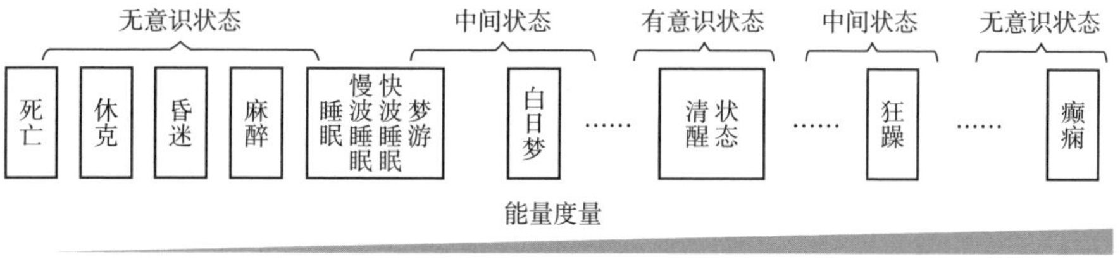

图 5-3　从能量角度列出意识的各状态

上面列出各种意识状态，下面横坐标从左到右能量越来越高，但是这里尺度是定性的，没有一个定量绝对的尺度。

（2）基于“车站监视室”假设的计算框架，图 5-4 给出基于车站监视室假设的一种计算图，中间一个方框代表意识的神经相关物，由一组神经元构成的神经网络，方框分割成两大部分，左边部分代表来自额叶F_1和动物脑F_2的投射区（用粗实线箭头表示），右边部分来自各种感觉系统（f_i，i=1，2……7）的信息投射区（用细实线表示），丘脑的唤醒信号用虚线箭头表示，信号的输出（g_j，j=1，2，3）表示与语言、躯体和表情等运动和行为系统的联系。

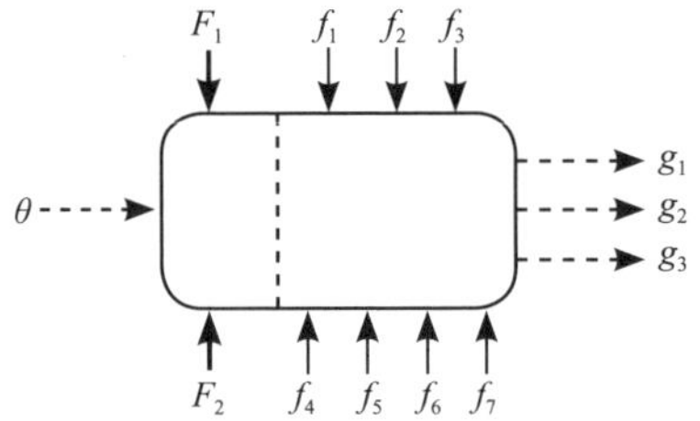

图5-4　意识的理论测度的一个计算框图

（3）原始数据的取得：①能量测定法。现代无损伤测量技术的发明和改进，可直接测定清醒状态的人脑的活动，因而可以获得意识神经相关物（“车站监视室”中的神经网络）上的神经系统的兴奋性程度。当然，PET给出的并非是神经元的电活动，而是神经电活动伴随的血流变化，即是神经电活动时伴随的葡萄糖代谢率，fMRI检测出来的是与神经电活动相关的血氧水平的变化。但是不管哪一种方法，获得的图像都是与该神经网络上能量的变化有关，用$E(t)$表示。当然，$E(t)$在时程上并不直接反映神经活动的时间过程。②基于神经生理学的测定法。20 世纪 80 年代末，神经生理学发现，在猫、猴等动物的视觉皮质区，有 40 Hz同步振荡产生，这种同步振荡被认为是各种视觉特征“binding”（捆绑）为同一物体的信号。后来的工作发现，这种同步振荡还发生在不同的皮层之间，甚至在海马丘脑上也观察到。克里克和科赫等人认为这种同步振荡是整体性识别，可能是注意的神经机制，有的神经生理学家也把 40 Hz 同步振荡作为意识的神经相关物。在此把它作为产生意识的信号。

设来自额叶和动物脑的投射区的神经元的兴奋性（瞬时发放）合并用 F_1 表示，来自各感觉系统的投射区的神经元的瞬时发放用 $f_i(t)$（i=1，2……7）表示。额叶（及动物脑）的活动状态与来自感觉系统投射区的活动的相关性程度代表意识神经相关物的活动程度 $S_1(t)$，可得如下计算公式：

$$S_1(t)=\sum_{i=1}^{7}\left[a_i\int_{t-\tau}^{t}F_1(\xi)fi(\xi)\mathrm{d}\xi\right]_\theta \tag{5-5}$$

此处，a_i 代表第 i 个感觉系统对意识的贡献，i 指视、听、触、嗅、味、本体和内脏感受器一共 7 种。τ 表示意识的产生时间，据托诺尼和埃德曼估计，大约 150 ms 足以产生觉知感。τ 此处作为积分区间考虑，其生理意义可理解为意识的产生时间，从神经生理学考虑，有的学者认为神经电脉冲的簇放（burst）是神经信息的单元，其时间区间大约为 25ms。$[\quad]_\theta$ 代表阈值运算，θ 大小由丘脑决定，在此处把丘脑的作用考虑为调制大脑皮层细胞的活动阈值。额叶（及动物脑）与运动系统（g_j，j=1，2，3）的共同活动，表现为同步振荡，也是意识的一种活动方式，其相关程度为

$$S_2(t)=\sum_{j=1}^{3}b_j\int_{t-\tau}^{t}F_1(\xi)g_j(\xi)\mathrm{d}\xi \tag{5-6}$$

b_j 表示第 j 个输出活动系统对意识的贡献；g_j 代表各输出系统的活动。

再考虑到：冥思静想时中止各感觉通道的输入，也没有行为反应，但仍有意识活动，此时额叶自相关函数有非零值，即

$$S_3(t)=\int_{t-\tau}^{t}F_1^2(\xi)\mathrm{d}\xi \tag{5-7}$$

综合上述 3 项，可得意识的电生理活动数据：

$$S(t)=S_1(t)+S_2(t)+S_3(t) \tag{5-8}$$

（4）意识神经相关物到意识状态的转换。不论是能量测定法还是基于神

经生理的测定法，所得的结果都仅是意识神经相关物的活动状态，需要一个转换函数把它变成意识的状态，我们采用正态分布作为转换函数。于是得意识状态的一种可能的度量C：

$$C=G[E(t)] \text{ 或 } C=G[S(t)] \tag{5-9}$$

其中

$$G(x)=G_0 e^{\frac{-(x-X_0)^2}{\sigma^2}} \tag{5-10}$$

式中G_o代表意识的最大值，X_o代表意识的均值，σ代表意识的范围。

意识值与意识状态的比较（图 5-5）。我们可以把意识的类别按活动时能量大小（E）[或神经元发放状态（S）]排成一行，作为横坐标，把意识的状态（C）作为纵坐标，得到图 5-5。此处我们把正态分布作为转换函数，就可以把低能量的意识活动（死亡、休克等）和高能量意识活动（癫痫等）划入无意识状态，而把适度兴奋的活动状态列入意识清醒状态。

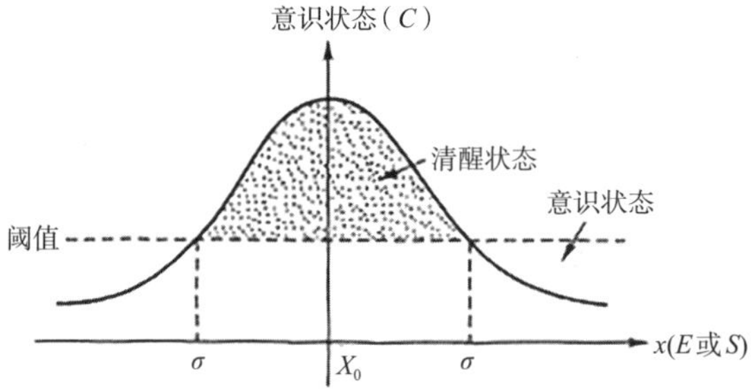

图 5-5　神经相关物的能量（E）或神经发放的相关程度（S）与意识状态（C）的转换关系

4.特例分布

（1）脑濒临死亡状态或达到死亡状态。意识的活动能量$F_i(t)\approx 0$，此时，额叶、感觉皮层和运动皮层的神经平均发放率：$F_i(t)$（i=1，2），$f_i(t)$，（i=1，2……7）和g_i（i=1，2，3），趋于0（或=0），于是$S(t)$趋于0（或=0），由$C(t)$公式可知，属于无意识状态。

（2）癫痫状态。病人在癫痫发作期，脑电测量和电生理测量表明全脑处于同步共振状态，意识的神经相关物也不例外，所以不论用能量测量法$E(t)$，还是电生理测量法得到的$F_i(t)$，$f_i(t)$和$g_i(t)$，都接近最大值，$E(t)\rightarrow E_{max}$，$F_i\rightarrow F_{max}$，$f_i\rightarrow f_{max}$，$g_i\rightarrow g_{max}$，所以$S(t)\rightarrow S_{max}$。由转换函数G得到的$C(t)\rightarrow C_{min}=0$，所以此时大脑处于无意识状态。

（3）睡眠状态分慢波段和快速眼动阶段。由于丘脑的作用，外界信息无法通过各类感受系统进入中枢神经系统，故额叶（或动物脑）与各感觉系统之间以及运动中枢之间无法实现同步振荡。但额叶、动物脑、海马等部位仍可活动，从神经电活动考虑，$S_1(t)$和$S_2(t)$都很小，$S_3(t)$有一定值，因此经过正态分布函数转换，$C(t)$处于阈值边缘，也就是意识在清醒和无意识之间游走。

（4）多样性（differentiation）与意识测度。托诺尼和埃德曼用互信息来测量多样性，提出核心假设，他们认为清醒状态，核心处于活跃状态，随着时间迁移，意识在一个很大范围的复杂性的“节目单”中挑选。此时，可认为脑内各部分的同步振荡随时间在各脑区间迁移，$F_i\,f_j$（j=1，2……7）和$F_i\,g_j$（j=1，2，3）处于适度活动状态，经过正态分布的转换，$C(t)$值处于最大值附近。

上述推断仅是理论上的工作，还需实验和临床数据加以验证。

扰动复杂性指标

人脑受损时如果处于植物人状态，虽然患者呼吸、心率尚存，但呼唤他、摇动他却没有反应，似乎失去意识、感知。有的病人一躺就是十几年，动用了大量医疗资源，也消耗了亲友们的情感。现代科学技术能把一个人从死亡边缘拉回来，却无法让意识一起回归患者。我们甚至不知道患者意识丧失程度，无法测量和估计他的清醒水平。

医生在做外科手术时，需要用麻醉药止痛，但是麻醉药用量很难掌握，用量太大可能造成患者复苏障碍而死亡，用量太少则患者仍旧疼痛不止。那么，有没有一个客观指标能说明患者的意识状态？

有一些案例报道，患者用了麻药后，虽然不能说话和行动，但仍可听到大夫讲话，感受到痛苦。医学上称为麻醉觉醒（awareness under anesthesia），据统计一千个病例中有一个病例有此反应。虽然属于小概率事件，但是对于每年几百万台手术量来说，也是一个相当大的数目。

从正常的清醒状态到脑死亡之间存在一个巨大的灰色地带，因为处在这种状态的患者，无法用语言和行为来表达自己的主观感觉，致使医生难以判断病情和采取措施。研究表明，有20%的植物人是有意识的。医生可以采取完全不同的措施来挽救患者，使他恢复意识清醒状态。

所以医学上迫切要求有一种测量意识水平的仪器和方法。

托诺尼和马尔切洛·马西米尼（Marcello Massimini）以及他们的团队，在近几年提出目前最有前景的意识的整体信息论，该理论基于脑电图和计算机技术，对正常人不同意识状态情况，计算出大脑的复杂性指标。他们把研究结果写成论文投寄《神经生物学年评》，著名神经科学家科赫把该文誉为具有里程碑意义的论文。

他们用经颅磁刺激（TMS）技术对被试者头部进行刺激，同时通过脑电帽记录脑电活动。当经颅磁刺激脉冲频率为2000Hz时，脑电仪的波形呈现复杂图形。这些图形既不是完全规律，也不是完全随机。科学家用计算机科学中压缩图片和电影的算法来处理脑电信号，即“刺激和压缩”（zap and zip）处理 。每个被试的脑电波形通过该算法得到一个数字，称为扰动复杂指标（perturbational complexity index，PCI）。如果大脑没有对磁刺激做出反应，扰动复杂性指标接近于0，而反应复杂性最高时，扰动复杂性指数接近于 1。

他们研究团队在 2016 年对数百位被试的扰动复杂性指标进行了测定。他们选择出正常人的 PCI 值应当是 0.31。研究者测量 150 个被试在 540 种情况（闭眼安静、快速眼动期、深度睡眠期、使用麻醉品状态，以及脑损伤病等等）下的 PCI 值（图 5-6）。发现 PCI 值小于 0.31 个体处于无意识状态，大于 0.31 才处于意识状态。他们还把这一技术用于有严重意识障碍的患者身

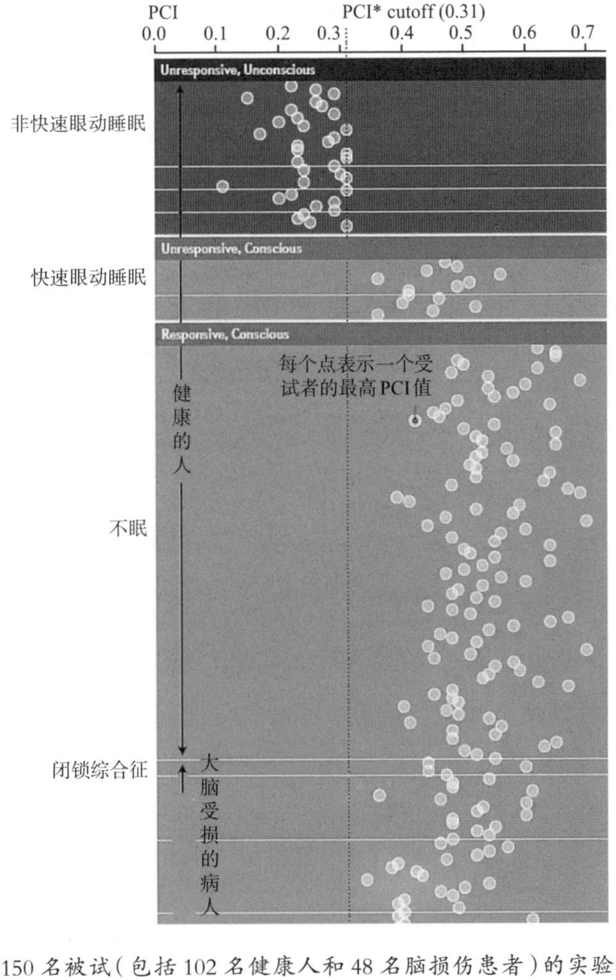

图 5-6　150 名被试（包括 102 名健康人和 48 名脑损伤患者）的实验结果，和对测试结果进行 PCI 指标计算的结果。实验发现 PCI 数值必须大于 0.31 以上，才具备意识，少于 0.31 以下属于无意识状态（引自《意识的分界线——大脑之谜》）

上。在 38 例最小意识状态患者中，辨识出 36 位患者存在意识，只把两位患者诊断为无意识。

PCI指标可以作为判断人意识水平的定量指标，它可以在人身上进行无损伤测试获得，而且给出明确的判定数据，当然这些结果尚需大数据的核对。

意识的定量测定和计算问题历来是意识研究中重大而困难的问题，但一直未获突破。进入 21 世纪后，人体的意识测定和计算问题有所进展。使用脑电仪、经颅刺激、fMRI等先进仪器设备和计算方法，可以对患者进行无损伤测量和计量，鉴别出患者的意识状态，以便采取相应的医疗措施，避免简单地用口头询问或瞳孔反应等定性方法而做出的误判。我们期待着更精确简便的方法问世。

06 第 6 章 感觉和神经信息编码

研究神经编码需要回答几个问题：信号携带什么信息？采用什么样的形式？为什么是这种形式？虽然这些问题是浅显明确的，但是，这些问题充满着未知的困难和偏见。

——吉勒斯·洛朗（Gilles Laurent）

动物在长期激烈的生存竞争中形成和发展起来的神经系统，其结构和功能均达到了异常精巧和完善的程度。感觉系统是整个神经系统与内外环境相互作用的“界面”，其任务是从内外环境中获取有用的信息。感觉和觉知也是意识研究的主要内容之一。本章主要探讨感觉系统获取信息的规律，以及神经系统中信息编码的种种理论观点。

感觉的心理学研究

我们本着由表及里，从宏观到微观的路径，从动物的感觉系统开始，再深入到神经细胞水平来梳理动物的神经编码问题。科学发明史上从宏观研究开始发现问题或总结规律，然后借由微观研究找出机理的例子，屡见不鲜。例如视觉研究中的马赫带（Mach band），一种著名的心理物理现象，由哈特兰用电生理技术证实，该现象是感光细胞相互抑制的结果。

大千世界万种动物，各有各的感官。通常人们把感觉说成五种（视、听、嗅、味和触觉），这种说法简单但不科学，更严谨的方法是依据感受器类型分成四类（表 6-1）：

表 6-1　人的四大类感受器

序号	内容
1	遥感感受器（视觉、听觉）
2	化学感受器（味觉、嗅觉）
3	体感感受器（触觉、痛觉、温度、压力）
4	内脏感受器（饥饿感、渴感、大小便意、呕吐感）

第一类是视听感受器所产生的感觉，包括眼睛、耳朵等高度特化的感觉系统。因为这类感受器能从一定距离外接收信息，所以也叫遥感感受器

(teleceptor)。第二类是化学感受器产生的感觉，味觉和嗅觉属于这类。第三类是体感感受器(somatic receptor)包括躯体直接接触的感觉，如触觉、温度、压力、痛觉等。第四类是内脏感受器，向大脑报告内环境的状态，如饥饿感、渴感、大小便意、呕吐感等。

有关动物感官的心理物理研究和生理研究，历史悠久且内容丰富。这两方面的研究互相印证，共同探索感觉系统的秘密(图 6-1)，本节将从信息传递和加工的角度总结出动物感官功能和性质的几条规律。

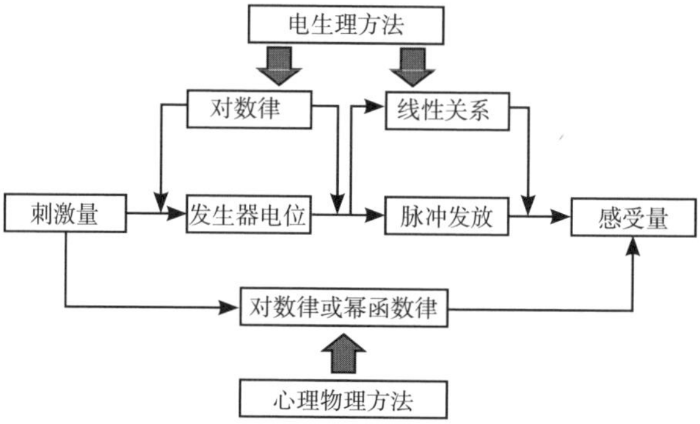

图6-1　刺激量、发生器电位、脉冲发放和感受量之间关系

图形上半部分表示用电生理方法测得的刺激量与发生器电位之间关系是对数关系，发生器电位与脉冲发放之间关系是线性关系。下半部图形表示用心理物理方法获得的刺激量与感受量之间关系是对数律或幂函数关系。

1. 对数律

如果把感觉系统看作动物测量环境中某一物理参数的系统，那么它使用的是一把什么尺子？心理学家韦伯(Weber)提出心理学中第一个规律——对数律。

韦伯是在研究人的重量感的差别阈时获得这一重要结果的，他发现，刚可察觉的差异与本底重量的比是一个常数，例如，对 30g 质量来说，增加 1g 便可引起察觉，那么差异值是 1g，而对于 60g 质量来说，要 2g 的变化才能产生差异感。因此韦伯把这个关系写为：

$$\frac{\Delta I}{I} = k \qquad (6-1)$$

上式中I代表刺激量，ΔI是引起察觉的差异量，k是常数。若对上式两边积分，则得：

$$\int \frac{dI}{I} = k\,dR \qquad (6-2)$$

上式中R是感觉量，I是刺激量，k是常数，令$K=\frac{1}{k}$，则上式变为：

$$R=K\ln I+C \qquad (6-3)$$

K值表示不同感觉系统中的差别阈，C是常数。

德国物理学家费希纳（Fechner）在各种对感觉的研究中也发现类似的规律，因此称上述对数律又称韦伯—费希纳定律。对数律相当的普遍，人对光亮、音调的感觉等都符合这一定律。综合一系列实验结果，表 6-2 列出六种不同感觉中常数K的值。

表 6-2　人的不同感觉中测得 Weber 律常数 k

感觉	音调	光亮	重量	音量	皮肤压感	咸度
K	0.003	0.017	0.02	0.10	0.14	0.20

感觉系统具备这个对数律到底有什么好处呢？对数律表述的物理刺激量与感受量之间的关系，在心理学中被认为是主观世界和物理世界之间的第一个数量关系。它表明物理刺激量值的对数性增加，才能产生感觉量的线性增加，也就是感觉强度与刺激量值的对数成正比。后来电生理研究发现，感受器细胞的发生器电位与刺激量值的对数成比例，称为感受器的对数律，这也是感觉量对数律的基础。

从信息提取的角度考虑感受器和刺激量的这种关系有许多好处。首先，感觉可覆盖较大的量程，因为感觉量的变化不是物理世界的线性关系而是对数关系，所以使得感受器感受的范围更大，表 6-3 中列出几种主要感觉的最大和最小可感受强度。一个包括电子系统、光学系统等的物理系统要做到如此宽的量程是很不容易的。其次，对数变换是非线性变换，可以使感受器具有不同的“灵敏度”，在不同的背景（或本底）刺激强度下，灵敏度是不同的，例如在低强度下灵敏度较高。最后，对数律只在一定范围内适用，如果刺激强度再加大，感觉系统将处于饱和状态，刺激强度的增加不会增加感受量，感受器的饱和特性对机体起保护作用。

表 6-3　人的各类感觉强度范围

感觉	可感觉到的最小强度 I_{min}	最大可承受的强度 I_{max}
视觉	2.2×10^{-17}J	$I_{min}\times10^{9}$
听觉	10^{-16}J	$I_{min}\times10^{14}$
机械振动	0.25 μ（指尖）	$I_{min}\times$ 40db
温度	1.5×10^{-4}J·cm^{-2}·s^{-1}	$I_{min}\times1450$
嗅觉	2×10^{-9}mg/m^{3}（香兰素）	不知
味觉	4×10^{-7}mol/L（硫酸奎宁）	不知

2. 抗干扰

仿生学常介绍蝙蝠的超声波通讯有极强抗干扰能力，母蝠在黑暗洞穴中能够在成千上万只幼蝠中识别出自己的幼蝠。心理学也早就报道“鸡尾酒效应”，即在嘈杂混乱的酒会上两个好朋友仍能促膝交谈，而此时环境噪声大大超过好友间的交谈声。

动物感官的抗干扰能力实在惊人，而且迄今为止尚未搞清其机理。

3. 适应性

感觉系统对环境中刺激量的变化感兴趣，无论变化是空间上的还是时间上的。感官拒绝平淡。美国生理学家哈特兰在鲎小眼之间发现的侧抑制现象，是视觉系统对图像进行加工的第一步，也是所有动物视觉系统初级加工中必备的过程。其作用类似于电视画面传送中的“勾边线路”，或者近似数学上空间二次微分。侧抑制网络是心理学中发现的马赫带的神经基础。

生理学研究发现侧抑制不仅在视觉系统中存在，在其他感觉，如听觉、触觉系统中也存在。

如果刺激量突然变化，感官会很快检测到，这一现象可以在多种感受器的反应中看出（图 6-2），感受器在接收刺激的瞬间产生一个较强的反应，如果刺激强度持续不变，反应就会慢慢变弱，构成了一个典型的感受器对阶跃刺激的反应过程，反应初期的强烈反应称为感受器的“微分效应”，后来反应变弱的过程则为“适应性”。感受器对变化特别敏感，不论这种变化发生在时间上还是空间上。动物的感觉需要对刺激的“新鲜感”敏锐，“微分效应”便可实现这一功能。如果动物的视野中突然出现一个动点，预示着可能出现的猎物或天敌，当然是一个重要的信息。感受器对变化的目标敏感，符合生态学的功能要求。当刺激保持不变时，感受器的反应就会减弱，不同的感受器减弱的速度不一样，图 6-2 给出三种不同感受器对阶跃刺激的反应过程，其中蟑螂尾上震动感受器适应最快，在不到 1s 内发放频率从 400 次/秒下降到 20 次/秒以下。鲎小眼的适应性居中，蛙肌梭牵引感受器最慢。感受器的不同适应速度有其不同用处，蟑螂的机械振动感受器作为预警系统，一发出讯号，蟑螂就可逃遁，所以反应要快。而肌肉牵引感受器对于维持肌肉的紧张性，保持动物骨骼肌的姿态甚为重要，而姿势的维持需要一段时间，所以它的适应过程较长。人的内脏感受器的适应性很慢，常常持续几个小时，所以内脏不适常常需要几小时才能缓解。

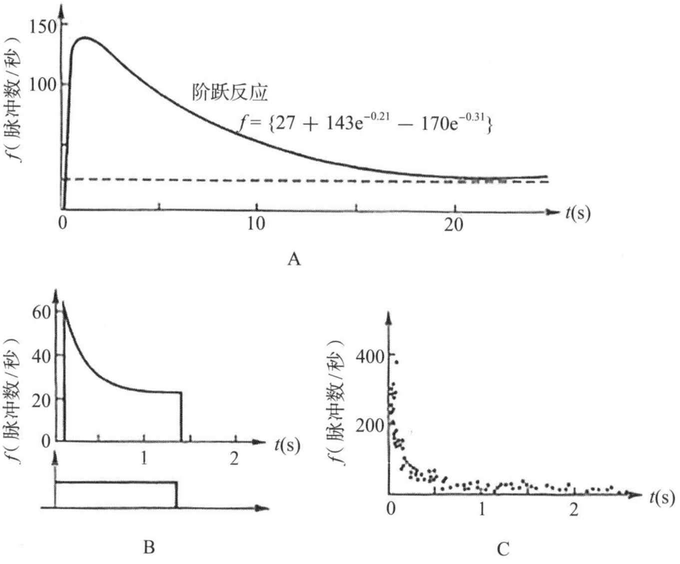

图6-2　三种不同感受器对阶跃刺激的反应过程

A.蛙肌梭牵张感受器；B. 小眼光感受器；C.蟑螂尾部机械振动感受器。从反应曲线可看出它们适应速度各不相同，蟑螂机械振动感受器适应最快，肌梭牵张感受器最慢。（引自《神经信息学》）

在中国古诗中就有对嗅觉适应性生动的描述：“入芝兰之室，久而不闻其香；入鲍鱼之肆，久而不闻其臭。”社会上常可看到这样的标语口号：某某警钟长鸣！实际上如果刺激量（警钟）永远不变，感官疲劳，适应性上升，便不会引起人们的注意了。

4.恒常性

心理学中有一个概念，叫做恒常性。譬如,一提到苹果就想到红色、球形等性状，提到香蕉便联想到黄色、长条状等性状。太阳是红的，海洋是蓝的，树叶是绿的，等等。这似乎是存储在记忆中的概念，实则为感觉系统接收信息后经过若干加工才能得到的结果。

当你坐在屋内向窗外望去，看到远处有人走动，这个人的高度在你头脑中形成大约为1.70m的印象，但实际上他在你视网膜上的投影还不及你眼前的一支铅笔的投影长。这就是大小恒常性。当你看到一方形物时，不论它的距离、朝向、背景的明亮度等因素如何变化，都会在你的头脑中出现一个方形的印象，这就是形状恒常性。有意思的是颜色恒常性，我们一提到苹果就想到红色，香蕉就想到黄色，江水就想到绿色，似乎已成常识。但是在白居易的诗《暮江吟》中却说："一道残阳铺水中，半江瑟瑟半江红。"在一定光照条件下，一半的江水是绿的，一半江水是红的，正如印象派画家画出感官（眼睛）直接看到的事物，而不是头脑中固定的模式。

恒常性是一个复杂的问题，在视网膜上投影的几何尺寸较小的事物（如远处的人）会变得比几何尺寸大的事物（如近处的铅笔）更大。而在视网膜上投影为一梯形（或矩形物）的物体会校正为一正方形。颜色感觉也是如此，不论光照条件（光源的色谱、角度、亮度等）如何，我们会将视网膜投影中获得的信息归结为颜色感觉。这中间必定有一个"校正装置"或变换装置，使得不同的"输入"（具体场景）作用下，可获得它的不变性质。美国心理学家鲁道夫·阿恩海姆（Rudolf Arnheim）认为，视觉恒常性是视觉抽象能力的一种表现，因此可以把视知觉上升为视觉思维的一个阶段来考虑。亥姆霍茨（Helmholtz）把知觉中的恒常性现象，看作是一种无意识的推断的结果。

在机器图像识别中，恒常性是一个研究难题。计算机只能按照输入图像的几何特性来处理。例如，输入一个梯形，它只可能把它看成梯形，只有你告诉它这是斜放着的正方形时，它才能认出它是正方形。而斜放一个图形牵涉仿射几何，仿射变换也必须事先输入计算机。又如，人看到一个人形图像，人可以依据距离和在视网膜中的投影估算出其身高，这是长期学习和经验积累的效果。所以计算机要能有"恒常性"，必须有一段学习过程。

几种重要的编码理论

在第二次世界大战中，人类认识到破译敌方无线电密码的重要性。如果把动物的大脑看成信息系统，那么它内部信息编码的模式是了解它机密的关键。现代科学技术的发展揭开了秘密的一角。此外，现代医学试图从大脑中引出讯息去驱动人造机器，例如在制作义眼时也需要知道视觉中枢里神经信息的密码，以便把环境信息转换成视觉系统内的信号。总之，不论从脑科学的发展还是从完善脑机接口技术来说，都需要了解神经编码的机制。近几年国内出版几本关于神经信息学的著作都有所论及，但都只简要介绍了若干论点。

20 世纪初，电生理技术的发明使得将动物颅脑的黑箱打开一个缺口成为可能，特别是微电极可以记录到单个神经细胞的电活动。在破解神经密码过程中，由于实验资料的积累，出现了一些重要的理论观点。我们先罗列一些重要的事件和观点（表 6-4），然后着重介绍其中七条。

表 6-4　神经编码研究史上的重大事件

1927 年，埃德加·艾德里安（Edgar Adrian）提出同构编码假设（isomorphism coding hypothesis）。
1949 年，唐纳德·赫布（Donald Hebb）提出细胞群体组装编码（cell assembly coding）。
1968 年，美国“神经科学研究计划”讨论提出“选用码”（candidate coding）。
1972 年，霍勒斯·巴洛（Horace Barlow）提出“神经还原论”（neural reductionism）理论，并提出“祖母细胞”学说（grandmother cell theory）。
1982 年，摩西·艾伯勒斯（Moshe Abeles）提出同步发放假说，并把神经元看作一个时间符合器（coincidence detector）。
1981 年，克利斯托夫·冯·德·马尔伯格（Christoph von der Malsburg）基于脑的动态链接提出脑相关的编码理论。
1987–1989 年，沃尔夫·辛格（Wolf Singer）和查尔斯·格雷（Charles Gray）等发现了视皮质的刺激特异性神经元的同步振荡（oscillation coding），随后德国菲力普斯大学的莱茵哈德·诶克霍恩（Reinhard Eckhorn）等人也发现了这个现象。

续表

1991 年，瓦赛曼（Wasserman）提出“任务有关的编码假设”（task dependence hypothesis）。
1992 年，丘奇兰德（Churchland）和谢诺夫斯基（Sejnowski）提出矢量编码（vector coding）。
1995 年，约翰·霍普菲尔德（John Hopfield）提出脉冲定时码。
1995 年，首届神经编码国际讨论会召开（以后每两年一次）。
1996 年，日本的福济（Fuji）等人提出“动态细胞集群假设”（dynamical cell assembly hypothesis，DCAH）。
1997 年，赖刻（Rieke）提出稀疏编码（sparse coding）。
2003 年，10 月 13–17 日 美国加州大学举办神经模式形成研讨会。

1. 同构编码

当神经科学家记录到神经细胞发送的动作电位，并且发现这种动作电位在各种动物，以及动物的各个部位都呈整齐划一的脉冲形式时，感到十分惊奇。联想到人类在通信系统中以脉冲调频方式来传送信息的方式，具有优良的抗干扰特性，不得不感叹大自然的神奇，在数亿年前就使用类似的方式来传递信息。当时，人们认为神经系统中传递信息的码是一个个的“动作电位”（神经冲动，或神经脉冲）。诺贝尔奖获得者埃德加·艾德里安提出第一个神经编码的假设，称为同构编码假设。该假设认为神经脉冲的发放（平均）频率编码了外界环境刺激的强度，简单地讲，每秒钟发放的脉冲数正比于刺激的强度值。如果仅仅考虑某些类型的感受器，如鲎的光感受器，计算它的稳态时的脉冲发放值是符合同构编码假设的。所以，艾德里安的假设，为当时的生理学界所普遍接受，并被收入教科书中。但是对于感受器来讲，刺激的时间特征至关重要。另外，感受器不但需要编码外界刺激的强度，而且需要编码刺激的因素、空间分布、时间分布等性质。更不用说，大量的中间神经元是如何编码的了。所以，艾德里安的假设在电生理学发展的后期，已不再被奉为金科玉律了。

感觉系统中许多神经元对于刺激特性的反应常呈钟形的分布。例如，休伯尔和维瑟尔发现猫或猴的初级视皮层V1的多数细胞对条形刺激物的朝向敏感（图6–3），每个细胞有一个最优反应朝向，大于或小于这个角度的刺激物引起的反应要小于最大值，这便是一种典型的调制型反应曲线。调制曲线的宽度常常相当大，于是产生一个问题，如果从"脑"的角度来看刺激物的参数值，它是一个不确定的结果。例如，图6–3中，这个神经元最大发放频率为50次/秒，而当神经元发放的频率为25次/秒时，根据调制曲线，可以得到两个角度α_1和α_2，无法确定刺激物朝向的究竟是α_1还是α_2。

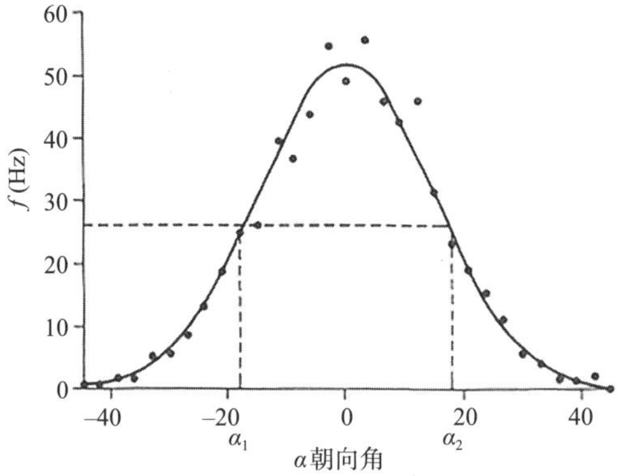

图6–3　猴初级视皮层上简单细胞的朝向调制曲线。纵坐标是神经发放频率，横坐标是刺激物的朝向角。（引自Herry,et.al,1974）

一个刺激物常常包含了许多物理参数，例如，描述一个光点刺激需要明确的参数包括位置、大小、颜色、强度等。而感受器的反应，或者神经细胞的反应只是一系列的脉冲发放。

图6–4是鲶鱼电感受器上记录的结果。鲶鱼对电场敏感，我国和日本曾根据它在地震前的异常反应，把它作为地震预报的观察对象。电场是比较容易控制的物理量，可以人为设立电场的变化频率和幅度，然后记录对电场的变化敏感的电感受器稳态发放脉冲的分布情况，该图横坐标是电场的不同振幅（0.1～0.8nA），纵坐标是电场变化的不同频率（0.5～100Hz），其中

每张小图是统计叠加后的结果，可以看出在低频低幅下，或者高频低幅的条件下，鲶鱼电感受器呈随机发放，只有在中等频率而且幅度较大时电感受器才会呈现相当有规律的发放，例如电场幅度为 0.4nA，频率为 10Hz 的刺激条件下，电感受器在刺激的正相时程内的 4 次发放相当有规律。由此图可以知道，鲶鱼的电感受器编码了外界一定频率范围和幅度内的电场信息，对这范围以外的电场变化则作出随机反应。

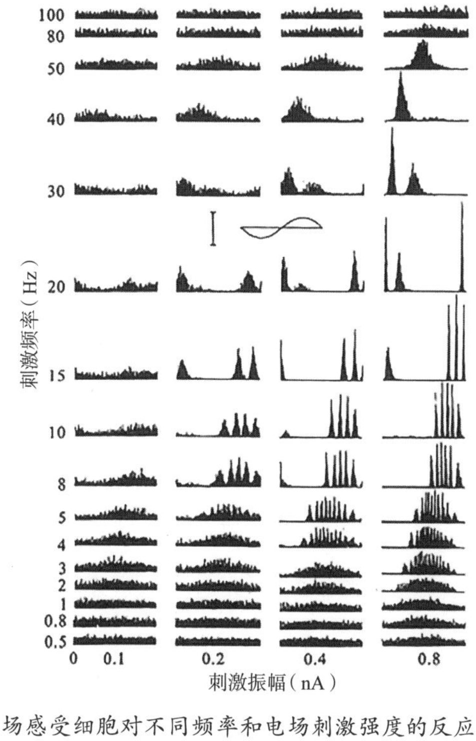

图 6-4　鲶鱼电场感受细胞对不同频率和电场刺激强度的反应。横坐标为刺激电场振幅（nA），纵坐标为电场刺激频率（Hz）（引自《神经信息学》）

根据这些实验结果，应当把最初艾德里安关于神经编码的模式从图 6-5 中的 A 转变为 B。也就是说，仅就感受器细胞来说，不单需要对刺激的强度作出反应，反应的方式也不只是平均发放率。物理世界中可以携带信息的参数是很多的，以视觉为例，强度、颜色、空间分布、时间分布等都带有信息，而感受器细胞，作为单个个体，只能用瞬时频率、相位、平均发放率等有限的参数编码。因此，那些由于信源信息太多，超出“编码器”的能力进而产生的信息论上的问题，我们不在此处讨论了。

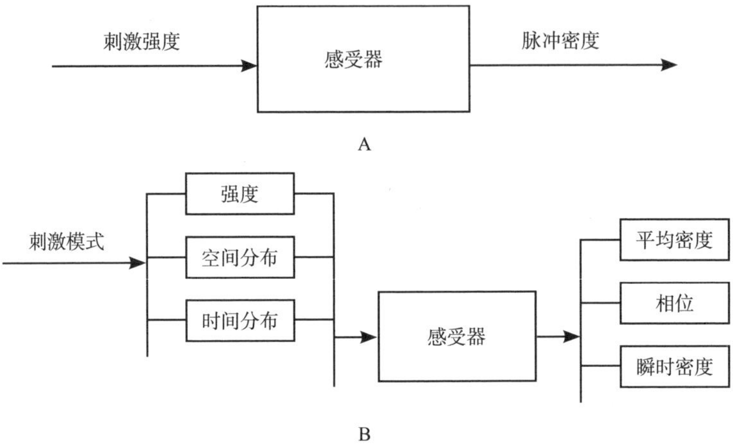

图 6–5　单个感受器细胞编码刺激的方式（引自《神经信息学》）

A. 艾德里安的同构假设的示意图；B. 比较完善的编码方式。

2. 细胞群体组装

唐纳德·赫布对神经科学的理论发展的贡献是多方面的，除了关于学习和记忆的突触可塑性假设以外，他在神经编码的问题上也有建树。根据美国生物学家卡尔·拉什里（Karl Lashley）的工作，赫布推测神经系统编码信息是细胞群体组装（cell assembly）式的。赫布认为，动物个体的经历中如果皮层有一群细胞反复地被某一事件激发，当这个事件不在同一时间出现时，这群细胞中总有一部分核心细胞被兴奋，这群核心细胞趋于联成一个系统，这个系统被称为“细胞群体组装”。在这个系统内许多个细胞紧密联结在一起，形成一个可以在内部自激发的回路，即使在外界刺激停止后仍能继续活动。

我们把“assembly”译为群体组装式，包含两重意义：一是这种编码不是由单个细胞实现的，二是这种编码是与个体经历相关的，随着外界刺激的重复输入，细胞之间的联系会强化形成信息的一种表征。对于某个特定细胞来说，它可以参加这一群体，也可参加另一个群体，这取决于问题的性质。一个群体活动可能在某时刻对应特定的感知过程和想法，且这个群体会随着时间而变化。赫布的假设是在 20 世纪中叶提出的，当时关于学习记忆、信息的编码和表征等方面的电生理资料还没有大量发表，赫布做出如此大胆而合理的假设是极有远见的。

3. 神经还原论（祖母细胞）

20 世纪五六十年代，视觉系统感受野的研究取得重大进展，积累了大量资料。视觉系统从外周到中枢，刺激模式从光点到自然图像，得到了视觉系统中各层次感受野的许多性质，这些性质似乎给人一种印象，随着层次的升高，感受野的性质越来越抽象和复杂。于是霍勒斯·巴洛提出“神经还原论”（neural reductionism）。其中，关于神经编码问题，他提出的“祖母细胞”（grandmother cell）的说法十分形象生动，为随后大量的科学文献所引用。该说法认为，视觉系统层次分明，信息被逐级加工，高层次的神经细胞像老祖母一样高高在上，负责一些比较抽象、复杂的图像识别任务。譬如外周系统只对无意义的光点敏感，到了初级视皮层 V1，则对条形或边界感兴趣，在较高级的颞叶皮层，神经细胞对复杂的图像类型敏感。这一假设是总结了 20 世纪 70 年代前发表的感受野方面的研究工作后得出的。其中有一项工作引人注意（图 6-6），一个位于猴脑中的前颞叶皮层的细胞，它对猴脸图形有较强反应，对有胡须的饲养员的照片也有极大反应。反应大小会随着头部旋转角度增大而减少，遮挡一部分五官也会影响反应大小。对于人手或者毛刷图形，反应就小多了。这个细胞位于视觉系统中高层次水平的“小细胞亚系统”，它对猴脸这样的复杂图形有强烈反应，可以作为巴洛的“祖母细胞”学说的一个好的例证。巴洛在文中说：“单个神经元的活动在感知过程中起着有意义的作用。”“理解单个神经元的活动可以完全且充分地描述神经系统功能。”

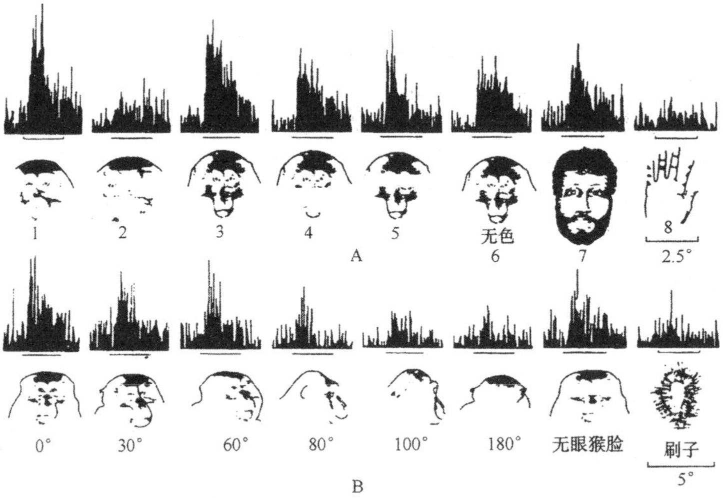

图 6-6 猴下颞叶皮质上对复杂图像（猴脸）的反应的感受野（引自汪云九《神经信息学》）

巴洛的“祖母细胞”假设不但为神经生理学领域所熟知，而且为认知心理学所广泛接受，甚至计算机图像识别理论也常常提到它。后来，该假设因为一些理论和实验上的问题而淡出科学舞台。众所周知，人脑中的神经细胞自出生后死亡的数目惊人，估计每天死亡（5～10）×10^4 个细胞，细胞的大量死亡不会严重影响人的图形识别能力。而按照巴洛的假设，一个细胞记住一个面孔，那么这个细胞死亡后就不再认得这个面孔了。显然，这不太符合常理。这仅是这一假设无法解释的一个例子，该假设不能作出合理解释的问题还有很多。

4.同步发放

摩西·艾伯勒斯（Moshe Abeles）提出同步发放（synfire，这是他撰创的词，synchronization 和 firing 两个词拼接而成）的假说。他把单个神经元看作一个重合检测器（coincidence detector），也就是说，一个神经元兴奋与否取决于突触前的脉冲数，这里计算阈值的时间区间很关键。然后，信息在神经网络中按同步发放方式进行（图 6-7），如第 t_1 时刻A类神经元兴奋，t_2 时刻B类神经细胞兴奋，依此类推。艾伯勒斯的同步发放假说比电生理学上发现 40Hz 同步振荡的时间要早，既包含赫布的细胞群体组装的思想，也很重视时间过程，这些都是它的合理之处。

		A								
			B				B			
		B		A						
				B	B		A			
		A				B	B			
					A			B		
							A			

图 6-7　艾伯勒斯的同步发放假设

图中大方框代表皮层某区，每个小方格代表某个神经细胞或细胞群。A代表 t_1 时刻细胞或细胞群在 t_1 时刻兴奋，B代表 t_2 时刻细胞或细胞群在 t_2 时刻兴奋。（引自汪云九《神经信息学》）

1968 年，美国神经科学研究计划邀请一些知名人士，讨论神经编码问题，但未获得统一意见，只提出“选用码”（candidate codes），当时一些有头脑的实验工作者，都希望在编码问题上发表一些自己的看法。其中，神经学家杰罗姆·雷特温（Jerome Lettvin）提出“多义编码假设”。

20 世纪 90 年代末，视觉电生理研究中发现 40Hz 同步振荡现象，于是在神经科学的理论研究以及神经编码的问题上产生了很多争论。在日本科学家福济（1996）等人的文章发表后，关于神经编码的问题进入“时空编码”阶段。在神经编码领域，国际上有一个专门的讨论会，即神经编码国际研讨会（International Workshop of Neural Coding），从1995年起，这个研讨会每两年举行一次。

5.空间变换

视觉和触觉是感觉系统中直接表达物理世界中空间几何信息的两种感觉，这两种感觉在初级感觉系统中有良好的空间对应关系。

人的双眼接受信息，通过视神经纤维经视交叉及外侧膝状体投射到初级视觉皮层V1的过程保持几何学上的相对关系。图6-8表示切断视通路某一部分造成视野内失明的状况。如果在视网膜上及视皮层V1区建立坐标，那么这两个坐标并不是平移关系，而是一种“对数复数变换”关系，即视网膜中央凹附近的点在V1上的投射放大越多，远离中央凹区的投射则放大越少（图6-8B）。外界景物通过眼睛中的晶状体在视网膜上成像时，已经上下倒置，左右交换，但是我们主观感觉不到这一点。另外，眼球上视神经纤维的出口处没有感光细胞，会形成盲点，同样我们也感觉不到盲点的存在。这些问题必须从信息变换的角度考虑才能理解，从简单的几何关系出发是难以理解的。

视皮质与视野之间的关系

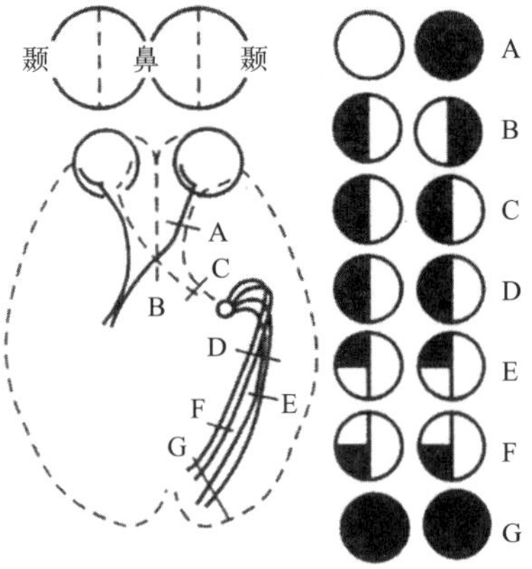

A

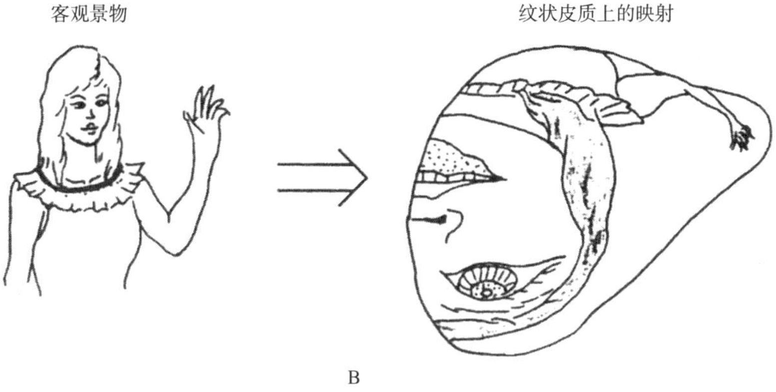

图6-8　人视觉系统中视网膜的视野与视皮层之间的投射关系

A. 切断视觉通路中不同部分（左图）引起视场中的盲区（右图中黑色部分）；B. 人观看景物时（注视点在女孩的鼻子），在初级视皮层上产生的映象，这是一幅上下颠倒，左右交叉，不成比例的图像。（引自汪云九《神经信息学》）

学过神经生理学的人，大约都会对人脑中体感皮质的分布图印象深刻，这张由潘菲尔德（Penfield）绘制的示意图，表明身体各部分的皮肤感觉在顶叶上的投射面积（图 6-9A）。例如，手的投射区较大，尤其是食指的投射

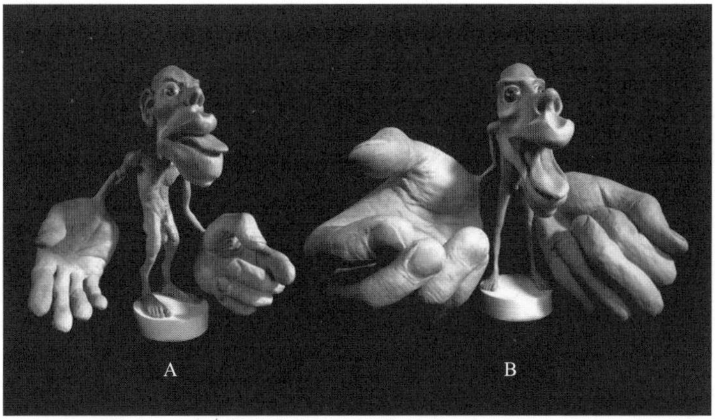

图 6-9　人脑中体感皮质上身体各部分的投影按大小比例画出的“怪人”图。

A. 人体上的敏感部位（手指、嘴唇）在体感皮质上占有较大的面积；B. 运动皮质的投影图。

区。对面部感觉而言，嘴唇部位的投射区较大。若把顶叶皮层中体感区按照肢体各部位的投射面积绘成一个人形，就会像一个“怪人”。这个“怪人”有以下几个特点：使用程度较高且十分敏感的部位，投射面积较大，例如食指、嘴唇等。“怪人”在体感皮质上的位置是上下颠倒的，头部在下，足部在上，而且左右对称，身体左边的部分投射到大脑皮层的右边，身体右边的部分投射到左侧皮层。

关于投射的灵活性有一个有趣的例子，一种在黑暗中生活，频繁进出洞穴的鼠，依靠胡子感知环境。每根胡子在皮层上各有对应的区域，按原来的几何关系和顺序排列。如果在幼鼠出生后拔除一根胡子，个体成年后，皮质对应区域上缺少的投射部分，会被周围的胡子“瓜分”。

眼睛、皮肤和胡子等感觉感官可以给动物提供环境信息，它们在编码环境信息时，并不是原封不动地投射到皮质，而是做了某种变换，变换的方式因感官而异。大脑会按照感官提供的信息，重新建立起一个主观的“世界”。

6. 神经码子的探索

赖刻（Rieke）等四人编写了《锋电位——探索神经码》（*Spikes: Exploring the Nearal Code*），这是一本神经科学家值得一读的著作。作者试图从统计学、概率论、信息论和信号分析论的角度来讨论神经元发放脉冲（锋电位）的时间序列。该书不仅从理论上分析神经编码问题，处理和分析大量的实验数据和资料，还对如何设计实验提出了建议。作者在考虑神经编码问题时采取的角度是“有机体本身”，也就是如何从收到的脉冲序列来感受外部世界，并利用它做出决策反应。该书主要论及的三个问题：第一，时间相关的信号的表征；第二，信息速率和编码效率；第三，计算的可靠性。对于多数感觉而言，单个神经元在特定时间内产生的一系列脉冲序列，是刺激性质在时间层面的稀疏表达。这种稀疏的时间码子可以用简单的算法译码，因此，对于大脑整体，译码问题比编码问题要简单。从单个神经元的角度考虑，它传送的信息量相当巨大，高于发放的脉冲数本身，达到了信息传送的物理极限。

作者首先尝试用统计方法（如贝叶斯定理、相关函数等）和系统分析方法（维纳Wiener核等）来分析单个神经细胞的发放脉冲序列，然后从“脑内主使者”角度来解读收到的一系列脉冲信号。他们假设，在许多情况下，感官把外界信息转换为一系列脉冲序列是一种非线性过程，而信息的译码可以视为一种线性过程。他们用白噪声作为刺激，测量单个神经元的输出，可以得到一个描述这个神经元的滤波器，并由神经元的反应来估计外界刺激。作者对绿蝇单个运动神经元的反应做了详细研究，模型的输出与真实神经元的输出在相当宽的范围内符合良好。这一想法也可推广到其他实验系统中。

想要把信息论用于神经编码，需事先做出某些假定。如果已知刺激的概率分布和各种噪声源的功率谱，可以估算神经元的编码效率。对某些系统来说，效率可达 50%。较简单的系统效率可以达到最大，例如蟋蟀的机械振动感受器，而较复杂系统效率就小些，如蝾螈的视网膜节细胞。对于更复杂的系统，如哺乳动物的皮层细胞，则无法预测其效率。当然，事先无法对编码效率做出衡量，20%是高还是低，是一个值得考虑的问题。总之，神经系统中追求计算效率是策略上的第一位。

该书还讨论了神经系统的可靠性，尤其是超视锐度。从光物理的角度很难解释“游标卡尺”实验中发现的视觉超视锐度的现象。类似的，在蝙蝠捕捉昆虫时，它的回声定位系统可以利用的时间差高达 1μs，远少于单个脉冲的持续时长。人的颜色分辨率可以达到 1nm的精度，而视网膜上三种视锥细胞的颜色调制曲线却是十分宽的。这似乎是一个很普遍的现象，各类感受器细胞的调制曲线一般来说并不狭窄。而神经系统如何利用这种感受器达到超分辨率的精度，这是一个值得深思的问题。

7.40Hz同步振荡

20世纪80年代末至90年代初，用微电极记录视觉系统中神经细胞的工作，几乎已近尾声，各种刺激模式（光点、栅格状、自然图像等）都试过，各种动物视觉系统内各层级的细胞大都被研究过。在此背景下，德国的两个研究小组先后独立地记录到视觉皮质内的40Hz同步振荡，开始被认为是交流电的伪迹，后来被证实是一种重要的神经编码过程，引起神经科学家的重视。由于篇幅限制，此处只介绍部分内容。

先介绍一些背景知识。电生理实验中可用单个或多个电极记录神经元的电活动，由于信号处理方法不同，可以得到以神经脉冲表示的单神经元活动（single unit activity，SUA）和多神经元活动（multi-unit activity，MUA），也可以得到以低频成分为主的局部场电位（local field potential，LFP）。研究神经脉冲序列时，用自相关直方图（auto-correlation histogram，ACH）以分析脉冲序列的时间结构，用事件相关时间活动直方图（peri-stimulus time histogram，PSTH）以表示神经元受到刺激时间特性的影响。当分析不同神经元脉冲序列之间的时间结构时，则用互相关直方图（cross-correlation histogram，CCH）分析LFP等连续信号时，最常用的是自相关函数（auto-correlation function，ACF）和互相关函数（cross-correlation function，CCF）。

沃尔夫·辛格等人以麻醉的猫作为实验对象，主要记录初级视皮质17区、18区以及后内侧上雪氏区（PMLS）的神经信号，信号主要为SUA、MUA以及LFP，而刺激通常选用运动的光棒来呈现给双眼。实验结果可归纳为以下三个方面。

（1）振荡现象

初级视皮质17区的细胞对感受野内的刺激大多具有朝向选择性，邻近细胞的偏好朝向是相近的。因而，在记录LFP和MUA之前，需要测定记录电极附近细胞的朝向调谐曲线，以便使刺激光棒取其最优朝向，并沿垂直方向前后运动，这样便可使记录电极附近细胞同时兴奋，每次实验持续时间为 10s，其中前 5s 刺激棒朝某一方向运动并通过记录细胞的感受野，后 5s 则沿相反的方向运动，以 15～20s 间隔重复上述实验，重复 10 次。对MUA 进行PSTH分析，发现在光棒通过感受野中心时会出现尖峰，但两个方向的运动得到的尖峰的大小通常不等。

对细胞反应最强的时间窗附近的信号做更精细的分析，发现LFP具有 40～60Hz 的节律变化，并与MUA发放有一定的相位关系，即LFP的最低点（负相）对应MUA的高频发放（图 6-10）。对LFP进行谱分析，在 40～60Hz 附近能量较高，这说明振荡成分主要集中于该频段。对MUA进行自相关分析，可得到可用Gabor函数拟合的逐渐衰减的振荡曲线。

值得注意的是，这种振荡现象是依赖于刺激的，但不是由刺激决定的，用同一记录电极连续进行数次相同实验，振荡开始的时间、振荡周期的长短及自相关振幅的高低各不相同，它们之间互相关图近似为直线，这说明几次记录得到的信号的时间结构各不相同，也就是说这种振荡模式与刺激无关。

实验发现，这种振荡模式出现在视皮质的许多区域，如 17 区、18 区及PMLS，并且在具有感受野类型不同的细胞中均发现了振荡现象。改变不同的刺激参数，可以观察到它们对所记录细胞的振荡的时间结构的影响。

对于有双眼整合作用的细胞，当分别给予单眼和双眼刺激时，两次记录得到的PSTH都存在显著的峰，但双眼刺激诱发的峰更宽些。比较两种条件下的自相关图，可以看出双眼刺激引发的振荡幅度要强于单眼刺激。此外，若光棒刺激交替给光或撤光（仍保持双眼刺激），则细胞的响应没有振荡；若在具有最优朝向的光棒上再叠加一个与之垂直的光棒构成复合刺激，则振荡大为减弱；用运动的随机点图作为刺激，诱发的响应则仅有一点节律

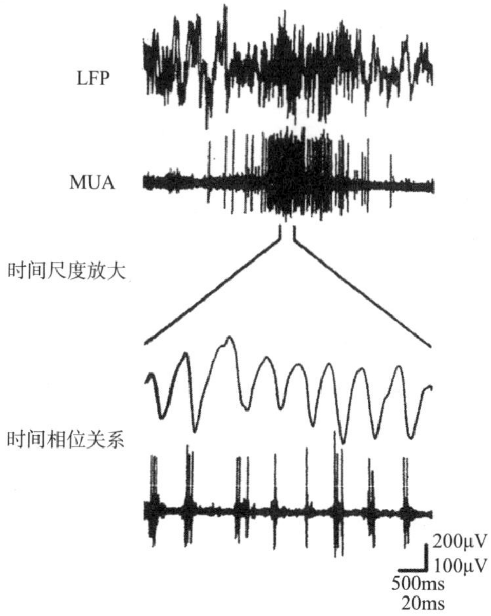

图6-10　猫视皮质17区记录得到的电活动（多神经元活动MUA和局部场电位LFP）

此处刺激方式是亮棒沿最优朝向扫过感受野。下面两条曲线是上面二条曲线在某一时间窗放大的结果。（引自汪云九《神经信息学》）

或几乎没有节律。

综上所述，神经元活动性的振荡结构确实存在；从LFP的振荡现象中，可以看出记录位点附近的神经元的反应近似同步；对于具有双眼整合作用的细胞，双眼刺激对诱发振荡结构具有重要作用；刺激的运动对神经元活动的时间结构有着重要作用，不相干的刺激将会改变这种时间结构。

（2）同步现象

要考察不同记录位点之间神经活动的相互关系，进而探究神经元群体的活动行为，要求同时记录多个位点，然后对其进行相应的数学分析处理。

实验表明，单个视皮层功能柱内的细胞具有相似的反应特性。由单电极记录到的MUA和LFP的节律便可看出，单个功能柱内细胞的反应近似同步。

同一皮质区内不同功能柱之间得到的实验主要包括两种情况：第一，相距约在 0.4～2mm之间的功能柱具有重叠的感受野，当用单一光棒刺激时，细胞并容易同步发放，而且与各自的偏好朝向无关。第二，相距在 2mm以上的功能柱，它们的感受野不重叠。互相关分析结果表明，具有相似偏好朝向的功能柱间容易出现同步现象，其互相关的振幅与功能柱之间的距离成反比。具有相似朝向和运动方向的刺激通常被认为属于同一种物体，因而相对应的神经元之间可实现同步，以便于组成表征同类物体的神经元群。

许多实验在不同皮质区域之间（如猫的视皮层 17 区与 18 区、17 区与 PMLS，以及双侧 17 区）发现了类似的同步现象。辛格等人发现，这种皮质在不同区域间的同步是通过皮质间的相互连接（cortical connections）实现的，当切断皮质连接后，功能柱内的振荡现象仍然存在，但不同皮质间的同步现象消失。这表明这种同步现象不是由于丘脑的共同输入产生的，而是一种皮质动态连接的特性。

（3）不同刺激条件下的同步

要识别不同物体，需要形成相应的神经元群，要求功能柱之间根据不同的刺激条件实现同步或去同步，这种依赖于刺激特性的反应主要有两种情况：

①感受野重叠的功能柱之间。辛格等人在实验中选取了四个感受野重叠、具有不同最优朝向的功能柱。三次实验中，分别使用不同朝向的光棒刺激，感受野最优朝向与刺激相近的两个功能柱（三次实验中分别为记录点 1～3，2～4，2～3）有较大反应，并且反应同步，使用前两次实验所用的刺激，在记录点 1 与 3，2 与 4 之间反应仍然同步，但 2 与 3 之间反应没有相关性。这样，“冲突”的刺激把功能柱内的细胞按其感受野最优朝向分成两群，群体内反应同步，而群体之间无相关性。

②感受野不重叠的功能柱之间。辛格等人在实验中选取皮质上相距

7mm的两个记录点，它们具有相同的最优朝向，且其感受野准直共线。(图6-11)在三次实验中，分别用一根长棒、两根沿相同方向运动但有一定距离的短棒及两个沿相反方向运动的短棒作刺激。三次实验中，细胞均有强烈的发放，但它们的互相关图却有很大差异。用一根长棒刺激时，两个记录点有很强的同步发放；用两根相同方向运动的短棒刺激，此时互相关图表现出同步变弱；若两根短棒沿相反方向运动，则没有同步振荡。

以上现象表明，同步机制可以反映刺激的全局特性，用来从刺激图像中提取相关信息，神经元依据同步振荡的相位关系形成不同的神经元群。

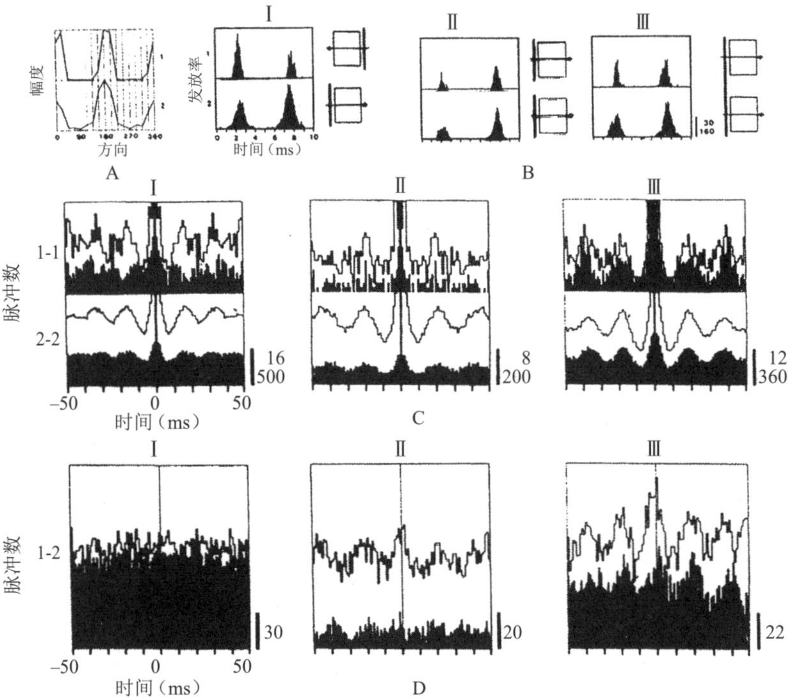

图6-11　整体刺激引起大范围同步振荡反应

A.两个相距7mm电极记录到的朝向调制曲线；B.三种不同条件下这两个细胞的发放过程。(I)两根刺激亮棒沿相反方向运动；(II)两根刺激亮棒沿相同方向运动；(III)一根长亮棒扫过这两个感受野；C和D是三种不同刺激下这两个细胞的自相关和交相关图形。从DIII图中可看出两个细胞的发放之间有明显的互相关。(引自汪云九《神经信息学》)

辛格等人在随后三年的工作中，使用新的统计分析技术，测量到同步振荡的持续时间在 100～900ms 范围内，相位差在+3ms 到-3ms 之间，频率为 40～60Hz。这些结果表明，有关神经元群体之间的同步振荡的启动和终止是相当快速的。

值得注意的是，莱因哈德·埃克霍恩（Reinhard Eckhorn）研究组也进行了同样的研究，得到了与辛格等人类似的结果。此外，1993 年，他们在清醒猴的初级视皮质上记录到较高频率（70～80Hz）的同步振荡，这一频率比猫的要高。同年，辛格组在恒河猴上皮质发现振荡的持续时间较短，而振荡频率的变化较大。1992 年，默西（Murthy）首次报道清醒猴的运动皮层上存在 25～35Hz 的同步振荡，这种振荡出现于手指和眼相配合的任务中，杰格迪什（Jagadeesh）等在猫脑片上也观察到 40Hz 左右的振荡。

视觉系统的电生理研究中发现的 40Hz 同步振荡现象，引起科学界的很大兴趣和广泛讨论，讨论的问题主要集中于以下几点。

第一个问题涉及神经编码。上面已经介绍过艾伯勒斯的神经元同步发放观点，1986 年，马尔斯伯格从理论上推测了神经元活动相关性的重要作用，也或多或少考虑到神经元之间通过同步发放进行通讯的可能性。1991 年，他从理论上提出神经信息波的概念。这些初期的假设和推测，逐渐在电生理实验上得到验证，为神经信息的群体动态编码提供了丰富的实验依据。

图形背景分离问题，或者是图形特征之间的绑定问题，是认知心理学中的一个基本问题。C. 格雷（C. Gray）等人的实验表明，准直的长棒通过两个不同的感受野会引起这两个细胞强烈的 40Hz 同步振荡，表明同一图形中的各特征之间可以用 40Hz 同步振荡把它们绑定起来，该发现似乎从电生理上找到了实现图形特征组合的信号基础，《神经元》（*Neuron*）杂志为此专门组织一期专刊，讨论这一问题。

在寻找意识的神经相关物时，克里克和科赫等人，也把 40Hz 同步振荡作为它的实现方式。注意（attention）是意识的要素之一，有证据表明控制注意的中心在额叶或丘脑。电生理结果表明视皮质振荡的持续时间在 100ms 以上，与人眼转移视线周期相近。因此，同步振荡可以作为控制注意的神经生理学线索。

总结与讨论

上述关于感觉和神经编码的实验资料和理论，大都基于电生理实验，也建立在“感受野”概念的基础上。如果把感觉系统类比为一个多层级的信息加工系统，20 世纪近五十年的实验可概括为向外周感觉系统施加刺激（光、声、触），同时在感觉系统的某一层级上记录该刺激引发的反应。由于实验条件限制，刺激量的位置、强度、频率等因素较好控制，而记录电极的位点不能随意移动，所以，得到的结果属于被记录细胞反应区域内，即感受野的性质。但是为了了解清楚信息系统的特性，还需要了解投射野（projective field，PF）特性。也就是在系统较低的层级给予单点刺激，观察信号传递到较高层级上的范围。只有把感受野与投射野的特性相结合，才能完整了解系统的特性。20 世纪下半叶，成像及电生理等技术发展，可以同时记录数十个乃至数百个神经细胞的活动，为动态群体的神经编码理论提供许多实验资料。

运用新兴技术还可以在动物实验中记录到许多新奇现象。例如，在鼠体感皮层的切片中可以记录 7～10Hz 的自发振荡，这种群体振荡的传播范围相对集中，相当于非线性系统中的孤立子波，这种可以称之为动态集合（dynamic ensemble）。由图 6-12 可看到两个动态集合相互碰撞，然后湮没。从实验结果可看到动态集合传播方向相同，速度大约为 30μm/s。振荡还可以以螺旋波形式传播，旋转速度在 10r/s左右，螺旋中心是相位中心的奇点，奇点直径小于 100mm。螺旋波是非线性系统中可兴奋介质内的特有现象。其神经生理学上的意义有待进一步探讨。

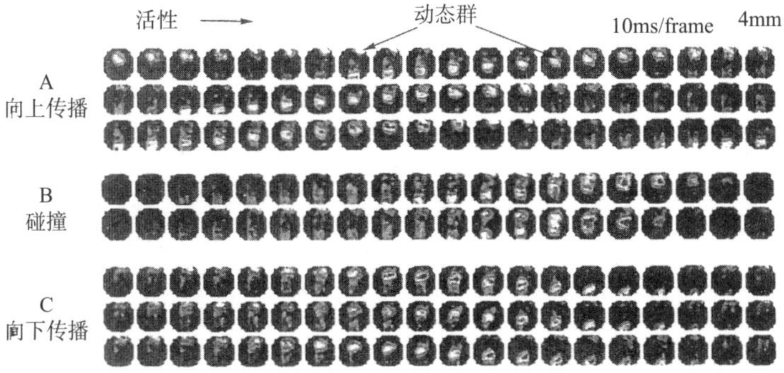

图 6–12　鼠脑片中神经活动的光记录图例

A. 向上传播的波形；B. 两个波形碰撞；C. 向下传播的波形。(吴建永提供)

大卫·马尔(David Marr)认为，视觉系统的任务是建立一个有用的表征，在讨论神经编码时也必须予以考虑。神经系统中的信息流，大体上可分为两大类:一类纯粹用作信号，或需要进一步处理，或存储记忆；另一类信息则驱动肌肉运动，需要空间定位做功。这两种信息的命运和功能不一样，因此编码方式也不一样。

感觉和神经编码问题在百年的研究过程中，随着实验设计和技术的发展，积累了丰富的资料。但是研究者还没有在理论概念上取得共识，因而在科学文献中用词是混乱的，翻译成中文更使人难以理解。例如关于编码的时间窗口，是 10ms还是 100ms？“burst”是什么时间结构？“temporal”和“dynamic”区别何在？“assembly”“ensemble”“population”“pool”“core”如何区分？“synchronization”“coincidate”“wave”“dynamical assembly”“dynamical core”如何定义和区分？总之，关于感觉和神经编码还有很多没有解决的问题。

07 第7章 视觉是研究意识的突破口

没有抽象的视觉谓之盲，没有视觉形象的抽象谓之空。

——康德

“视觉是研究意识问题的突破口”是克里克在他的《惊人的假说》一书中明确提出来的论点。中国科学院生物物理研究所 1965 年筹建第五研究室时也确定将“视觉信息加工”作为研究方向。当时，研究所曾组织了上百人的队伍来从事这方面的研究。这一章主要是关于视觉研究的一般情况介绍，然后是电生理和行为实验的一些实验结果，包括双眼竞争实验、盲视、图像识别等。

视觉研究的一般情况

克里克认为视觉系统比较容易进行实验刺激，科学家可以改变外部的光照条件和形状，引起各种不同的神经元的反应。另外视觉系统的解剖结构也比较清楚。德国马普生物控制研究所（Max Plank Bio-Cybernetics）的洛戈塞蒂斯（Nikos Logothetis）在 1999 年发表了一篇文章《视觉是意识的研究之窗》（*A Window on consciousness*）。

由于电生理等先进技术的发明，20 世纪在动物的视觉研究中取得了一系列重大进展。哈特兰最先发现在鲎复眼的小眼之间存在侧抑制现象，并用一个简单公式表达其中的定量关系。哈特兰还最早提出感受野的概念。所谓感受野的定义，就是当电极插入视觉系统某层次上的神经细胞后，用小光点的亮（on）或暗（off）探测视网膜的各地，能引起该神经细胞反应的区域被称为该神经细胞的感受野。神经科学发现在哺乳类（猫等）的视觉系统的初级部位探测到的感受野，基本上是圆对称型的（图 7-1）。圆对称型的感受野分成三类，第一类叫 on- 中心感受野，第二类叫 off- 中心感受野，第三类叫 on-off 感受野。第一类感受野对于中心部位的给光刺激有强烈反应。第二类感受野对于中心部位的撤光刺激有强烈反应。第三类对整个感受野内的给光和撤光刺激都有反应。后来休伯尔和维瑟尔在猕猴的初级视皮质上发现了不对称的感受野（图 7-2），这种感受野对边形或条形敏感，特别对刺激物的朝向敏感。

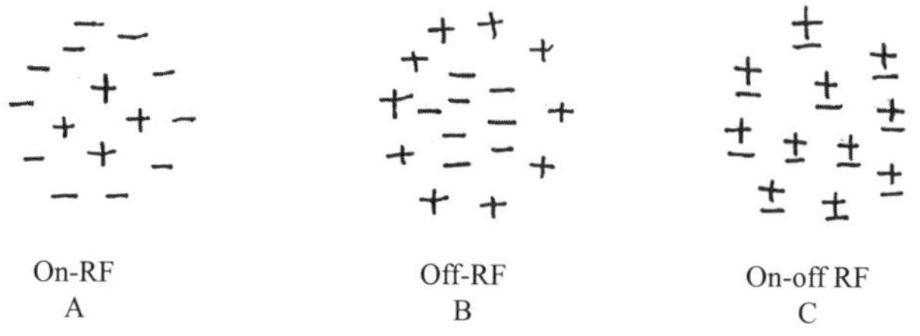

图 7-1　猫视网膜和侧膝体上引出的三类感受野

图中用+表示小光点给光（on）刺激有反应的地区，用—表示撤光（off）刺激有反应的地区。A. 开光（on）中心感受野（on RF）；B. 撤光（off）中心感受野（off RF）；C. 给光-撤光感受野（on-off RF）。

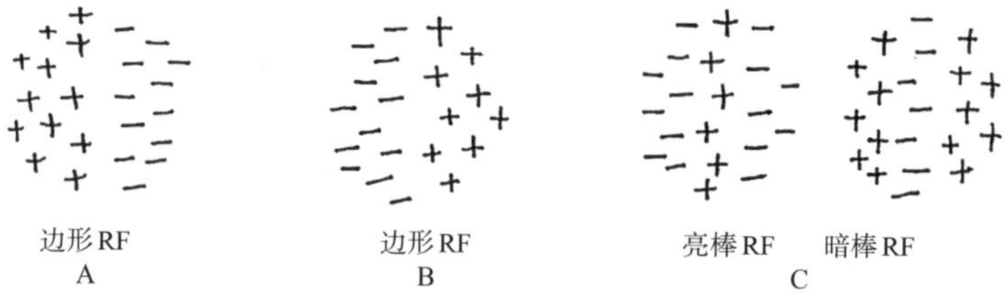

图 7-2　猕猴初级视皮层上不对称感受野

A. 边形感受野（edge RF）；B. 另一种边形感受野；C. 条形感受野（bar RF），左小图是亮棒（light bar）检察器，右小图是黑棒（dark bar）检察器。+代表开光（on）反应区，—代表撤光（off）反应区。

视觉研究在整个生理学乃至神经科学中起领先带头作用。科学家应用电生理技术并结合解剖学的方法，基本上搞清了初级视觉系统中信息加工的途径。

哺乳动物视觉系统的信息传递系统大体上可以用这样一张图（图 7-3）来表达。视网膜接受光照以后把信号传给侧膝体。从组织形态学考虑，视网膜上神经节细胞分成大细胞和小细胞两类。到了侧膝体后，大细胞和小细胞呈现有规律的分层排列。有 90% 左右的神经纤维投射到枕叶的 V1 区，然后分成两个分支：上面一个分支到顶叶的V2-V3-MT/V5区（或称背侧分枝），另一个下行分支到V2-V4-下颞叶（或称腹侧分技）。然后视网膜里10%的纤维到达上丘—丘脑后结节—纹外区。恒河猴的脑区据估计有60%与视觉有关。视网膜的输出细胞是神经节细胞，神经节细胞大约一百万个（10^6），而视网膜上各类细胞（视锥细胞、视杆细胞、双极细胞、无足细胞等）数量总和高达一亿个，所以图像信息在视网膜上已经进行1/10的压缩和加工。初级视觉皮质（17区）上细胞数大约有10^9个，次级皮质（18区）上细胞数大约10^9个。这是视觉系统的大体解剖结构。有的文献中把视网膜到顶叶的背侧通道称为无意识通道、快通道，而把视网膜到颞叶的腹侧通道称为慢通道、意识通道。顶叶通道专门处理图像信息中的运动、体视信息，而颞叶通道专门处理颜色、纹理信息。

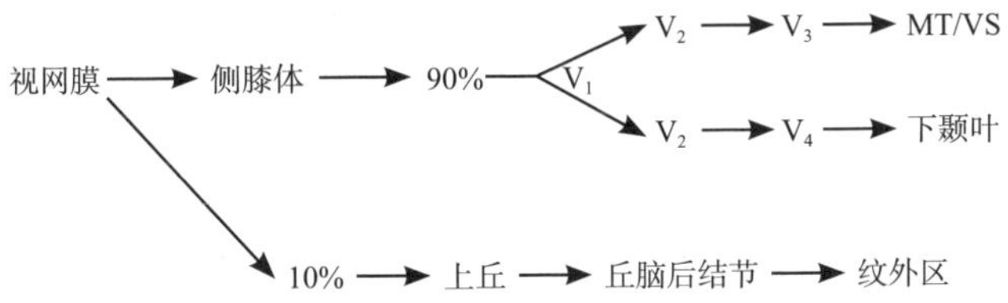

图 7-3　哺乳动物视觉系统信息流向图

双眼竞争实验

在视觉意识研究中经常用一种叫做双眼竞争的实验。实验中使用这样一组视觉图形（图 7-4），并利用光学棱镜让被试者左眼和右眼分别看到两张不同的图片（示例如图 7-4A，左眼看到左列的竖条纹，右眼看到右列的横条纹）。被试的感觉不是两张图片的融合，而是一会儿看到一张图，一会儿看到另外一张图；对 7-4C 中的图形，被试一会儿看到向上运动的条纹，一会儿看到向下运动的条纹。

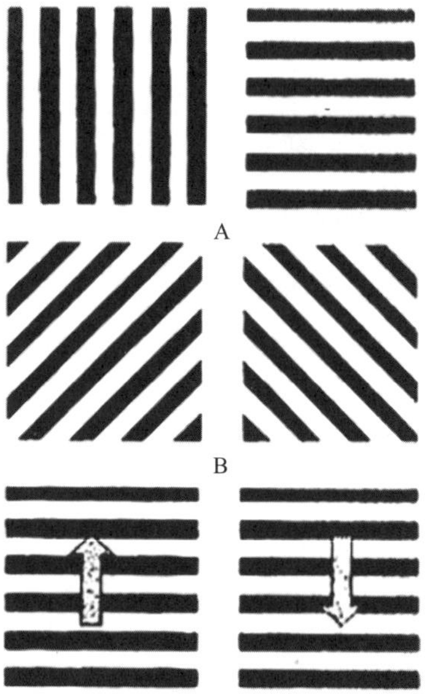

图7-4 双眼竞争实验中使用的图形对

有意思的是，双眼竞争实验还可以用动物来做。先给猴子做预备训练，让它报告自己看到的图形，如看右边图形的时候拉右边的杠杆，看到左边图形的时候拉左边的杠杆。经过几次奖惩实验（反应正确给予橘子水奖励）以后，使它左右两眼分别观看不同图片，从猴子拉杆情况（它一会儿拉左杆一会儿拉右杆）可以清楚地表明，它一会儿看到左边图形，一会儿看到右边图形。同时用微电极技术记录某个神经细胞的发放活动，图 7-5B 表示某个视细胞的发放脉冲数，纵坐标表示每秒脉冲数，横坐标表示脑子“看到”左右图形的过程。由图可知该细胞的发放与左右手的拉杆情况（横坐标下的黑白条纹）有良好的对应关系。双眼竞争实验是检验视觉意识的常用方法之一。

现在，我们已经了解人和猴子的视觉系统在各个层次水平上的细胞和视觉感知觉的关系。在初级皮质V1 和V2 区只有 10%的神经元与感知有关。到V3 区有 40%的神经元与感知有关，V5、MT区有 43%的神经元跟感知有

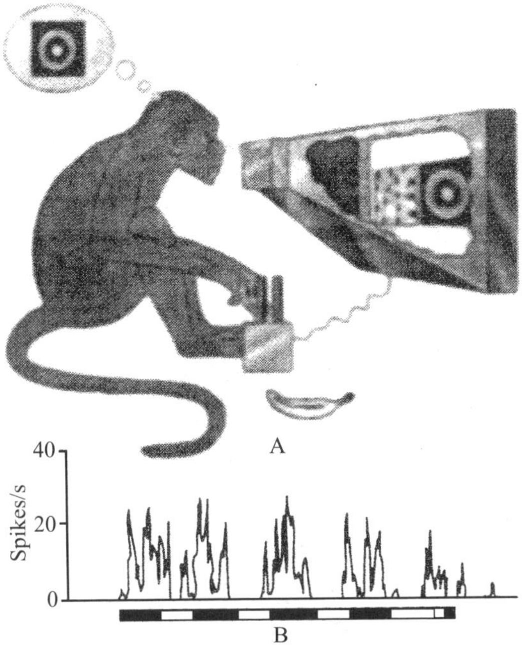

图 7-5 用清醒猴子做双眼竞争实验，并同时用电极记录神经细胞的活动（引自 Logothetis,1998）

关，到下颞叶就有高达 90% 的神经元和感知有关。这个实验结果，也得到了以人类为被试的 fMRI 实验验证，虽然这两类实验的空间分辨率不在同一数量级上。

表 7-1 猴视觉系统各层次上觉知神经细胞的比例数

视觉通路	V1区，V2区	V3区	V5，MT区	下颞叶
与觉知有关的神经元比例	10%	40%	43%	90%

视觉系统中并非所有细胞都直接参与视觉觉知，但是细胞所处层次越高，参与觉知的比例数越高。

2016 年，回佳菡等人在《生物化学与生物物理进展》上发表了一篇详细综述文章，评论人脑视觉意识研究现状，并对未来进行了展望。因为是以人脑为实验对象，所以实验使用的是无损伤仪器，如脑电仪、fMRI 等。他们设计心理物理实验以考察视觉系统各视区和各核团参与意识活动、无意识活动和注意活动的状态及程度。多数实验表明，大脑颞叶、额叶、顶叶等参与意识和注意活动的复杂性远超洛戈塞蒂斯在猴子实验中获得的结果。正如谚语所说，知道越多，问题越多！

盲视及其他

有位患者对大夫说，他看不见东西，大夫检查后发现他的眼睛却是完好无损的。在心理学检验中发现有的患者对视野中呈现的物体视而不见，但他并不是失明，把他放到堆有很多障碍物的环境中行走，他可以不碰到障碍物走出一条路来。或者让他把一封信投入信箱的窄缝中去，他可以很好地完成任务。这种现象叫作盲视（或称忽视，blindsight）现象。现在，科学家已经了解盲视是初级视觉皮层V1区受损造成的。但是，不能说V1区是视觉觉知的神经相关物（NCC），只能说初级视觉皮层有少量细胞与视觉觉知有关。视觉系统初级部位的某一部分受损，会造成某一部位视野的失明（图7-6）。

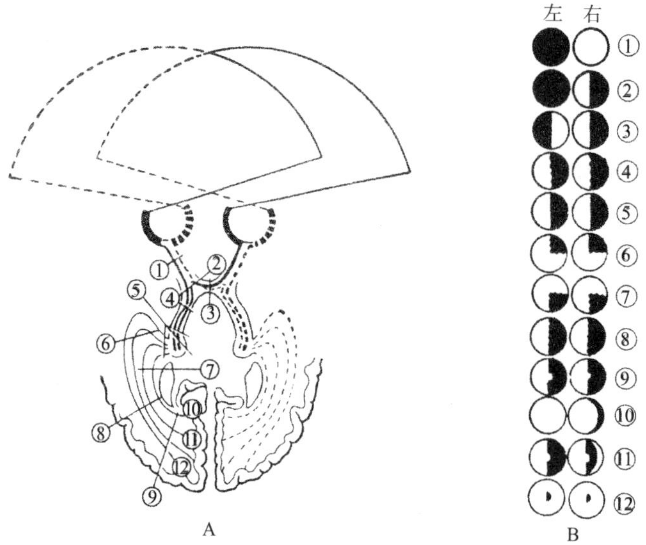

图7-6　人视觉系统的解剖图A，视觉系统某一部位A被切断（圆圈内数字标出）造成视野内B某一部位视野的失明（用黑区标出）（引自汪云九、武志华《心灵之窗》）

有的患者初级视觉系统完好无损，视功能却有不同程度不同类别的丧失，称为忽略症。灵长类的视觉系统从视网膜开始，其中 90% 神经纤维上行至侧膝体（LGN），经一次神经交换，到达纹状皮层（V1），这是视觉系统在皮层的第一站；再到其他各层纹外区，进行继续加工。从视网膜出发的视神经纤维有 10% 与主通道不一样，而是经上丘（colliculus）、丘脑枕（pulvinar）直接到达纹外区。据信，后一通道是产生盲视的主要结构基础，也就是来自视网膜的信息，只进行无意识加工，而不进行有意识处理。

视觉系统从 V1 区开始，分成两条途径：背侧通道和腹侧通道。它们分别具有不同的功能，并进行更深入的加工。背侧通道是 V2-V3-MT / V5 和顶内沟外侧区（lateral intraparietal，LIP），其中 MT 是运动视觉区。背侧通路执行空间定位和运动视觉任务。MT 区受损患者，不能分辨运动目标。腹侧通道从 V1 区出发，到 V2-V4-下颞叶。腹侧通道执行颜色视觉、形状分辨等视觉任务。V2 区受损患者仍有正常的分辨力和反差分辨力，但无法对视野中心图形特性进行归类。V4 区受损患者，丧失颜色分辨能力。而下颞叶受损者，丧失面孔和目标形状的认知能力（图 7-7）。有实验表明，下颞叶受损或额叶受损患者，视觉注意力无法集中，运动计划失调（表 7-2）。这些脑区功能部位的鉴定，不仅依靠统计患者的特定功能障碍，还依赖非侵入式手段检测脑区功能，即可以在人清醒状态下观看图形特征时，用 fMRI 检测脑区血氧水平有关的（blood oxygen level dependent，BOLD）活性是否升高，或者用透颅磁刺激技术（transcranial magnetic stimulation，TMS）定点阻止该脑区的活动。

表 7-2 皮层损伤部位与视功能丧失的关系

损伤部分	视功能丧失
V1（初级视皮层）	失明，但仍存在盲视现象
V2 区	感知能力（但保持分辨力，反差能力）

续表

损伤部分	视功能丧失
MT区	运动能力丧失
V4区周围及V3区	色觉
下颞叶	面孔、形状识别
后顶叶及上颞叶	视觉识别、视觉觉知、忽视

（引自汪云九、武志华《心灵之窗》）

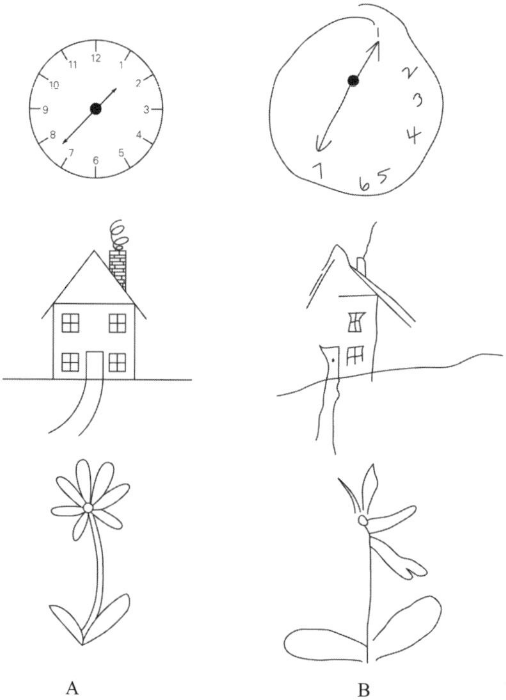

图7-7　一位左侧忽视患者所绘制的图形

A.给左侧忽视患者观看的原图；B.左侧忽视患者复制绘出的图形，明显看到，这些图形的左侧都消失了。（引自汪云九、武志华《心灵之窗》）

在有的病例中，记载了一位患者有偏盲症（hemianopia）的病人，他的一侧视野全盲，完全丧失视觉感知能力，检查结果表明了其视觉系统从侧膝体（LGN）到初级皮质（V1）或更高层级的受损。

图像识别

视觉系统最主要的功能是识别图像和物体。这种看着简单的功能实际上是极其复杂的行为。据统计，人的 80% 的环境信息是由视觉系统提供的。

20 世纪后半叶，视觉系统在电生理方面取得重大进展，同时在理论上，神经还原论与群体编码论展开了激烈争论。20 世纪初，电生理实验发现，神经细胞在光刺激后可以产生兴奋活动。研究发现，猫、猴等动物的视网膜和侧膝体神经元感受野呈对称同心圆。休伯尔和维瑟尔发现猫等动物的视皮质细胞的感受野呈现条带状。他们还发现视皮质上相同敏感方向的细胞集合在一个柱状结构内，称为功能柱。这些工作是他们获 1968 年诺贝尔奖的主要内容。

在视觉系统的高层级脑区内，发现一些对复杂图像（例如猴脸）敏感的神经元。当动物看到一幅图像识别出某一物体时，它脑内视觉系统最终有一个细胞兴奋还是一大群细胞兴奋，历来有两种不同观点的争论。19 世纪末，心理学家威廉·詹姆斯提出“教皇细胞”理论，隐喻视觉系统的层次性和系统性。1932 年，诺奖获得者查尔斯·谢灵顿（Charles Sherrington）提出“亿万神经元大联盟”理论。1969 年，杰里·莱特文（Jerry Lettvin）等四人提出“祖母细胞”理论。

巴洛总结了 20 世纪五六十年代的电生理工作，提出所谓神经还原论，认为某个视觉图像出现时，脑中某个神经元就会兴奋起来。他在文中提到：“每个单神经细胞的活动在感知活动中起着有意义的作用。”他又指出：“单神经细胞的活动的描述是神经系统功能理解上的完全的充分的描述。”这个理论提出后，马上引发争论，主要的反对意见认为这种理论无法解释：一个人的脸有无穷多个变化体（由于角度、距离、灯光等不同），而视觉系统如何保证将它识别是同一个人呢？视觉系统中图像信息的表达和记忆，一直没有被彻底解决。到了20世纪初，清醒人类被试者的电生理实验结果进一步推动我们对视觉系统的认识。

当用其他办法无法确定癫痫患者的病灶时，只好用植入微电极的方式来确定其病灶位置。如果患者愿意，可顺便做些实验。基罗加等人于2013年发表的文章就是这些实验的结果。他们令患者观看一百张事先挑选的照片，有人脸、建筑物等，同时记录神经细胞的反应。他们发现海马区有的细胞，对某影星有强烈反应，有的细胞不仅对影星的图像而且对她的名字或名字发音有反应。因此，他们假想这些细胞是对某影星这个概念而有反应的，并将其称为概念细胞。这一想法实质上与祖母细胞或教皇细胞无本质差别。

人类婴儿出生后三个月，就能认出母亲的脸部表情。从出生时的“有眼无珠”（视线不集中不会跟踪游移）到能够识别复杂面孔图形，实在是惊人的发展！而视觉识别的信息处理过程还没有完全清楚，尤其是高级脑区的功能和通讯。当前媒体上大量出现人工智能、指纹识别、瞳孔识别等词语，宣称其成功率相当高，有的已有产品推向市场。但是这些装置的工作原理与动物的神经信息加工原理有多少相同和差别，仍然需要进一步研究。

意识和无意识系统

某些患者因疾病或伤残致使高层级视觉脑区受损，他们可以走路开车，但是丧失辨认面容的能力，他们走在大街上，对于旁人一律置之不理。这不是因为他们自大清高，而是他们脑中负责人脸识别类的神经细胞失活了。有的脑区操作严重的患者照镜时，甚至连自己的脸都认识不清了。随着年龄的增加，衰老也会降低面容识别能力。据调查，总人口中有2%的人患此病症，一部分患者还有遗传史。这类患者显然不能参加侦查、海关验证、传达室等工作，估计观看电影等娱乐活动也索然无味。

心理学家早就发现，一心可以两用，例如一边开车一边想事。解剖学家发现，从视网膜开始，就有大细胞和小细胞之分，分别走向顶叶和颞叶，而且识别功能也不一样，顶叶大细胞对运动速度距离等因素敏感，而颞叶小细胞对颜色细节等因素敏感。人体对顶叶大细胞系统的活动似乎不大在意，这个系统常常在快速运动（如狩猎）时发挥作用，包括一些无意识的反射性动作。大脑似乎不大关注它的活动，所以称之为无意识系统。而颞叶小细胞系统则得到更多大脑的关注，它工作起来需要集中注意力，花时间费思量，所以称之为意识系统。克里克和科赫最早发现两者之间差别，并把无意识系统称为“僵尸”（zombie）系统（“zombie”一词译成中文时颇费推敲，实在没有更好译文只好用“僵尸”一词，不免带点恐怖意味）。人们在日常生活中的刻板行为极其丰富，多到根本不被在意。洛戈塞蒂斯用双眼竞争实验，证明视觉系统初级部分只有极少数细胞与觉知有关，越向上层觉知神经元数量越多。视觉系统中两个亚系统各尽其职、各尽其能。如果把视觉系统研究结果推广到整个大脑，似乎也存在两个系统，一个是有意识系统，一个是无意识系统。大脑两半球也有这种倾向。

结论

半个多世纪来，视觉研究在神经科学中起带头作用，取得很大成果，科学家对此也了解得比较透彻。所以克里克明确提出：应当选择视觉系统作为研究意识问题的突破口！意识研究中最困难的是感受性问题：一方面人类虽有语言，但是也不能完全表达自己的感受，而且无法对人进行损伤性实验；另一方面，可对实验动物进行开颅手术并插电极记录神经细胞的反应，但它们无法表达感受。双眼竞争实验打开一个缺口，用行动反应它的感受，同时插上电极记录神经细胞的反应。由此获得的一些重要结果，使我们了解并非视觉系统所有神经细胞都参与觉知过程，越是高层级的神经细胞参与程度越高。联系到盲视现象（包括面貌失认症等），科学家估计视觉系统的某些特定部位专门感受某些特定的图像信息。这些复杂特性的神经细胞大都位于视觉系统的较高部位。这些细胞综合了视、听、触等多种信息来源，形成一个整体概念。神经生理和解剖学研究表明，表面上看来完整的一个视觉系统实际是由结构和功能不同的两个亚系统组成。一个亚系统是大细胞系统专门处理视觉环境中的运动、视差等信息，它反应速度快，不需要经过思考，直接通向运动皮质。另一个亚系统被称为小细胞系统，它从侧膝体开始就与大细胞系统分道扬镳，通向颞叶，它的反应速度较慢，专门处理视觉环境中的颜色、形状等信息。它需要经思考才能做出反应。人的视觉系统的两大亚系统估计是从长期进化过程中演化出来的。人类早期靠狩猎为生，最紧要的任务是发现目标或敌人，判断其距离和方位，越快越好，这种场合正是大细胞系统的专长所在。而平常生活中需要审视物品和人脸，确定形状特征和颜色，调出过往的记忆，花费较多时间，因此需要意识的参与，这正是小细胞系统的职责所在。

08 第 8 章 视觉与视觉艺术

感官获得的信息是混乱的、不清的，需要用理性对它们梳理和澄清。

——邓斯·司各脱（Duns Scotus）

大家都认为眼睛是心灵之窗。视觉信息是从眼睛进入，投射到视网膜，然后进行多层次的复杂加工。据记载，视觉信息进入大脑后会被超过 30 多个皮质区域进行深度加工。

我国著名画家吴作人的“无尽无极”图（图 8-1），画了一个既像正负离子碰撞，又像一个太极的图像。这幅画是吴作人为 1988 年 5 月举行的中国高等科学技术讨论会而作，寓意世界是动态的，世界上所有物质和能量在斗争碰撞中产生分化。

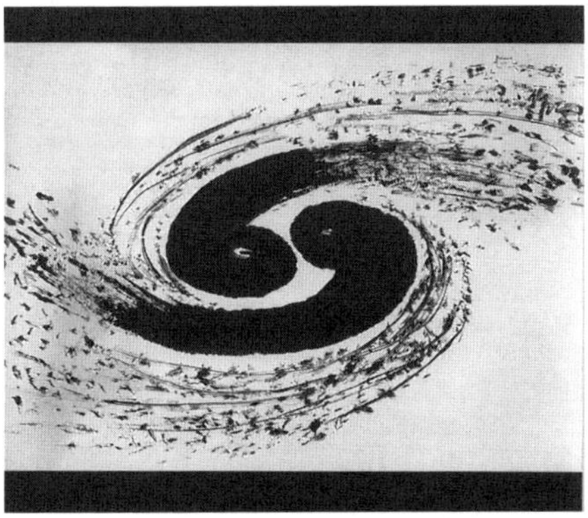

图 8-1 “无尽无极”图

艺术家吴作人为中国高等科学技术中心 1988 年国际学术研讨会所作招贴画，题为“无尽无极”，此画后作为北京正负电子对撞机标志图案。此画也被收录于李政道编著的《科学与艺术》中。

视觉认知是形象思维

国外有很多科学家研究视知觉的理论。鲁道夫·阿恩海姆写了两本很厚的书:《艺术与视知觉》(*Art and Visual Perception*)和《视觉思维》(*Visual Thinking*)。他把视觉过程看作脑的很重要的思维过程之一。当然他是从心理学理论来研究视觉的过程，而且当时他的论点都是用语言文字表达的，因为当时还没有很丰富的电生理实验结果。

阿恩海姆曾经担任过美国美学协会主席。这两本书的主要论点是视觉具有思维性，特别是他认为视觉具有思维的一切本质，他认为“一切知觉都包含着思维，一切推理中都包含着直觉，一切观测都包含着创造。”他强调的是形象思维的重要性（创造性思维大多是通过形象思维来实现）。康德认为“没有抽象的视觉谓之盲，没有视觉形象的抽象谓之空”。

人类社会有三个方面内容，即真、善、美。事情的真假、对错是科学的研究对象，这些研究与人的智能有关。善恶和好坏是和意识相关的社会功能。美丑属于艺术研究的领域，它跟人的情感系统有直接的关系。眼睛和视觉与表达情、知、意三方面都有关系。瞳孔反射是生死的指标，也是注意力的体现。因此，视觉的重要性不言而喻。

罗杰·斯佩里因为对裂脑人的研究工作而获 1981 年诺贝尔奖，所谓裂脑人是指胼胝体被切断从而导致大脑两半球之间没有联系的人。他通过一系列实验发现人脑的两个半球有着明确分工：左半球负责语言、逻辑、数学等功能；右半球负责形象、空间定位、几何等方面功能。形象信息的主要感官是视觉系统。右半球还与创造性思维有关。爱因斯坦谈起他在科学研究上的许多创见，多半是先有一个形象在头脑中涌现，然后再用数学公式表达出来。

人脑的左右两半球在功能上分工明确，简单说左半球负责逻辑思维，右半球擅长形象思维。这种分工又不是绝对地线性的分割，我认为太极图（图 8-1）很形象地说明它们之间关系，你中有我，我中有你，有着复杂的辩证关系。太极图把一个难理解的哲学问题形象地用图像表达出来。世间有些问题用逻辑语言可以表达清楚明白，而有些问题用图像、动作更容易表达清楚明白。科学论文中图表是不可或缺的表达方式，文艺小说加上精美插图则增色不少。

视觉系统是一个复杂的信息加工系统

从组织学和解剖学角度考虑，人脑皮质的 60% 与视觉有关。这表示眼睛的重要作用。

在人胚胎发育早期视网膜就出现了，而且它所占地盘似乎比中脑后脑等部位还大。人视网膜胚胎发育过程，从最初外胚叶出现，眼泡形成，眼泡开始下陷，形成眼杯，最后成为人眼的雏形。人胚胎发育早期，即可看到前脑的左右两侧生长出视网膜的雏形。

20 世纪已经有 5 位视觉研究领域的科学家获得诺贝尔奖。他们分别因在视网膜电位、视觉色素、侧抑制网络、感受野特性方面的工作而得奖。2014 年，约翰·奥基夫、梅·布丽特·莫泽与爱德华·莫泽夫妇在鼠脑中发现地形敏感细胞而获得诺贝尔奖。在这样狭窄领域内，半个世纪时期内，先后 8 人获得诺贝尔奖，实属罕见！

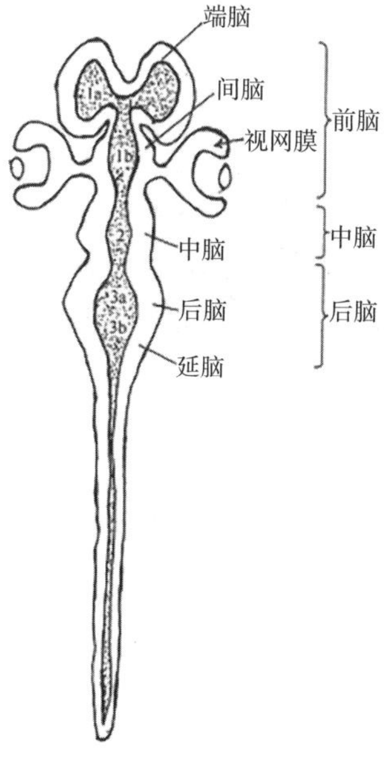

图 8-2　人胚胎发育早期的器官的分化（引自汪云九、武志华《心灵之窗》）

各种各样的动物从眼睛方面来看大致上可以分为两种：一种是单眼，像图 8-3 的白头雕的眼睛；另一种是复眼，像图 8-4 的昆虫的眼睛。这张是苍蝇复眼的放大图，每一个小的格子是一个小眼，数以万计的小眼构成一个复眼。复眼相对于它的身体来讲不能移动，单眼的话一般都可以移动，有的动物的眼睛还可以旋转。但是复眼的好处在于它的视野比较开阔，空间分辨率比较低，但它的运动分辨率比较高。单眼动物的优点就是眼睛相对头部可以移动。一般来讲它的空间分辨率比较高，运动分辨率比较低。设想一下如果我们邀请蜻蜓来观看高清彩色电影，它首先感到屏幕太小，只有它视野内的一小块地方有影像。其次，电影中所有运动物体都不是平滑连续地运动，而是一跳一跳地活动，而且像慢动作。最后，彩色电影看上去与黑白电影相差无几，高清看上去也没多少精细。整个儿白费劲！

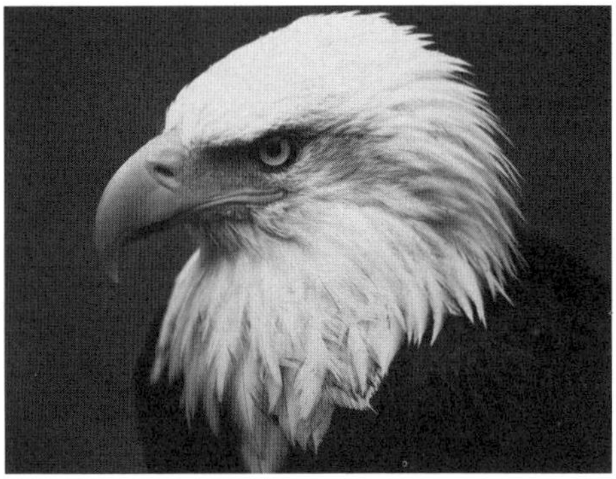

图8-3　白头雕

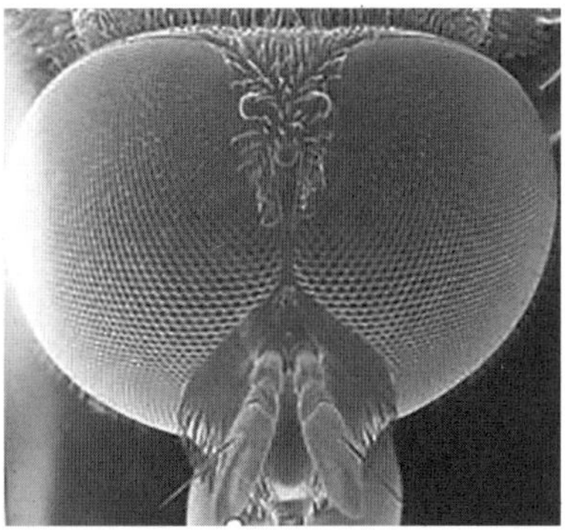

图 8-4　苍蝇复眼的正面照。每个小格是一个小眼，数万个小眼构成一个复眼（引自汪云九、武志华《心灵之窗》）

人的视觉系统从景物投射到视网膜开始，在大脑里的信息传递过程。它投射到视网膜上信息通过视觉束到丘脑然后到枕叶然后再到顶叶和颞叶。图 8-5 是视网膜神经结构图，人类大概有一亿个细胞构成视网膜。视网膜上的神经细胞已经构成相当复杂的网络结构（图 8-5）。

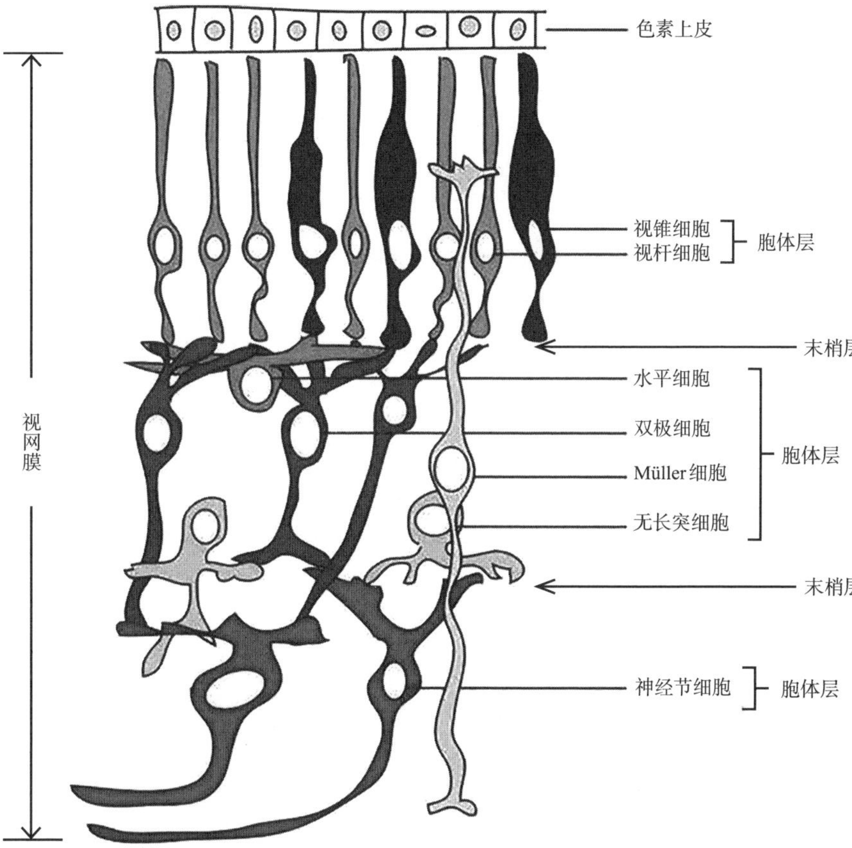

图 8-5　视网膜结构图

视觉神经从视网膜到大脑以后又通过非常复杂的线路传达到各个区和各个层次上面。它的联系图就像一个复杂的电视线路结构。现在，我们的科学研究只是对视觉信息的初阶部分了解得比较丰富，对于高层次的加工部分了解得比较少。

图 8-6 是人眼的调制传递函数的测试图板，横坐标表示黑白条纹的变化频率，纵坐标表示黑白条纹的反差高低。人从远处可以看出来有一条边缘，这个边缘以外观众看不出它的差别，这是因为边缘以外的图形或者黑白反差不够或者黑白变化太频。心理物理实验中用它作为视力测试图。

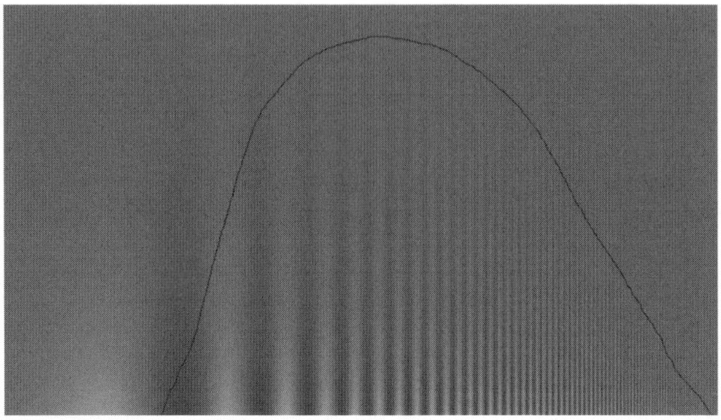

图 8-6　人眼调制传递函数的测试图。该图横坐标代表空间频率（即单位视角内黑白条纹的数目），纵坐标代表黑白条纹的反差数

这是诺贝尔奖获得者哈特兰侧抑制研究中试用的动物标本——鲎（图 8-7）。它是一种古老的节肢动物，在海岸线边上浅海中生活。它的血液是蓝色的，可以作为生物试剂，它对科学研究的贡献很大。

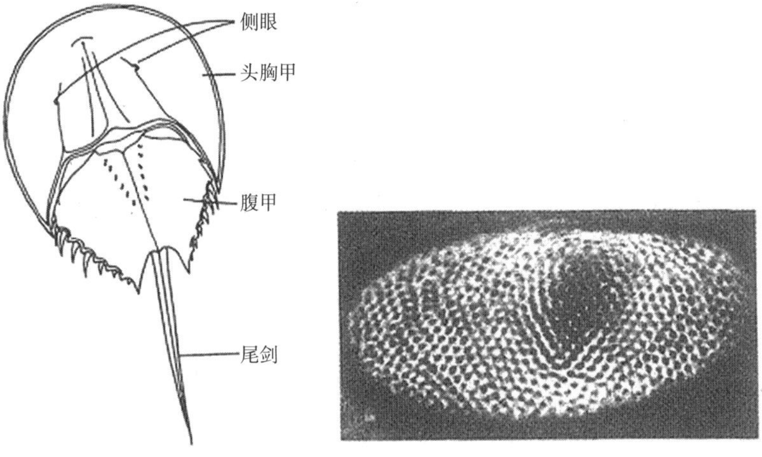

图 8-7　鲎的侧眼位置及形态图。A. 两个大侧眼位于头胸甲的中前部；B. 是一个侧眼的放大图，每个小格代表一个小眼（引自汪云九、武志华《心灵之窗》）

鲎侧眼及小眼的形态（图 8-8），左图是鲎复眼的垂直切面图，上面一个一个黑长点代表分离的小眼。右图是每个小眼的精细结构。由于小眼个头比较大，可以把刺激光聚焦到单个小眼上，所以哈特兰用两套刺激方式和

记录设备，研究两个小眼同时刺激和单独刺激时的发放频率，发现由于侧抑制作用，两个小眼同时刺激下发放频率反而低于单个小眼受刺激下的反应，而且把侧抑制的定量关系可以用简单公式表达出来。1963 年，我和郑竺英等看到哈特兰的侧抑制公式后，在当时电子管计算机上进行模拟，在《科学通报》上连续发表三篇论文。

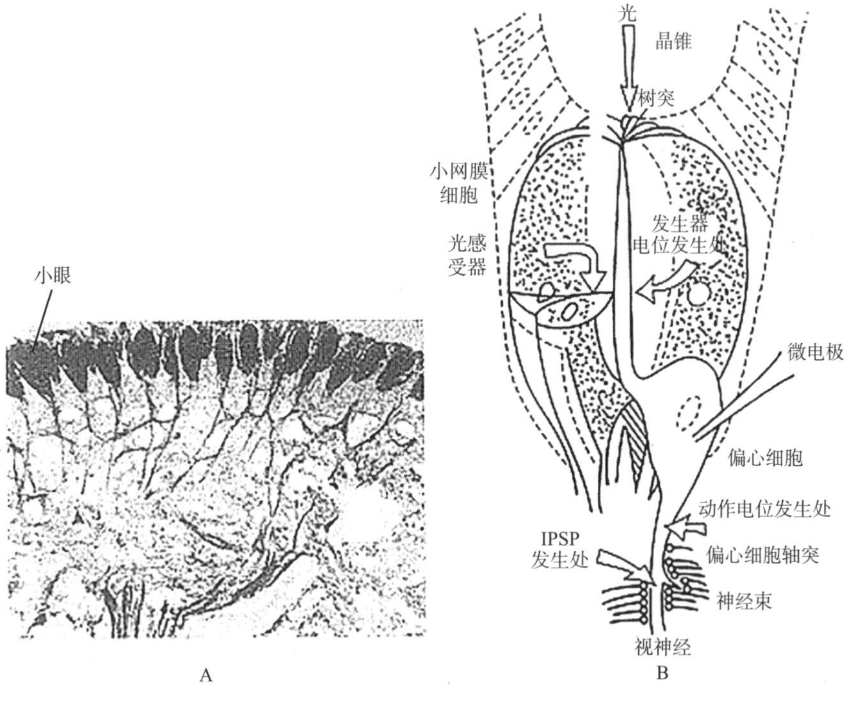

图 8-8　鲎侧眼及小眼的形态。

A. 侧眼的垂直切面；B. 小眼的精细结构。（引自汪云九、武志华《心灵之窗》）

马赫（Mach）做过一个很有名的心理学实验，图 8-9 叫做马赫带，这图的上半部分（A 图）是亮度不等的长方形从左到右黑度变小，亮度增高，它的亮度用阶梯形表示，但是用眼睛看的时候不是正规的阶梯形，而是在每个方块的左边有一块比右边更亮的条纹（B 图）。哈特兰用电生理技术从神经生理学角度搞清小眼之间的侧抑制相互作用的定量关系，模拟出人眼的一种心理物理现象（马赫带），从而完美地解释了图像处理中突出边框的重要性。

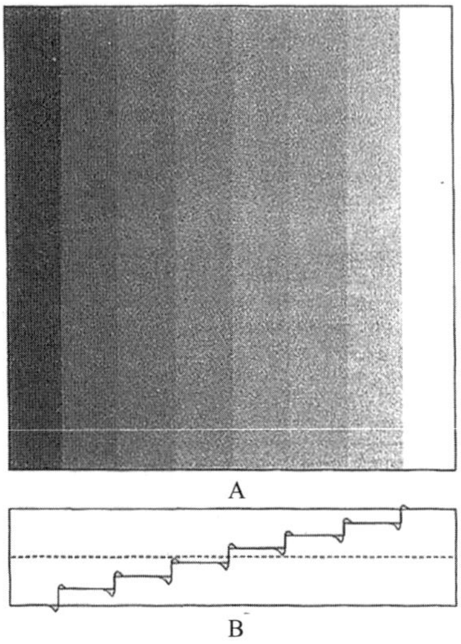

图8-9　马赫带示意图

A. 不同灰度的条纹图；B. 人观看此图时产生的主观亮度感。B是A的水平截面图，粗折线是客观灰度，主观感觉是带圆拐角的折线。（引自汪云九、武志华《心灵之窗》）

视觉系统功能的缺陷—错觉

人们发现自己的眼睛也不是完全可靠的，虽然俗话说“耳听为虚，眼见为实”，实际上情况并不如此。颜色感觉、亮度感觉等都不是一个绝对量值，而是一个与背景、过去比对的结果。动物的视觉系统不是一个客观的物理测量系统，而是一个有用的信息检测系统。这个系统有许多缺陷，其中错觉是人们最早发现的问题。下面举几个例子来说明。

图 8-10 是几种最常见的最简单的几何错觉。图A两条垂直的线段其实一样长，但看上去左边的比右边的要高长。图B中三条竖线是平行的，但看上去有些倾斜。图C两块长方块是等长的，但看上去近的一块要短于远处的

一块。图D两条平行线但看上去是中间鼓出来的线条。

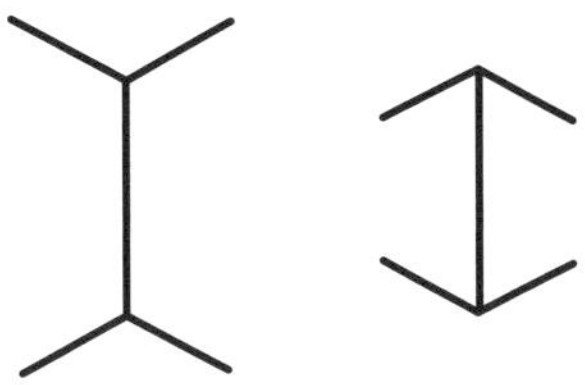

A标准的Müller-lyer错觉

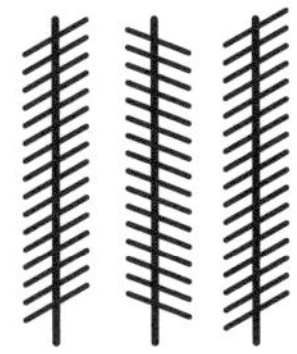

B Zollner错觉

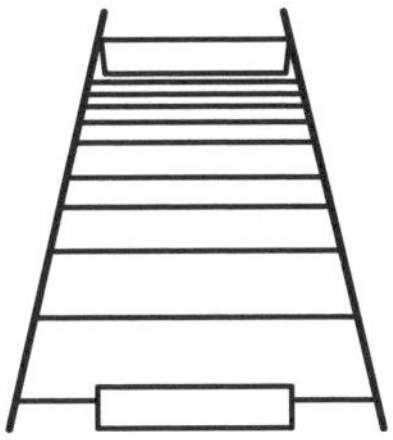

C Ponzo错觉

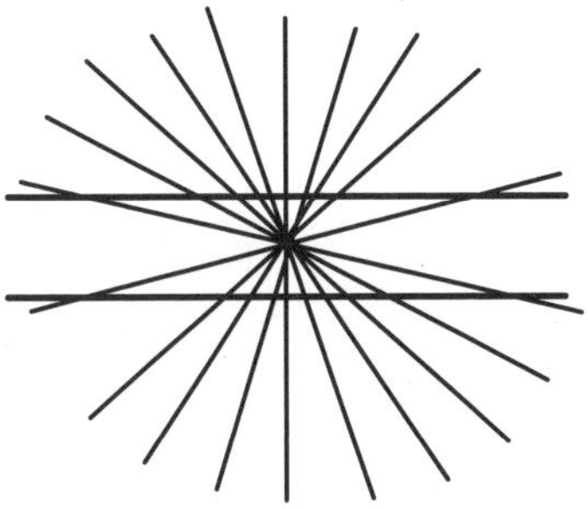

D Hering错觉

图8-10　几种著名的几何错觉

图8-11右上图是可以看出两种不同的形象。一个角度可以看出来是一个少女穿了皮大衣带了纱巾，但是突然又可以变成一个老妪的样子。完全相同的一张图，在不同时刻看出不同的形象。这种图形称为交变图。图8-11还列出几张交变图，图中上一行的中间图可以看成两个人相对而视，又可以看成是一个白色的酒杯。把左上图看成从右向左飞的鸟是天鹅，而从左向右飞是猛禽的样子。下面一行三张小图，中间小图从不同的角度看得到的不同形象，从左向右看是鸭子，从右向左看是兔子。一张人脸的像，把他的眼睛和嘴巴剪下来转一个角度又贴上去成为图8-12（左）样子，这个表情尚可忍受。把这张图整个旋转180°就变成图8-12（右）样一张图像。这张图凶相毕露。这说明图形的方位，特别是与其他图形的特征的相对方位，对于图形的内涵起重要作用。

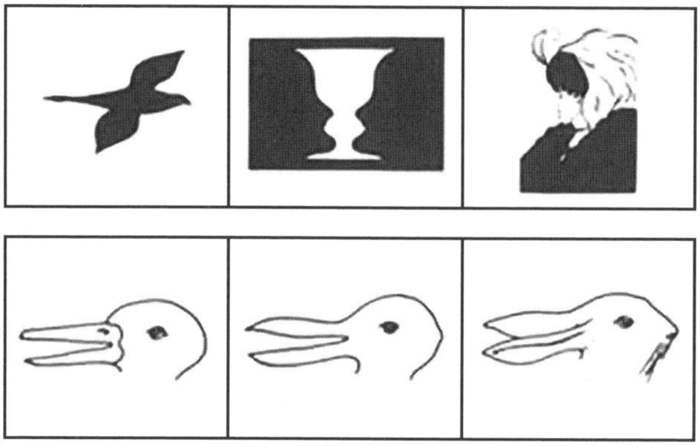

图 8-11 几种交变图：天鹅—雕，人脸—酒杯，老妪—少女和兔—鸭头图

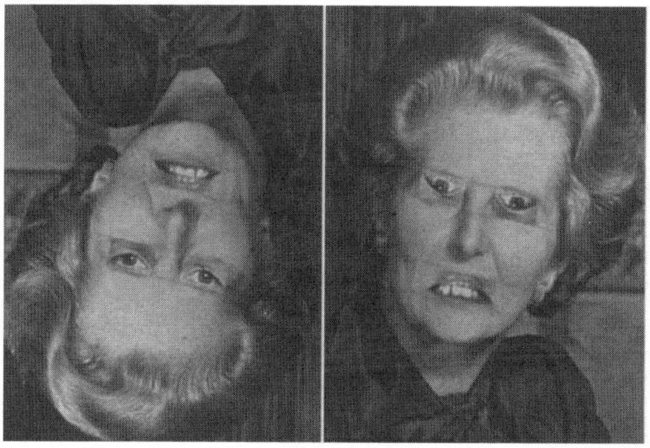

图 8-12 人脸的变形图

如果图形较大，人要了解其含义，只能用注意力逐步扫描，才能得到整体观感。画家有时可创作局部与整体不协调的画作，使人处于矛盾之中。莫里茨·埃舍尔（Maurits Escher）是制作这类画的大师。他的那幅士兵走城堡楼梯图就表示出局部图形和整体图形的关系（图 8-13）。城堡顶上面一群士兵在行走，一直往下走后来又变成向上走了。每个士兵在他的位置上都是对的，但整体是错误的。实际上它的台阶就像右边台阶上画出的样子这是一个整体是矛盾的，但是局部是正确的构图。埃舍尔是一个视觉幻图的大师，他创作过很多这样的作品。

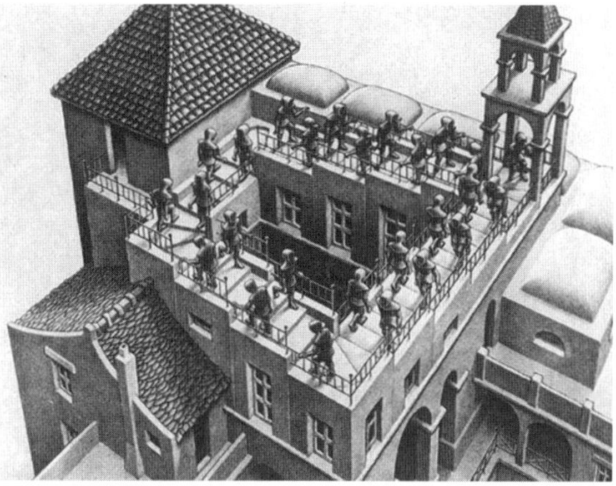

图 8-13　士兵走城堡楼梯图，此图是埃舍尔创作的最著名的一张图

视觉注意是视觉功能中的很重要的一个环节。现在了解有两种不同的注意机制：一种是自上而下的驱动，有意识、有目标的探索；另外一种是自下而上的驱动，这是无意识的，特别是当显著的目标出现的时候，包括运动、颜色、反差边界、闪光等图像特征驱动的注意机制。

图 8-14 是一张人看石膏像（A）的时候记录下来的视线转移图（B）。右图基本上把石膏像的轮廓给勾画出来了，表示轮廓部分包含着更多的重要的特征。

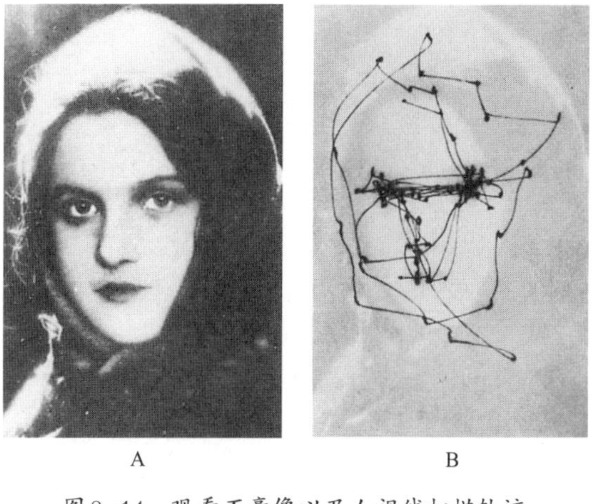

A　　　　B

图 8-14　观看石膏像以及人视线扫描轨迹

视觉应该说是脑的形象思维功能的一部分。我们常常视而不见，或者叫作无意识状态下的视觉。还有就是看见但是不理解，大脑需要有意识的情况下对视觉图像进行理解接受，填充补缺，期望推断。这些都是人的思维的重要方面。

在绘画理论里，有一种理论认为在头脑里先有鲜明的物体的意象。大脑的体感皮质上人的嘴唇、手指都占了很大的面积，这些都是人体的敏感部分。这是生理上的投射关系，所以儿童画直接反映了这种畸变形象，小孩子画的人物都是大脑袋大眼睛，大手大脚。

视觉患者中有一种特殊患者，他的视皮质高层次受损之后，看不见出现在视野内的一些东西，叫忽视。中世纪哲学家邓斯·司各脱认为，感官获得的信息是混乱不清的，需要理性思维对它们进行梳理与澄清。

视觉系统也是神经系统发育的一个很好的研究对象。20 世纪六七十年代，有很多工作集中对猫的视觉发育进行研究。比如生下来的猫，在它的颈部带上一个枷锁使得它脑袋不能随便乱动，并把它饲养在只有竖直条纹的桶里头（图 8-15）。这样长大的猫，它的视皮质神经细胞只对竖直条纹有反应。反之，生长于水平条纹环境中的猫，视觉神经元只对水平线有反应。

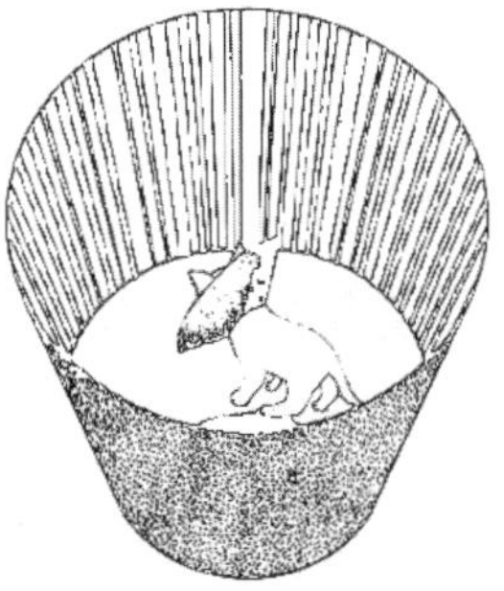

图 8-15　研究幼猫视觉发育过程实验安排

小猫生下来以后就饲养在圆筒中，筒壁上画的全是竖直条纹，脖子上套个枷锁，以防头部乱动。成年后用它做视觉实验，从视皮质引入电信号。饲养在竖直条纹圆筒中的小猫的视皮质细胞几乎都偏好竖直条纹。

实验还表明，对猫来讲出生以后几个月是它发育的关键期，在这个关键期里，如果大脑没有合适的刺激，神经细胞就不会有反应。人类的关键期大概是 2～3 岁，如果在这个关键期里大脑缺少合适的刺激，会造成个体终生对这种刺激没有反应。

完形理论和广告设计

这是心理学中最早提出的关于图像识别的一种理论。“Gestalt”是德语词，表示形状、整体、配置和组织之意，在中文里难以找到一个词与之相对应。汉语有译为“完形”的，或干脆音译为“格式塔”。这个理论最初由马克斯·韦特海默（Max Wertheimer）等于 20 世纪初提出 。

完形理论认为，知觉过程不是简单地把看到的东西叠加起来，而是有意识地将其组成一个整体。这个过程中有一系列感知原理在起作用，称为完形定律。视觉认识过程中的定律总结有如下几条。

一是接近律：空间上比较近的图像元素集合成组或集。例如，几排圆点（图 8-16A），我们往往把它们看成一组竖的直线，因为圆点之间纵向距离较近。

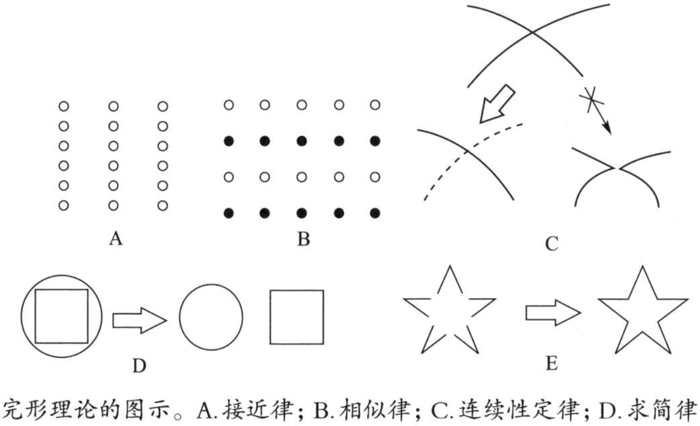

图 8-16　完形理论的图示。A. 接近律；B. 相似律；C. 连续性定律；D. 求简律；E. 闭合律

二是相似律：当相似和不相似的物体放在一起时，我们总把相似的物体看成一组。如图 8-16B 所示，在此图中虽然圆点与黑点之间的距离是一样的，但是我们总把黑点看成一组，空心圆点看成另一组。

三是连续性定律：人们很自然地把图 8-16C 看成是一条较为平直的弧线与另一条较为平直的弧线相交构成的，而不是两条相对的尖角线构成 。

四是求简律：如图 8-16D 所示，人们常直接把它看成是一个正方形和长方形的重叠，而不是其他各种组合，长方形和正方形是简单几何图形。按这一规律，视觉常给世界以最简单的解释。

五是闭合律（填充律）：当我们观看图 8-16E 时，我们把它看成一个五角星，而不是 5 个 V 形的组合。在看成五角星的时候，我们的感知过程自动地把缺失部分补充上去，以达到一个完整的结构体系。

上面介绍的完形原理，用一些图例说明很容易被大家理解。但是要深究起来，却又使人难以深入研究。接近性、连续性、闭合性等都是几何语言，难以用解析方法加以清楚表达，所以让计算机根据这些定律对图像进行处理，计算起来或工作量特大，或无法进行计算。

后来，有些科学家想把完形原理用抽象的场论加以描述。假想在神经系统中某一部位的神经元组成一个相互作用的“场”，在外界图像进入这部位后，在“力”的趋势下向“完美”图形进行运动，达到连续的、对称的重心平衡和得到“美”的图形的最终感知意象。这种理论工作过于抽象，没有指明神经系统哪一部分进行工作，“力”和“场”是什么？什么是“美”的图形？等等。所以这类工作仅停留在理论兴趣阶段。也有的科学家想从景物、物体、几何形体用拓扑构形出发，把完形原理加以数学化，提出认知的拓扑理论等想法。但是这种理论的数学描述尚未建立起来，对一些实验结果的解释也是似是而非，信之者可说对，不信者可说错，达不到现代科学对一种理论成立的严格要求。

人类社会已进入信息社会，各种大众传媒充斥着大量商品的广告。广告的目的是吸引人的注意力。从青蛙到人，无不为运动物体所吸引，青蛙的眼睛只对运动物体有所感知，对不运动的东西视而不见。人的视觉不至于如此，但也会对运动的物体更为重视。所以，当代著名哲学家卡尔·波普尔（Karl Popper）说："电视节目为吸引眼球,有一条经得起考验的铁律——动作，更多的动作。"此话道出了广告的真谛。电影、电视成为媒体的主角，主要原因是它们可以传播动态的信息。

眼睛最感兴趣的是有差别的事物，一面白墙没有提供信息，眼睛不会有兴奋性反应。所谓"警钟长鸣"是一个错误的说法，它完全没有考虑到感官的适应性，如果警钟长鸣就是始终给人以不变的刺激，没有变化就没有信息。一幅图像的对象和背景之间有差别，表现在光照亮度上、色彩上、细节上，这些差别吸引眼球的注意力。运动图像本质上来讲是时间轴上的位置变化，给人以运动的感觉，这是最吸引人注意的因素。颜色的空间差别是造成颜色感觉的重要因素，这是服装设计师们都应该了解的规律，不同颜色的搭配，不同服饰的造型，造成人物的不同精神状态、风度和气质。颜色、图案、花纹甚至会造成错觉，影响人对胖瘦和高矮的感觉。

现在，电视上的广告时间以秒计，费用以万元计，所以广告商希望广告设计师设计出能在最短的时间内吸引眼球的广告以展示一个品牌，广告设计师也千方百计地去达到这一目的。但是也有不少设计师不懂视觉原理，设计出来的广告让人不知所云。有的广告画面中目标对象与背景的颜色反差太小，无法给人一目了然的感觉；有的用等亮度的颜色显示目标运动，使观众看不到清晰的运动。这都是因为设计师不了解人的视觉系统分成两个大系统，其中负责运动和距离的大细胞系统只对黑白边缘有反应，对颜色没有反应。

一个画面中不可同时有多个对象出现，对象太多引起视线无法专注。

例如，海洋中的鲨鱼面对成千上万条饵鱼，它会感到困惑；非洲草原上的狮子面对成百上千只角马飞跑，也会不知所措，无法选定下手的目标；幻灯片制作的新手，往往选用密密麻麻的大堆文字，使人看了头痛。

画面的布局最好有一个引导作用。例如，一幅文字广告，应该非常清晰地分出行距和字距，有一些文字广告常常行距、字距不分，使人看了不知是横着念还是竖着读（图 8-17）。

糖 果 点 心
百 货 烟 酒
质 量 上 乘
价 格 优 惠

A

糖果点心

百货烟酒

质量上乘

价格优惠

B

糖　果　点　心
百　货　烟　酒
质　量　上　乘
价　格　优　惠

C

图 8-17　广告词中文字的排列和布局起重要作用

A. 四句广告词，一共 16 个字，如果各字之间等距离排列，看起来令人费解，不知是水平排列还是垂直排列；B. 这是一种正确的排列方式，符合完形原理；C. 同样的四句广告词，这样排列完全误导了观众，浪费了阅读时间，起不到文字的作用。

另外，白内障是否摘除对人的视觉影响非常巨大。从出生以后就摘除白内障的人还可以恢复正常视觉，如果成年以后再摘除白内障，就已经不可能恢复正常视力。老年人摘除白内障，可能会对他的视力带来良好的改善效果。所以白内障的拨除跟年龄非常有关系。

视觉艺术的生理基础

灵长类动物和人的视觉系统不仅是由外周到中枢、由低等到高级的层次式的加工方式，而且明显地分立为三个不同性质的加工系统。视网膜的输出细胞（神经节细胞）分为两大类：大细胞亚系统（magno-subsystem）和小细胞亚系统（parvo-subsystem）。它们到达侧膝体时，呈现明显的分层结构。侧膝体上的大细胞投射到视觉初级皮质（V1）的顶部，小细胞投射到V1区的底部。1978年以后，一种新的染色方法被发明应用，称为细胞色素氧化酶法，可揭示这种投射关系的精细结构。用这种染色法，科学家发现V1区上部散落直径约2mm的椭圆形斑块，它的颜色较深，呈不规则分布，斑团间组织的颜色较浅。来自侧膝体的大细胞系统与V1区上第4B层联系，小细胞系统与斑团间组织联系。而斑团组织既与大细胞又与小细胞联系，生理学实验证明，斑团中的神经细胞对刺激物的颜色的亮度敏感，而对形状和运动刺激无反应。而斑团间组织只对朝向有反应，不论由颜色造成的还是运动表现的边界，只要有边界和朝向就有反应。而4B层上的细胞对朝向加运动有反应，如上下运动的水平条纹或左右运动的垂直条纹。V1区的神经细胞投射到V2区进行进一步加工，V1区的三个分开的细胞功能系统到V2区仍旧分别处理和加工。V1区的斑团间组织投射到V2区薄条区（thin stripe），仍旧对色敏感。V1区的斑团组织投射到V2区浅条区（pale stripe），还保持对朝向敏感，V1区上的4B层的神经细胞投射到V2区厚条区（thick stripe），它们对体视、深度（可能包括运动）敏感。英国神经生物学家塞米尔·泽基（Semir Zeki）等研究表明，V2上薄条区上的细胞投射到V4区，V4区是大脑中关于颜色视觉高级的感觉区，此区受到破坏会引起颜色失认症，但仍保留对形状、运动等认知功能。V2区上的厚条区投射到中颞叶（middle temporal area，MT），此处负责运动、体视感知。V2区上的浅条区的去向有点不明确。

视觉系统在形态结构和功能上分成三个平行的加工系统，不仅有大量的生理学实验支撑，而且得到临床和行为学上的验证。有的患者在脑部受损造成局部视觉功能的丧失，但仍保留其余部分的功能。例如，V4受损患者仍可认识面孔和形状，但是他的视觉世界里变成黑白的了，一切都是灰蒙蒙的，鲜艳的颜色在他看来像漂白一般，刚落下的雪变成灰的很脏的样子。一些心理学实验也证明视觉具有平行分立式加工功能。例如，有一个实验证明运动感受的细胞是色盲的。实验把红色条纹和绿色条纹并列放置而且沿垂直方向运动，然后调节红和绿色的亮度，等到它们的亮度相同时，被试者就会发现运动速度减慢，甚至停了下来，这是因为运动是大细胞系统负责的，它对颜色不敏感。日常生活中，我们看到“理发店招牌”图案，它就是由黑白相间的条纹螺旋状盘绕在圆柱体上。圆柱体旋转时，产生不断向上的运动错觉。如果把黑、白两色换成红、绿两色，而且使两者的亮度相同，再让圆柱体旋转起来，就不能产生向上运动的错觉了。其原因也在于负责运动和体视的大细胞对颜色是不敏感的，亮度相等的两种颜色，对它来说就是均匀一片，看不出运动来。

近代绘画流派中有一种叫“点画”派，这种画派，不使用线条，只用不同颜色的色块来作画（图8-18），在一定距离上也能朦胧地分出个形象和轮廓来。但是把点画的局部放大，就看不出颜色的分界线了。许多画的印刷品，靠近仔细看时，也能看出由一小点一小点的色块组成。这是因为在一定距离内，形状系统的空间分辨率要高于颜色系统的空间分辨率。欣赏水彩画时，常会有朦胧的感觉，这是因为水彩画只能引起色觉系统的兴奋，边界轮廓系统（大细胞系统）不起作用。彩色电视也利用视觉的这一特点获得好处。其颜色系统的空间分辨率要比形状系统低三四倍，所以只要花费较少的电视频道容量来传送信息，即可达到相当好的形状空间分辨率，节省了大量的信息传输资源。

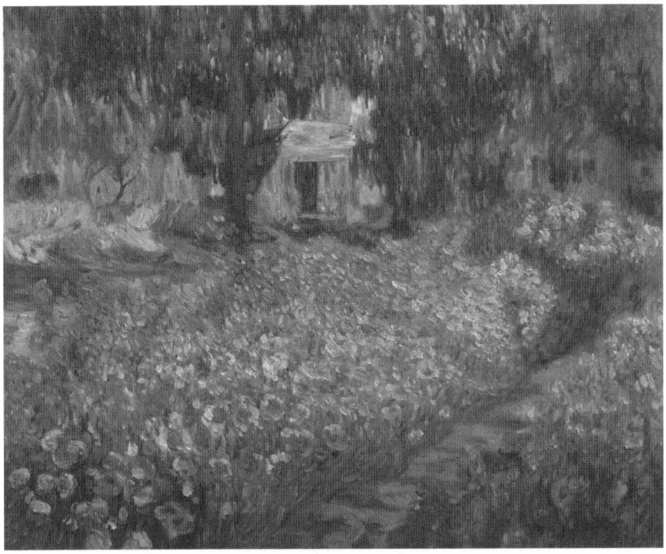

图8-18　莫奈花园的鸢尾花（莫奈，1900）

神经生理学家泽基描述过一位患者，她双侧顶叶受损，影响她的运动视觉。她说她感受中的世界是完全静止的。她在穿越马路时完全无法判断来往车辆的速度，为此而感到十分困惑。她说："当我看到小汽车时好像很远，但当我想穿马路时，它突然变得很近了。"后来她只好根据声音来判断车辆的远近。她连倒一杯茶也有困难，水流好像冻住了，也看不见水杯中的液面升高，她不知道何时停止倒茶。

一位俄罗斯士兵在第二次世界大战中被子弹击中顶叶，这导致他不能看到完整的场景，只能一次看一小部分景物，同时他也左右不分。他说，整个世界不断模糊和消失，若隐若现，好像水流中的木块。

有的患者，如一位因脑部受伤而失去颜色视觉的艺术家，但其所有其他视觉功能均保留了下来。他感觉世界包括梦境都是灰色一片，他看到的人变成一具形象生动的灰色雕像，这使得他躲避与人接触，尽量少参与社交活动。一切事物的颜色也变得令人厌恶，他只好闭着眼进食。后来他只喜欢食用单色食品，如白大米、黑咖啡、黑肝、白酸奶等，因为这些东西看起来相对正常一些。也有患者，颞叶某一小部分受损，造成面孔失认，对许多熟悉的人，包括老朋友和家人都认不得了。他告诉大夫："我能清楚看到他们的眼睛、鼻子和嘴巴，但我无法把它们综合在一起。他们看上去像画在黑板上的粉笔画……我只能依靠他们的声音、头发分辨男女……有一次我在俱乐部里看到一个人就在我面前，我问服务员，他是谁，服务员告诉我，我看到的是镜子中的自己。"

许多印象派画家能很好地应用色彩，创作出一些杰出的阳光下的景物画和人体画，但是他们不太喜欢用线条和细节，所以他们创作的作品，或朦胧没有距离感，像雾中的景色，或如中午阳光下耀眼的情景。虽然色彩强烈而鲜明，但画面显得平坦没有深度感。其原因是印象派画家喜欢用的色彩只能激发小细胞系统，而对产生立体感的大细胞却不起作用。印象派画家表现的是景物对眼睛的第一次冲击，而不是经过仔细观察后在大脑中形成的认知结果和概念的形成。因此，他们更强调景物的直观性、瞬时性，而不是深思熟虑的结果。莫奈是印象派画家中的大师，他应用技巧使静止的画面看起来会动。例如，他作的浮冰图看上去浮冰随水流在浮动。他的技巧是用一组高反差的浮冰，平列地放在水面上，而水面和浮冰的另一方向却是低反差，这就造成向高反差竖直方向运动的错觉。这种错觉在Mckay错觉图（或称威尼斯百叶窗帘）中可明显表现。观看图 8-19，可以明显感到水平方向的波动感，这个方向与波浪形的黑白方向是竖直的。人们称莫奈是光的画家，他也是第一批把画室搬到户外的画家之一。

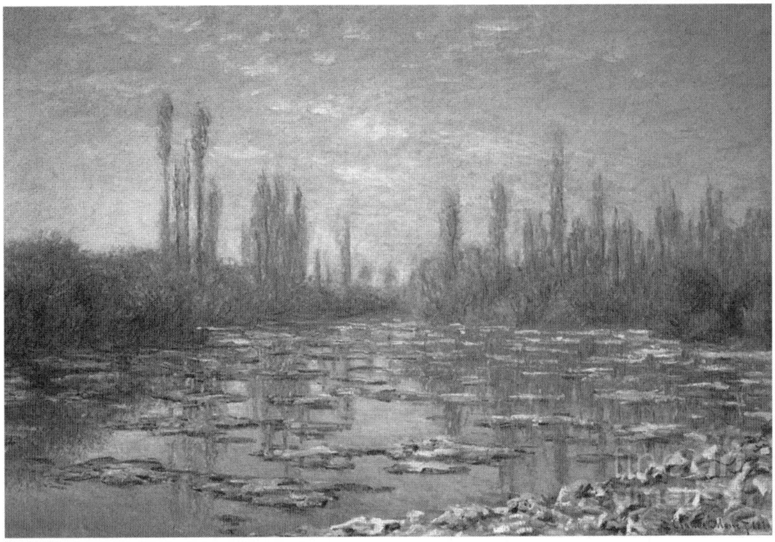

图 8-19　塞纳河上的浮冰（莫奈，1880）

1880 年早春严冬后，暖流改变了整个河川，浮冰沿河川冲撞而下，莫奈用一幅静止的画面描述了浮冰漂流而下的动态过程。

神经美学

英国神经生理学家泽基曾在人的色觉研究方面做出过贡献。1999 年，他提出神经美学（neuroesthetics）的概念，认为美学有它的神经基础，从而用神经生理学来解释一些社会、心理现象。他组织过一个研究所，从事神经美学方面的研究。现在，国际上也有这个专业的学术活动。2002 年，在美国加州伯克利召开首届神经美学学会，这个学会专门研究美学的神经基础或机制。

神经美学的创导者泽基是一位有相当造诣的视觉生理学家。他发现高级灵长类包括人的 MT 区（中颞叶）是运动感知中枢，V4 区是颜色感知中枢。

泽基认为神经美学是想了解美学经验的神经学基础。美术（包括图画、雕刻、影视等）是艺术家创造出来供人视觉欣赏的艺术门类。人的视觉系统是历经数千万年进化而成的高度分化的感觉系统，比之语言系统的进化历程更为长久（语言文字才数千年历史）。视觉系统能在几分之一秒的时间内识别出目标，这个过程之如此高速和高效，任何人造系统都相形见绌。脑的视觉功能在于从快速变化、纷繁杂乱的环境中认出对象来，而视觉系统在当时当地观察到的信息却是片面的、瞬时的。因此视觉系统能自动地寻找事物的本质（essential，或恒常性constant）。人的视觉交流从神经结构上保证了能在很短时间内完成这个复杂的任务。视觉过程又是一种高级的认知任务，需要与以往的知识、记忆相比较和辨别。所以视觉脑占据了人的大脑的相当大部分。视觉系统通过“表观”的现象，探求事物的真相和本质，从哲学上讲视觉系统是寻求完美、寻求真相的系统，应当属于柏拉图的理想主义和康德的完美论。美术家的创作，是通过作品表达事物的真相和美的本质。美术家在创作以前，需要进行观察，选取一个视角、一个场景和一个恰当的时刻，去刻画一个事物，这个特定的视角、时刻应当是最好表达这个事物本质的，然后选用表达方式（线条画、水彩、油画或是雕塑）一方面根据艺术家本人的喜好，另一方面他们也不自觉地运用了视觉系统的特性和规律，如黑白的线条画激发视觉系统中各类边形或条形感受器，水彩画或者油画极大地刺激小细胞系统。所以泽基认为，美术家也应当是一个视觉科学的研究人员，只是他自己不自知而已。实际上也是如此，如颜色视觉的三色理论、歌德的颜色论，都是先于三种不同的视锥细胞发现前，在无数染色师、艺术家的实践活动中摸索出来的。所以美术家也应该就是视觉科学的同盟军，艺术家也必须了解和掌握视觉系统的活动规律，利用这些规律创作出他的作品来。美学也有全人类普适的一些东西，如看到一幅齐白石的游虾，或一尊维纳斯的雕像，人人都会赞赏，观赏者通过视觉系统激发他的愉悦中心，这个过程可能是共同的，而且这条道路可能是视觉系统所特有的。

本书上文已说过，线条可以表达物体的轮廓和边缘，带有重要信息。另外，视觉系统中V1 区的神经细胞专门对不同朝向的线条敏感。因此，中国画以线条为主要表达方式，西洋画中的钢笔、铅笔画、速写和漫画也大都用线条作为主要的表达方式。发展到后来，有一个流派把所有形状回归为线条，通篇画幅只有横七竖八的线条，实在令人费解。这个流派以卡西米尔·马列维奇（Kazimir Malevich）为首，他们认为，直线比曲线有更强及更深刻的表达意义（这一点可以由感受野的电生理实验证明），一切复杂的形状都应当回归为（简化为）直线。在所有各种朝向之中，尤以水平方向和垂直方向的直线为最重要（这两个方向可构成直角坐标系，对欧氏几何非常重要，另外视野的水平方向一般要大于竖直方向，水平方向上天敌或同伴的出现，对动物的生存非常重要），因此，这个流派的作品中仅出现水平放置的长方形或色斑。这类作品通常非常抽象，但是它充分利用，视觉系统的特性。

毕加索发展出了立体派（cubism），即在一幅画面中画上不同视角的物体（图 8-20）。物体是三维结构，而绘画是想把它表达在二维空间上。虽然

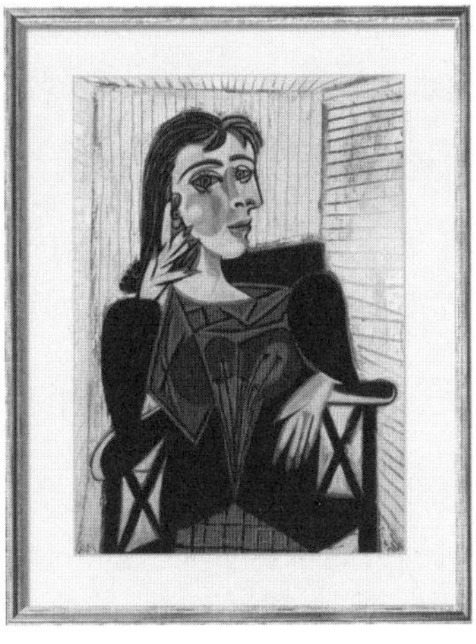

图 8-20　朵拉·玛尔（Dora Maar）肖像。此肖像画的面部明显是由两个不同视角看到的形象的组合（毕加索，1937）

用阴影、遮挡、透视等办法可以表达部分立体信息，但人认识一个事物必定从不同的视角观察物体，所以，立体派画家干脆把不同的视角观察到的景物画在同一张画作中，造成粗看起来十分奇怪的情况。但是立体派画家使用多视角画面的重叠来表达一个立体事物，也不失为一种不得已而为之的办法，这样可以提供给观众更多的信息。

人类是有颜色视觉的，所以油画、水彩画有丰富色彩元素，可以表达大自然、人物、场景中的五彩缤纷的面貌。人的色觉来源于中央凹的视锥细胞，格拉尼特（Ragnar Granit）的研究表明，人类视锥细胞有三类，它们有各自不同的吸收光谱，按吸收光谱的高峰来命名，有三类色素细胞：蓝、黄和红色，它们组合成万紫千红各种颜色。但是颜色视觉并非那么简单明了，自牛顿时代开始，就有三色学说、双色学说之争，到现在尚未彻底解决。这里先把学术争论放一放，看一下别的动物有没有色觉。科学家发现动物界中昆虫眼中有 4 种色素细胞，某些鱼类也有 4～5 种色素细胞。真是不可思议！这些动物眼中的世界远比人类丰富多彩！难怪热带雨林中有的鸟类羽毛如此漂亮，海中鱼类光彩夺目。

想要在二维平面上表达三维形体（动物、车辆、人体等）的运动（再加一维时间）是一件异常困难的任务。画家们想尽各种办法来达到这个目的，有的用动物奔跑时肢体伸张程度表示，甚至多画几条腿，图 8-21 女士牵哈巴狗的画面，女士就有多条腿和鞋子，小狗也有一排腿，看上去有点动态感觉。有的画家用运动物体掀起的尘土来表示，或用飞扬的旗子、破开的浪花等，这样也可以表达部分运动的样子。想用一幅静止的画面来描述一个运动的物体，难为了古今中外的所有画家。人的视觉系统中大细胞系统对透视物体敏感，它的时间分辨较高，但空间分辨率较低，也就是说它对事物的细节看不清。如何用画作来激发大细胞系统，使它产生运动的感念觉呢？实在没有一种完美的办法 ，除非去看电影电视这类影视像作品。在有的画作中，观众也能感到一种动态的气氛。有的作品用一些流动的线条或色块描绘风暴的来临，也有的作品用倾斜的树木、吹弯的枝条、流淌的河水来描绘运动的事物，还有的作品利用运动错觉（上节中提到的莫奈浮冰）来刻画流水。但是这些效果都相当有限，其冲击力与真实的场景相距甚远。林风生总结画家们表达运动特性的几个方法：瞬时定格、构思动感场景、叠影、视错觉产生动觉、心理暗示等。画家们各有各的特长来处理这一问题，但是总体来说，还没有找到统一的最终解决办法。

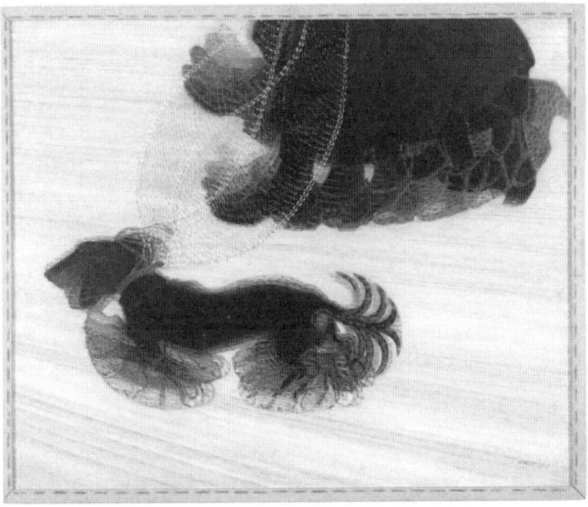

图 8–21　女士牵狗图（Balla，1964）

画中描绘一位穿长裙的女士牵狗散步的情景。注意女士的裙摆 ，小狗的四肢和尾巴，都是多个运动瞬间过程的叠加。

绘画是视觉艺术，擅长表现二维图像，要想让它表现听觉、嗅觉、味觉等内容，更是难上加难。作家汪曾祺在《想象》一文中写到，宋代画院录用画师，常出一些画题以考察画师想象力。其中有一题“踏花归去马蹄香”，此题富有诗意但极难表达。一画师极聪明，画一人骑马上，有两只蝴蝶追随马蹄飞舞。文中还提到，老舍先生曾点题请齐白石画四幅屏条，其中一幅是求画一句诗“蛙声十里出山泉”。这意境极难画，主要难在如何表达泉水声远，蛙声更响。齐白石设计巧妙，他在画幅两侧用浓墨绘出直立石头，用淡墨画一道曲曲弯弯的山泉，在山泉下边画上七八只摆头摇尾的蝌蚪。真是伟大艺术家的匠心独具，他成功把水声、蛙声画在二维平面之中！

西方国家非常重视肖像画，一些中世纪创作的肖像画依然栩栩如生地保留着主人的容貌。现代神经电生理学家发现人和灵长类动物的颞叶层，有一些专门对面容起反应的神经细胞。脑损伤患者的心理学研究发现，面孔失认症（prosopagnosic）有一种特殊的情况，他们大多可认出眼睛、鼻子等五官，但是无法把它们结合成一张面孔。有的不认识熟人 、朋友、妻子，有的甚至不认识镜子里的自己。面孔辨认是一项十分高级的认知活动，但婴儿生下来不久，即对母亲的面容感兴趣，当母亲的面容出现时，婴儿会感到安全和温暖，发出笑容。画家对人的面容和表情十分敏感和注意，有的画家对人脸有极强的记忆力，只要见过一次面，就会记住这个人的面孔。

我们至今尚未找到美学的神经学的基本规律和公式。脑是长期进化的美丽的器官，我们应该要了解和欣赏这个美丽的器官和它的产物。

09 第 9 章 意识与视觉注意

注意可能是工作于高度平行PDP(平行处理分布式存储)处理之上的一种串行处理。

——克里克

如果你在纷繁复杂的环境中工作或学习，必须要集中你的注意力，排除干扰杂音，专注于你的任务！这种专注力在某种程度上决定了一个人的成就大小。注意缺陷障碍，即俗称的多动症是多发性儿童病症，常常影响儿童的学习成绩。那么人的注意力是由什么神经部位调控的呢？它又是如何起作用的？

注意是意识的要素之一

短时记忆和注意是人的意识的必不可少的两个要素。人从睡眠状态中清醒过来，就睁开眼审视环境，然后进行洗漱等动作，其间眼睛视线不断扫动。在众多事物上跳动！一刻也不停息。现代医学发现，人在睡眠的某一阶段，虽然眼睛闭着，眼球仍在快速运动，称为快速眼动期（REM），这个现象可能是远古时期人类狩猎活动保留下来的特性。紧跟着的是眼球不动期（NREM），这两个活动期组成完整的一个周期，一个夜晚大约 4~5 个周期。

动物的生存环境中包含着大量有用的信息，而且瞬息万变，稍有不慎，性命攸关。如何从大量信息中鉴别出重要信息，以做进一步仔细分析，这就是“注意系统”要解决的问题。因此，有人认为注意系统是意识的入口处，有人干脆认为注意就是意识的一个部分。

注意活动不仅表现在视觉范围，还在听觉领域也有很大作用。例如，鸡尾酒会效应，在一个人员众多的鸡尾酒会上，人声嘈杂，但是两个好朋友之间仍能进行谈话。当然，他们两人必须聚精会神，仔细聆听。如果用仪器测量大厅的声音，会发现音量远高于两人间的私人谈话。但是两人仍旧可以辨认出对方的话语，这是一般物理仪器难以做到的，也是一个令人感兴趣的现象。

心理学研究中有大量关于注意的实验资料和理论。心理学早期关于人的意识有一个“聚光灯”比喻。这个比喻设想，一个黑暗舞台上的聚光灯，把大量感觉输入综合成单一的意识经验，传播给大量无意识的观众。认知科学把人的思想活动比拟为活动空间，称之为一个全局性工作空间（global workspace）。在这个空间里有一些场景和角色在活动，但是舞台聚光灯只集中照到某个角色身上，跟随而动，忽略其他角色，过一会又转换到另外角色身上。好比人在清醒状态时意识流的转换过程。当然，这仅仅是心理学的解释和比喻，科学家并没有给出它的神经基础和运行规律。

视线（眼球运动）是视觉注意的直观显示，20 世纪中期有些心理学家在人眼上吸附一片小镜子，用胶片记录从小镜反射来的光轨迹，得到被试在观看人物图像时视线的轨迹。分析这些轨迹图，就会发现当图像变化时，人物眼、鼻、嘴处信息密集部位有较多注视点。

心理学教科书经常会提到这样一个实验，说明注意力在人的认知过程起重大作用。研究知觉的心理学家丹尼尔·西蒙斯（Daniel Simons）和克里斯托弗·查布里斯（Christopher Chabris）在 1999 年制作了一段时长为 32s 的视频，这段视频现在很出名。视频中，两组人站在一间很普通的大厅里，一组人穿白衬衫，另一组人穿黑衬衫，每一组成员要来回传接一个篮球。在视频大约进行到一半的时候，一个穿着黑猩猩服的人出现在了画面中，他面向镜头捶打胸口后离开，这一过程长达 9 秒。心理学家将视频播放给被试，让被试数一共传了几次球。实验后询问被试，只有不到 60% 的人注意到了大猩猩。

预注意处理加工

早期心理学家发现，人眼观看某种质地（texture）图时，很容易分清它们的界线（图 9-1）。

tttttttttttttttttttt

tttttttoooootttttttt

tttttttoooootttttt

tttttttttttttttttttttt

图9-1　t字母背景上一组o字母，人眼很容易把o字母片边界区分出来

心理学认为视觉注意的自下而上过程是一种“预注意”（pre - attention）过程，也就是无需努力、自动进行的过程。目标常常会从背景图案中自动跳出（pop out）（图 9-2），所需时间也比较短，只需 25～50ms（每项）。这类实验对于不同质地（纹理、朝向、动向、颜色等）的图形，似乎同样有效。这种自下而上的显著图（saliency map）的产生过程，覆盖整个视野，所以，这是整个视网膜平行加工的产物。而自上而下的视觉注意过程则是需花时间和力气的过程，需要 200ms 以上的时间。

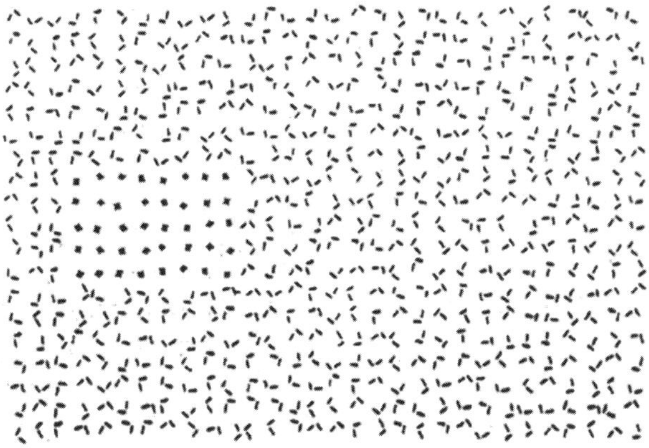

图 9-2 二种纹理＋和L构成的测试自动跳出效应的图形。左侧中部有一小块＋构成的方块，很容易从图形中“跳出”

预注意加工过程虽然进行迅速，但对稍微复杂的纹理预注意过程就难以快速完成。例如，屏幕显示一堆绿色字母T和一堆红色字母S，只有一个

红色字母T浑杂其中，要求被试找出红T，被试需要用些脑力才能完成这样的任务。此时没有跳出效应，而且跳出效应还有非对称的性质，例如图9-3A，在一堆圆圈中很容易找出有缺口的一个，而在一堆有缺口的圆圈中（9-3B）找出一个完整的圆圈，却有点难度。人们认为预处理是由视觉系统初级部分平行加工而完成的，处理后的信息被提供给注意系统，以便进一步的审视。这两个系统完美地配合使得视觉系统达到臻善臻美的程度。正像战场上使用大视野但低分辨力的警戒雷达，配合小视野但高分辨力的炮瞄雷达，既能快速发现目标，又能精确定位目标。

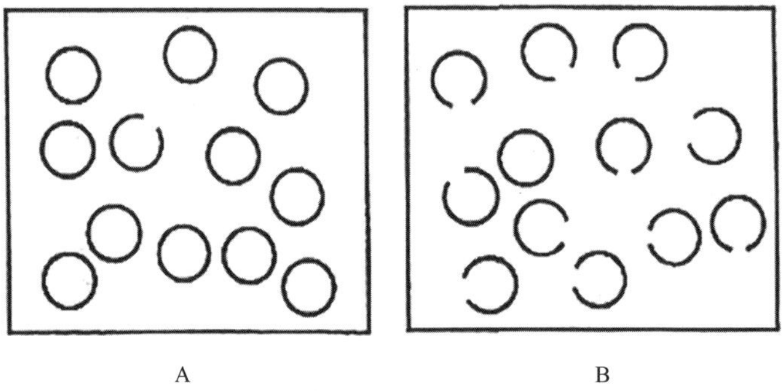

图9-3　找出与众不同的一个

在A图的一群圆圈中找出有缺口的一个比较容易，而在B图的一群有缺口的环中找出完整的圆圈比较困难。（引自汪云九等译《惊人的假说》）

参与眼球运动控制的脑区，现在已大致确定，如图9-4所示。视神经主流信号从视网膜出发，经侧膝体到达视觉初级皮层（V1区），分成两大支：一支为背侧通路，到达后顶叶（posterior parietal cortex，PPC），它直接指挥视线到达感兴趣的目标；另一支为腹侧道路，到达颞下皮层（inferotemporal cortex，IT），这条道路的任务是识别目标，需要意识参与并花些时间。这两条道路又汇聚到前额叶，执行更高级的视觉任务。前额叶的损伤引起各种忽视症，影响复杂图形的识别。前额叶也有许多神经纤维反馈到后顶叶PPC和颞下皮层IT，甚至到视觉初级皮质（V1区），以执行自上而下的视觉搜索任务。

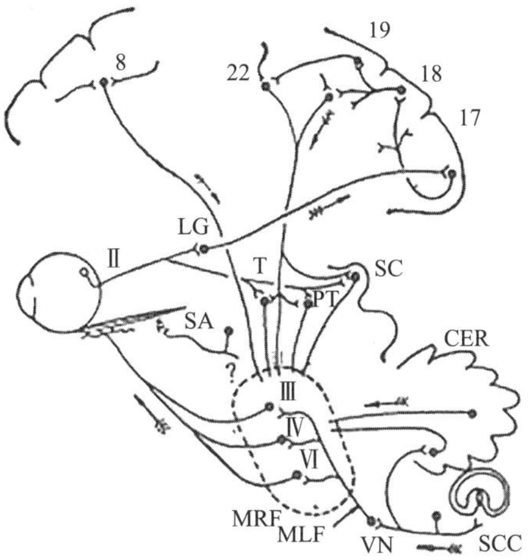

图 9-4　眼球运动控制的神经回路

视觉注意的理论模型

如果刺激足够显著，它会在视野中“跳出”，这种基于图像特征的注意，成为一个显著性点，驱动视线去瞄准它。这个过程比较快，无需花费脑力，是自动进行的，大约每项耗时 25～50ms。这是一个自下而上的注意过程。

美国心理学家威廉·詹姆斯认为还存在一个自上而下的注意过程。这一过程中被试主动搜索目标。例如，有意在车流中找出一辆红色小轿车。此任务可变，寻找时间取决于当前的任务，完成此任务需深思熟虑，消耗更多脑力，整个过程受额叶的控制，反馈到视皮质，大约需 200ms 或更多时间。

因此，视觉注意分以两个亚系统：（1）自下而上（基于图像显著特征线索）；（2）自上而下（依赖于任务的线索）。

如果把眼球运动作为视线注意指标，而把视线作为注意力的指标，那么神经科学的研究表明，注意机制的神经线路如图 9-5 所示。刺激图像经视网膜接收并初步加工后变成电信号，经侧膝体中转，到达视皮质，分成两支，一支到后顶叶，另一支到达颞下皮层，两支又集中到前额叶皮质，发送信号到上丘，指挥眼球运动，或是与记忆和认知功能相互作用，或与其他运动系统作用。所以，眼球运动（表示视线的转移）的这种功能，看似简单，实际上信息流经过大半个皮质，牵动多个大脑皮质功能区。

科赫等曾提出一个自下而上视觉注意的计算神经科学模型（图 9-5）。输入图像首先进入多维图像特征分析滤波，被分拆为边缘、颜色、运动、亮度等因素，并选出最强的一张图，再综合其他通道来的特征图，形成一张显著性图形，显著性图形之间经过竞争[例如，胜者为王（winner-take-all）方式]，最后找出唯一胜者，把视线转移到该点上去。过一段时间输入图像变化，或系统在原图像停留时间太长而疲劳，系统重新工作，找出新的注视点，视线再转移，实现回程抑制（IOR）。在这个处理过程中，需要进行滤波，常用滤波器是DOG（双正态分布型）形的，这类滤波器与视觉研究中发现的On-中心感受野的兴奋曲线一致。“胜者为王”是神经网络的一类。所以，科赫和欧曼（Ullman）模型以及Itti-Koch模型认为，注意和眼动有着共同坚实的神经基础。

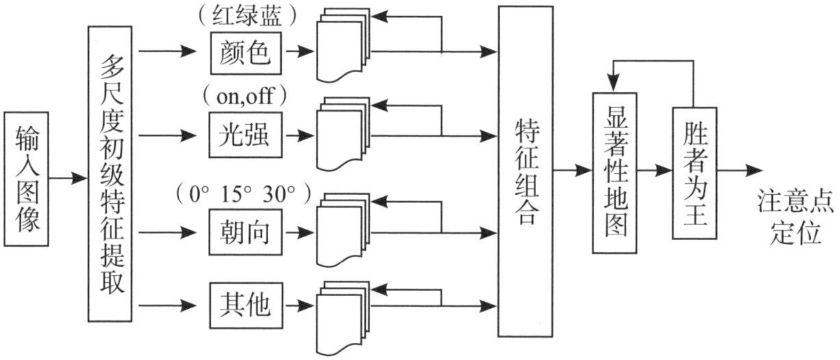

图 9-5　自下而上注意控制的一个典型模型的流程图

注意机制存之所以有在的必要，是因为视场信息量十分巨大（10^7～10^8

bits)，因而只能让少量信息进入短期记忆和觉知。这形成了一种由平行加工向序列加工的转换。

英国伦敦大学心理系李兆平关于视觉注意显著图提出的一个模型，称为V1模型。这个模型是依据哺乳动物视觉系统中感受野的结构和功能提出来的。视网膜上的感受野大都是同心圆式的结构，中心兴奋、外周抑制，或者中心抑制、外周兴奋。到了枕叶的视觉初级皮质，感受野大多变成不对称的边形(一边兴奋、一边抑制)，或条状结构(中间兴奋、两边抑制)，或者中间抑制、两边兴奋。这类神经细胞对感受野中刺激物的朝向敏感。视皮层含有大量兴奋性神经细胞和抑制神经细胞。根据这些基本事实，模型在兴奋性向上路径上，安排了侧向的抑制性神经元。这个模型可以对简单的图像要素(朝向、颜色、纹理等)中的显著特征，进行检测。当然这个模型还需与自上而下系统综合起来，执行完善的显著图监测。克里克等神经学家普遍认为，丘脑是负责注意的器官。丘脑的网状核的功能在于从一群对象中作出选择。注意的作用是在一群竞争的联盟中作出倾向性选择，从而感受到某个对象和事件，而不被注意的对象就在瞬间消逝了。

厦门大学周昌乐团队对于视觉注意十分重视，周昌乐最新出版的《机器意识》，在第一章就论述了视觉注意，并强调了视觉注意的重要性。同时，在书中作者还列举了一些神经生理解剖和心理学研究资料，讨论了视觉注意的模型研究等。周昌乐依据人脑的背侧通路负责获取目标在何处(where)的任务，以及腹侧通路负责“目标是什么东西(what)”的信息处理上分工，并结合大量视觉感受野性质研究方面的资料、视觉心理学上特征检测理论，综合提出了一个自底向上视觉注意计算模型(where system guided bottom-up attention model，WSGBAM)。在这个模型的基础上，再结合心理学中关于工作记忆的机制，建立了一个自顶向下和自下而上的视觉选择性注意计算模型(top-down guidance and bottom-up processing combined attention model，

TGBPCAM）（图 9-6）。这个框架由两个小框架组成，左边的背侧通路（负责定位和运动）和右侧的腹侧通路（负责颜色、细节）提供显著图，经胜者通吃（WTA）竞争网络选择一个优胜特征，同时根据设计者的要求来控制注意调度。他们对这个模型进行了四方面的测试：一是运动图形的焦点测试，该测试中使用两帧图像之差别找出显著图；二是复杂动态场景的注意焦点的计算测试；三是指定方向线段搜索实验；四是复杂运动场景中的人物搜索。试验结果表明TGBPCAM具有较强的自适应能力，能根据工作记忆中的内容自动分析视觉场景，将视觉注意引导到最符合主观要求的视觉目标上。因此，该模型既有重要的理论意义，又具有应用到实际场景中的可能性。

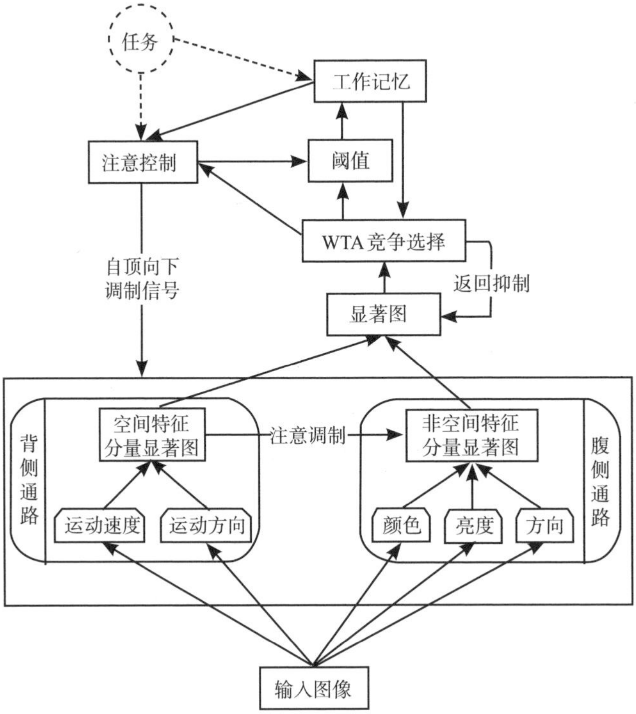

图 9-6 周昌乐等提出的关于自顶向下和自下而上的视觉选择性注意计算模型（引自周昌乐《机器意识》）

人眼不是最优的系统

人的五官(视、听、触、味和嗅)之中，就重要性而言视觉当推首位。俗话说“百闻不如一见”，又说“耳听为虚”。现代神经生理学研究告诉我们，人类从外界接收的信息中大约有 80%来自视觉。视觉受到伤害的残疾人，生活十分不便，深感痛苦。

我们的文学作品中有很多词汇是关于眼睛的，绘画作品中的眼睛也是十分传神的。我们生活在大自然赐予我们精巧器官的恩泽之中，眼睛使得我们既可以欣赏惊天动地的宏大场景，又可以观察到细微的变化。由于眼睛这一“设备”太自动化了，因而我们不易觉察它工作的复杂性，而以为本该如此。一旦失明后想用“义眼”来代偿它的功能，才感到人类在大自然前面是多么的笨拙和无能。人们发现刚出生时，婴儿的眼睛大而明亮，但却无神，不会看东西并识别目标。三个月后婴儿会“无师自通”地认出母亲的面貌，虽然当时他还不会说话，也不会走路，完全是自己学习的本领。婴儿不断地观察探索环境，先是移动的目标，再是彩色的物体，父母亲的面貌，他会对观察所得，报以甜美的笑脸。这个过程完全是一个自学习过程，一定是婴儿神经系统内发生了变化，但是变化的机理现在尚未可知。

生物进化史告诉我们，地球上出现生命约 38 亿年，寒武纪前动物进化出了像“感光细胞”一样的神经细胞。有了感光细胞后，捕食者能有效发现食物，被捕食者可以更快逃避敌人。于是寒武纪时代动物的眼睛成为捕食者和被动物者之间斗法的武器。这促进寒武纪生命大爆发的上演，进化史中称为“进化开关”。科学家在约 5.21 亿年前三叶虫的化石中就发现“复眼”，一些其他节肢动物有“单眼”，某些昆虫也开始进化出复眼，某些动物也发展出像人类一样的相机眼的雏形。动物的演化史是非常迅速的，如果把地球整个 38 亿年生命演化史比作一天，那么 5.21 亿年的眼睛进化史才

3.34 小时。

从形态上考虑，动物的眼睛大体分为两大类:一类称为复眼，许多昆虫就是这种眼睛，它是由许多小眼形成的球状体，例如，蜻蜓的眼睛是数万个小眼构成的复眼；另一类叫相机眼，人眼就是它的典型代表。复眼和相机眼各有其优势。昆虫的复眼视野开阔，但是空间分辨率较低，而对运动物体的时间分辨率较高。所以昆虫看不清楚静态物体，难辨细节，但是目标稍有活动，它能立刻觉察。相机眼的眼睛视野较窄，但空间分辨率较高，看得清楚细节，但是时间分辨率较低。人眼视网膜有上亿根神经纤维向中枢传送信息。

人是动物界的最高进化者，这主要就智力而言，其他能力和器官另当别论。鹰眼的空间分辨率比人眼高达十倍之多；至于色觉，人类更比不上许多其他动物:鸟类、两栖类、爬虫类、部分鱼类。正常人视网膜中央凹包含三类视锥细胞:第一类是蓝色感受细胞，其视蛋白吸收光谱峰值在 420nm；第二类是绿色感受细胞，视蛋白吸收高峰在 530nm；第三类是红色视锥细胞，峰值在 560nm。人眼看不见低于 380nm 的光和波长高于 760nm 的光。

但是有的鸟类和昆虫视网膜中有吸收紫外线的视蛋白，能看到紫外线，称为四色视觉。因此，它们生活在比人类更丰富多彩的颜色世界中。没有科学研究，人们不可能知道，鸟类和昆虫的视觉和“精神”世界会优于人的感觉和内心世界。

动物不仅具有优于人类视觉可见光的色觉能力，另外，某些动物还有人类根本无法感知的光波段。蜜蜂和某些昆虫能感知偏振光，以用来导航返窠。响尾蛇有红外感受器，用来发现和定位猎物。总之，从感受器角度考虑，人类不及一些动物。

但是，人类视觉系统的深度信息加工能力却远远超越其他动物。人类视觉系统的输出上达顶叶颞叶乃至额叶。而两栖类青蛙的视觉系统，层次简单，处理能力有限。它的视网膜输出纤维直达视顶盖，电生理实验表明，其视顶盖只有五类特征检查器（移动边检查器、凸边检查器、变暗检查器等），只对生态环境中与自己生存有关的少数几种图像信息感兴趣，并做出固定反应，例如对天敌作出逃跑或对飞虫作捕食反应，而对其他复杂图像信息一概“视而不见”。所以青蛙只对图像信息进行简单处理，它也没有学习能力，而人类视觉系统在出生后就具备通过自学习识别各种复杂图像的能力。

10

第 10 章 意识与认知科学

我猜想，即使长期记忆系统工作不充分，仍然可以有意识；但对意识来说，极短时记忆是必不可少的。

——克里克

认知科学的发展

认知科学是20世纪后半叶发展起来的科学，它是计算机、人工智能、心理学和神经科学交叉融合发展起来的新学科。它以研究人的学习记忆、语言思维和感知觉为目标，希望通过找出其中规律来促进计算机和人工智能的发展。而意识研究的发展稍晚于认知科学，20世纪末才形成高潮。因为意识与脑的认知功能同样也是脑的高级功能，两者之间不仅有交叉重叠，而且相辅相成，所以我们在本章中探讨它们之间的关系。

英国哲学家培根说过："健康的身体是灵魂的客厅，病弱的身体是灵魂的地狱。"这里的灵魂还可理解为意识、精神和内心世界。他的名言还可拓展到智能。聪慧的头脑、健康的身体和纯正清明的灵魂是完美人生的三大支柱。

大脑是人体的司令部，人的大脑有五大功能：智能行为，情感表达，意识状态，免疫系统、激素系统的调控以及躯体运动控制。这五大功能相互配合，协调工作。但是它们之间究竟是如何相互作用的，现在我们还知之甚少！从进化角度考虑，人脑是所有物种的器官中发展得最完美、最复杂，也是最神秘的。

认知科学以研究人的智能为主，又可细分为四个方面：感知觉、学习与记忆、语言和思维、注意。当然，这些功能的实现，必须有意识参与其中，或者是在清醒意识支撑下完成的。

大家可能有共识，即人类进行正常认知功能时必须处于正常的、清醒的意识状态。我们无法想象处于昏迷状态的人能进行正常的观察、思考和对话。但是意识在什么范围内，认知功能可以达到最佳状态？这是个未解之谜。一个人头脑发热时肯定不能作出合乎情理的、正确的决定，酒精能使人处于醉酒状态，但有不少科学灵感与睡梦有关，例如门捷列夫的化学元素周期表，德国化学家凯库勒的苯分子的环状结构等，而睡眠被认为是人的无意识状态。所以，人的认知和意识之间关系是极为密切而复杂的。

学习与记忆

谈到动物的学习记忆，必须要提到埃里克·坎德尔，他以海蛞蝓为实验对象，用电生理技术记录突触效率的变化。他几乎把巴甫洛夫条件反射的宏观实验，在细胞水平下加以重复验证了。同时，他也用电生理实验验证了心理学中的赫布学习律，故而荣获2000年诺贝尔奖。

谈到人的学习记忆的方式时，也必然要提到神经科学家怀尔德·彭菲尔德的工作，他在切除癫痫病人病灶前，征得患者同意，对其进行无痛实验，取得了非常宝贵结果。患者开颅后当电极插入患者皮层，通电后患者主诉他过去生活中的一个情景，非常生动具体，而且可无休止地进行下去，就像电影胶片从某处开始可不停放映下去一样。例如，患者说他进入一个剧场，舞台上在演奏交响乐，他可跟随乐曲哼唱。这些结果表明记忆是具体而详尽的，只不过平时处于压抑状态，许多记忆内容细节不能被回忆起来而已。因此，彭菲尔德认为，人的情景记忆犹如电影胶片存放在脑中，非常具体详细，平时处于压抑状态，一旦触发可无终止地进行下去。

为了找寻脑中执行记忆功能的中心，早期神经科学家使用传统的切除法。卡尔·拉什利用小白鼠作实验对象，切除皮质的一部分观看对记忆的影响，据说他用两千多只鼠做了实验，仍旧找寻不到记忆中心，只得到两条定律：第一条是质量作用律，即切除面积越大，丧失记忆越多；第二条是等势律，即切除的地区与记忆无关。仔细考虑一下这两条定律的内容，似乎什么问题也没说明。他带着失望的情绪去世。但是从现在观点看来，人脑的记忆是分散式的，类似全息式存储的。所以卡尔·拉什利的工作其实已接近问题的答案，遗憾的是，由于思想观点的局限，他并未得到问题的最终答案。

最早，心理学研究人的学习记忆问题，获得一些宏观的粗略的结果。心理学发现，人的记忆大体上可按照记忆的内容和性质，分成两大类（图 10–1）。第一大类是事件、知识的记忆，或称陈述式记忆，它记忆的东西是事物名称、人名、概念、场景等，这些常可用语言表达的东西，因此，也称显性记忆。这类学习记忆又可分成两小类：第一类称为情景记忆，关于事件发生的场景、人物、事件等内容；另一类称为语义记忆，包括词语、人名、物名、法律和科学术语等。该类记忆牵涉大脑的海马结构、内嗅皮质、旁嗅皮质和新皮质（包括颞叶和前额叶皮质）。

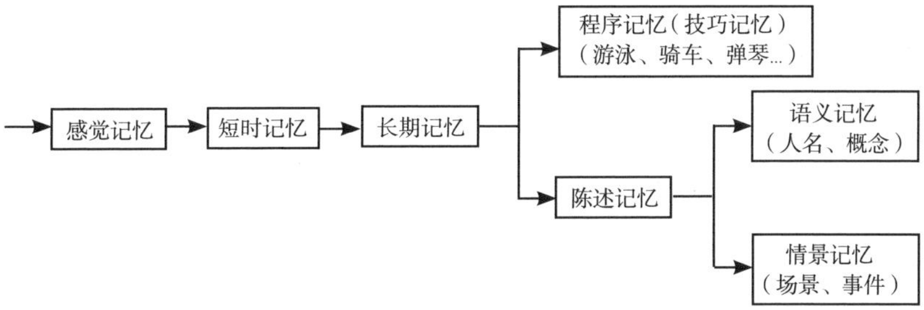

图 10–1　记忆的分类

按记忆的时间特性可分为三类，即感觉记忆、短时记忆和长时记忆；按记忆的内容长期记忆可分为两大类，即技巧记忆和陈述性记忆。

第二大类是技巧性记忆，或称过程式记忆。这类记忆常与躯体运动相联系，包括弹琴、骑自行车、游泳等技巧，表示“如何去做”的问题，整个过程难以用语言表达清楚，所以，也称隐性记忆。

第一大类只有当个体发育到二三岁时才能进行和保存下来，据悉长期记忆需海马的参与，而海马要到三岁左右才发育成熟。而且到了老年或得了痴呆症，这一功能衰退很快。第二大类记忆发展要比较早些，而且一旦学会，终生难忘，例如，孩提时学会弹琴，多年不弹，若干年后照样会演奏。骑车和游泳也一样，学会后中间搁置多年仍不会忘。这类记忆的学习过程常常有个临界期，开始练习时怎么也练不好，如骑车老跌倒，后来突然有一次不跌倒了，从此可顺当地骑行了，头脑中似乎有一个软件在编制，开始时常出错，一旦通过即可顺利进行。这类学习记忆牵涉到大脑内感觉、运动皮质、纹状体、基底神经节和小脑。

心理学实验表明，人的记忆过程按时程来说可分为瞬时（感觉）记忆、短时记忆和长时记忆。这三类记忆，它们的容量、时程及部位，列在表10-1中。表中组块（chunk）一词，可以是数字、字母、词语等，例如电话号码或中国诗词等。1956年，英国心理学家乔治·米勒（George Miller）发表一篇重要文章《神奇的数字7±2：人类信息加工能力的某些局限》，首次提出短时记忆的局限性。现代心理学中多把短时记忆称为工作记忆。20世纪70年代早期，艾伦·巴德利（Alan Baddeley）和格雷厄姆·希奇（Graham Hitch）提出一个工作记忆的理论，得到心理学界广泛重视。艾伦·巴德利的理论认为，工作记忆不仅仅是一个被动的仓库，而且是一个工作台（图10-2），信息材料在这里被处理、结合、转换。其中视觉空间画板模块、语音环路模块和情节缓冲器，三者可平行处理。神经科学研究表明，人类工作记忆中的视觉空间画板产生部位在右侧半球的几个脑区。中央执行系统的功能产生于大脑的额叶区。情节缓冲器模块最初是巴德利提出的，因为缺少神经科学实验证据，它在工作记忆理论提出25年后才被添加上去。

表10-1　记忆的时间特性

	记忆容量	记忆时间	记忆部位
瞬时记忆	9~20（图像项目） 5（声象）	250ms~300ms（图像） 4s（声象）	感觉系统
短时记忆	7±2组块	15～30s	
长时记忆	无限		海马、皮层等

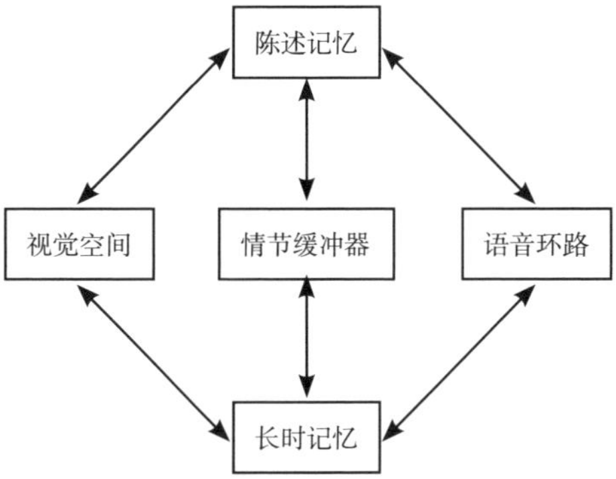

图 10-2　巴德利的工作记忆理论

突触修正学说

心理学研究往往走在神经科学前面，先发现一些宏观规律，然后通过电生理学验证。例如，视觉心理学中的马赫带发现在先，哈特兰的电生理实验在后；赫布的突触修正假说在先，坎德尔的电生理实验在后，赫布的突触修正假说提出数十年后得到电生理工作的支持，其中最为突出的是坎德尔的工作，他从细胞和分子水平揭示了大脑学习和记忆的机理。另外，计算神经科学家把它数学化，作为神经网络学习算法的依据，发展出一系列的神经计算机的算法，取得重大发展。

神经系统是一个极其复杂的多层次系统，可从以整体宏观水平研究，如心理学、心理物理等，也可以从分子、突触水平加以研究。这些研究在不同水平层次和不同角度相互印证。

心理学家赫布在研究动物的学习记忆时，曾作一假定："当（神经）细胞A的轴突足够靠近（神经）细胞B，或重复或持续地参与B的发放，那么某种生长过程或者代谢变化发生在两个或一个细胞上，使得A作用于B的效率有所增加。"这就是赫布突触修正假说，虽然当时没有确切的电生理资料加以支持，但后来的一系列生理实验证明了这个理论假设的正确性。

赫布在突触修正说基础上，发展出一系列数学表达式。例如：$V(a)$、$V(b)$分别代表细胞a和b的发放率，$W(a, b)$代表a和b之间突触强度，ΔW代表它的增量，那么：

$$\Delta W(a,b)=f(V(a),V(b)) \qquad (10\text{-}1)$$

其中f代表某种函数关系。这是一个十分笼统的表达式，在各种学习算法时采用具体的公式。

现在神经网络计算机上使用的学习算法，大多从这个假设派生出来。人的记忆不同于计算机上信息的存储。人的记忆有选择性，与个体的兴趣、情绪、感情等因素有关。记忆与遗忘是一对矛盾复合体，无关紧要的、没有兴趣的事件被埋入无意识层面，或者被遗忘。人的记忆也不是原封不动机械地保存，而是一个复杂的重新编排和组织过程，包括美化、丑化、恶魔化、故事化等加工。因此，事件的真实性常常受到质疑。人的记忆的可靠性是大有问题的。

人的学习记忆过程必须在意识清醒状态下进行，所以学习和记忆是在坚实的意识舞台上完成的演出。意识又分成有意识、无意识、潜意识等。人每时每刻都在从环境接纳海量的信息，但绝大多数信息“消失”得无影无踪，或者进入不可回忆的无意识状态。这又是一个神秘过程。这些不可回忆的记忆并没有消失，在彭菲尔德的实验中，在电刺激下这些“消失”的记忆又可生动再现，或者这些记忆又被发酵重组，不知何时何地发生作用。

认知科学的重大成果

20世纪后半叶，特别是80年代，认知科学有三大理论进展：大卫·马尔的视觉计算理论，大卫·鲁梅哈特（David Rumelhart）等人的平行加工和分布式存储（PDP）理论框架以及约翰·霍普菲尔德（John Hopfield）的神经网络计算机。这些理论进展不但对心理学和神经科学提供理论指导，而且对图像识别、神经计算机和机器人等工程技术提供模型观点。进入21世纪后，深度学习技术得到快速发展。

1.马尔的视觉计算理论

1977年，马尔应麻省理工学院人工智能创始人明斯基之邀，赴美国麻省理工学院人工智能实验室工作，并兼心理系教授。马尔早年就读剑桥大学，获数学硕士学位及神经生理学博士学位，所以接受过神经解剖学、生理学、心理学等方面的严格训练。他对神经系统的工作原理颇有兴趣，并试图用数学工具刻画它们。赴美前，他对新皮层、海马，特别是小脑的工作方式的研究中做出了一些开创性工作。1980年11月，马尔因白血病英年早逝，享年35岁。他的同事托马索·波吉奥（Tomaso Poggio）和研究生把他的工作总结整理成书，以他的名义出版，这就是在人工智能史上有一定地位的《视觉计算理论》（*Vision*）一书（Marr，1982）。该书自出版以来，一直是一本重要的视觉研究的书。该书集中了视觉研究的神经生理、解剖和心理学成果，结合计算机视觉的经验，用数学物理的观点方法，对视觉过程提出了一种全新的理论框架，为当时处于停滞状态的人工智能的重要分支（计算机视觉）提供了一个可供讨论的平台，推动了计算机视觉的发展。同时，它也为“图像识别”这种复杂的人工智能问题提出了创新的研究策略，从而载入人工智能发展史。

马尔把视觉系统看作是一种复杂的信息处理系统，其目的是在脑中建立起客观事物的一种“表象”。当然，这种表象对观察者来说是有用的，而且它还不会被无关因素所干扰。马尔从抽象的角度看待视觉，认为每种动物的视觉系统都有它自己的识别任务，任务的复杂程度决定了它的复杂程度。例如，青蛙的简单的生活环境及其生存需要，希望识别运动的虫子和敌害的逼近，而对别的景物并不感兴趣，它的视觉系统对它的生存来讲是“有用的”。人对环境的需要更为复杂，所以人的视觉系统结构也更为复杂，功能也更为多样。到现在为止，计算机视觉都是针对一定的场景和目标而设计的，所谓“通用”的、“万能”的计算机视觉，实现起来非常渺茫，因为识别任务常常有人为主观性，动物天生的视觉系统以对它的生存目标“有用”为标准，而不是通用的。人的视觉系统也不是万能的，计算机视觉更是如此。

对于一个信息系统而言，表象（representation）和处理（process）是两个关键性概念。所谓表象是指一种能把某些实体或某几类信息表达清楚的形式化系统，以及说明系统如何行使其职能的若干规则。使用某一种表象描述一个给定的实体所得到的结果，称之为该实体在这种表象下的一个描述。例如，阿拉伯数制、罗马数制、二进制都是表象数字的形式化系统；五线谱和简谱是描述音乐的两种形式化系统；各种字母文字是各种语言的形式化系统。每种文字语言都有它的使用规则，各种数制之间也有换算规则。

所谓处理其实是一种操作和运算，它将一些符号表象转变为另一些符号表象，使得表象越来越明确清晰，越来越便于使用，从而指导行动。

马尔的视觉理论，主要内容包括视觉信息处理的三个描述水平和视觉计算理论的三级表象结构，目的是要阐明怎样从图像中提取三维物体的形状信息，识别三维几何形状。

（1）视觉信息处理的三个描述水平

视觉研究的最终目标是要阐明视觉系统究竟是怎样完成视觉任务的。虽然视觉研究已经取得了显著进步，但向这个目标前进的步子却相当缓慢。究其原因，一是我们的视觉系统过于复杂，二是以往的研究工作并没有和现实场景的物理结构挂钩。在这种情况下，对解决问题的机制、解的形式、问题本身的特点，这三者应采取分而治之各个击破的策略。马尔认为，神经系统所作的信息处理和机器相似,被处理的信息很少受执行信息处理任务的硬件性质的限制。视觉是一种复杂的信息处理任务，目的是要把对我们有用的外部世界的各种情况表达出来。这种任务必须在三个不同的水平上来加以理解，这就是：

①计算理论（computational theory）——按照信息处理由什么开始，期望得到什么结果，把所要解决的问题公式化，同时说明此法可行此路可通的理由，澄清可行、可通所必不可少的条件，根据现实场景分析提出必要的合理假设。

②算法（algorithm）——在理论所限定的范围内，用以解决特定问题的抽象解法（或程序）。通常，算法是指怎样操作输入表象，得出期望得到的输出表象。一般地讲，同样一个问题可以有多种不同的算法。

③硬件（hardware）——指完成某一特殊算法的物理实体，它是由一些最基本的单元构成的。

在知觉信息处理中，上述三个水平各有其特定的位置。它们之间虽然有逻辑的因果联系，但需要强调指出的是：联系是松散的，三个水平基本上是互相独立的。不同的研究方法之间的差别，仅在于把研究的重点放在哪一级水平上。例如，神经生理学和神经解剖学主要解决机制问题，而心理物理学和行为学则主要与算法和理论有关。最终或许能把三个水平联系起来作统一的描述，但就目前的研究状况而言，把心理物理学和生理学的研究结果硬拉在一起往往是不适当的，因为神经系统的性质并不简单地等于单个神经元的反应之和。

计算理论常常容易被人们所忽视，然而它却是顶重要的。因为与知觉有关的计算主要取决于问题本身的特点，而不在于解决问题的特殊机制。需要计算什么，其依据是什么，这些问题一旦明确，算法就有可能设计出来。而试图通过解释完成算法的具体机制来揭示计算法则往往是无的放矢。

下面，我们将从计算理论的角度来论述与三维形状识别有关的三级表象结构，即密度表象、表面表象和三维模型表象的结构。视觉识别过程从先后次序考虑，可用图 10-3 的三步框图加以表示。每个方框内的功能作用，下面分别说明。

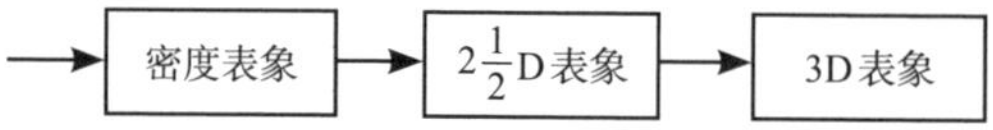

图 10-3　图像处理过程的三级框图

（2）密度表象

视觉信息处理开始于外部世界投射在两眼视网膜上的图像，视网膜像实际上是一个巨大的灰度密度阵列。视觉系统从图像中抽提的是一些什么信息呢？在观察一个场景与这一场景的素描画时，尽管它们的亮度全然不同，我们却觉得它们是极其相似的。这表明在画家使用的符号（例如边、线、点）和我们在正常的视觉过程中由画像抽提的自然符号之间存在某种对应关系。因此，可以肯定地说，视觉对图像所作的第一个运算是把图像转换成由一些原始符号构成的描述。这一描述所反映的并不是光密度的绝对值大小，而是整个视场光密度变化的情况。它既压缩了数据，又突出了对分析图像有用的信息。马尔把这种密度表象叫作基元图（the primal sketch）。基元图包含两种重要信息，一种是密度变化的点的位置，另一种是这些点的空间配置，即图像的局部几何关系（图 10-4）。基元图是对图像直接计算得到的。这一计算包括求原始基元图和求完全基元图两个步骤。

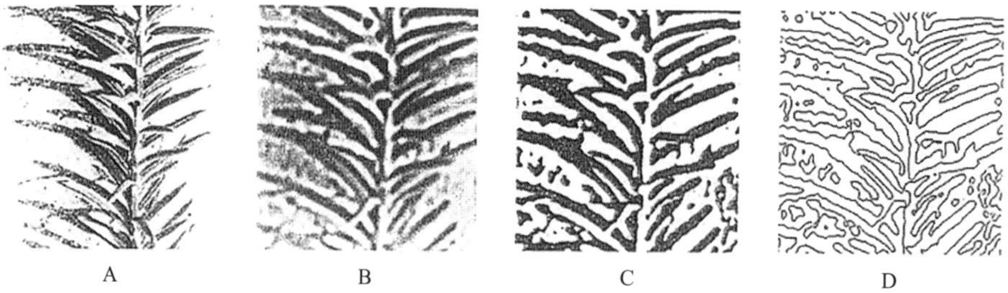

图 10-4　原始图像和预处理的结果（Marr，1982）

A. 原始图像；B. 用中等带宽滤波后的图像；C. 黑白二值图；D. 零交叉图

A.求原始基元图（the raw primal sketch）

这一步骤由三部分内容组成：确定密度变化的位置，检测密度变化的机制，用符号表达图像的密度变化。

首先论述如何确定密度变化的位置。在自然图像中，密度变化的空间尺度是很宽的，要对它作最佳的检测，就必须用几个大小不同的算子，即滤波器进行图像处理。密度图像突变的部分（例如边）对应图像一阶导数的极值或二阶导数的零点。马尔认为，期望的滤波器应能以一定空间分辨率对图像作二阶导数运算，而用高斯分布函数把图像变模糊就能做到这一点。因此，这种滤波器的空间结构与“中心—周边”型感受野是一致的，它通常由两个空间常数不同的高斯函数构成，其中一个兴奋，另一个抑制。

其次，考虑零交叉线段的检测机制。中心—周边型算子实际上是一个半功率带宽为1.25倍频率的带通滤波器，它只对空间频率中某一频段有最佳反应，该滤波器近似等于空间常数比为1.6的两个高斯函数之差，正好与心理物理学的持续性空间频率通道一致，而该通道是由对同一空间频率敏感的、具有圆对称感受野的那些细胞组成的。因此，持续通道相当于x细胞的集合。由此看来，滤波作用是由位于视网膜和外侧膝状体核的x细胞完成的。ON中心x细胞检测正值，OFF中心x细胞检测负值。一对ON型x细胞和OFF型x细胞的输入经“与门”作逻辑加运算即得零交叉点。而有向零交叉线段则是由一组排成一排的视皮层ON中心x细胞和另一排OFF中心细胞联合检测的。推而广之，如果把x细胞和y细胞的信息结合起来，就能构成方向选择性单元，把方向检测出来。

最后，用符号来表示图像的密度变化。要把所有空间尺度上的密度变化都检测出来，就要附加几个不同大小的通道，并对它们作同样的计算。大的滤波器检测模糊边，小的检测图像细节。虽然一般说来没有理由把各通道的零交叉结合在一起，但实际上是能够把它们合并成一组再后级处理

（如体视）有用的离散符号的。引起图像光密度变化的物理因素大致可以分成四类：亮度、被观察物体的表面反射性质、物体的表面形状、观察者离物体的距离或方位。这四个因素在图像中被编码，但它们有一个共同的性质，即它们的空间位置都是固定的。因此对密度变化而言，就存在一个约束条件，马尔把它叫作空间符合假设（spatial coincidence assumption），即如果零交叉在一组毗邻的独立通道中出现，而且它们具有相同的位置和方向，那么这样一组零交叉表示在图像中出现的密度变化是由单一的物理因素引起的。这一假设允许我们把各通道的零交叉结合起来，形成边段、线段、斑点、线段终端这样一些密度表象基元，基元的性质则由其位置、方向、大小（长和宽）及反差制定。原始基元图就是由这些基本符号构成的。

B.求完全的基元图（the full primal sketch）

在基元图中除密度变化的位置信息外，还必须确定这些位置的空间关系，因为它是后级处理如图形和背景分离的一个依据。观察由简单线条构成的图形，立刻就能产生鲜明的主观轮廓（subject contour），这一现象显然是由线条的端点引起的（图 10-5）。因而可以断言，在人的视觉系统中必定存在某种符号群集并合运算（symbolic grouping operation）。

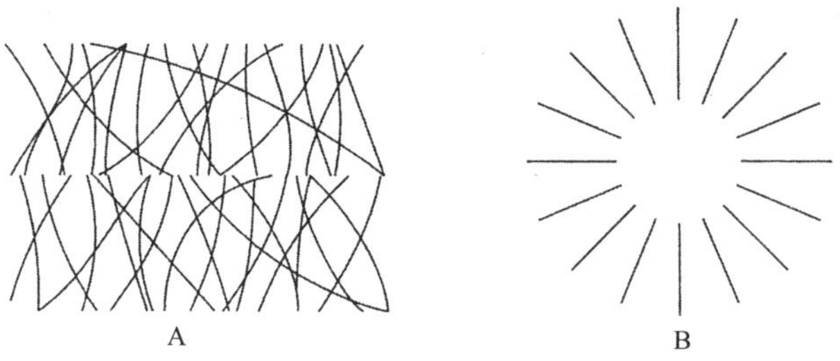

图 10-5　由线段端点形成的主观轮廓

上述密度表象是直接分析图像得到的。这一步把原始基元集合归类，类似心理物理实验中的主观轮廓的形成。

（3）求2.5维图

显然，要有效地利用各通道的信息，就得用某种方式把它们结合起来，保存起来。从计算理论的观点看，就是要在图像中建立表面表象，使深度、表面方向和不连续边界变明确，从而为后期处理如识别物体形状提供有用的信息。马尔把这种表面现象叫做2.5维图。在2.5维图中，表面方向是用覆盖在图像上的细针来表示的。针的长度指那一点的表面倾斜的大小，箭头则指表面的倾斜方向（图10-6）。

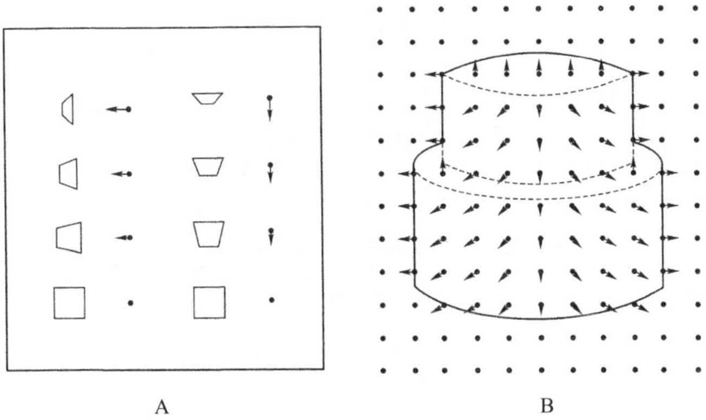

图10-6　2.5维表象图示

A.小面元相对于观察者不同朝向时，垂直于面元的投射图。左列为面元沿垂直轴转动时小针的长度变化，右列为面元沿水平轴转动时相应的小针的长度变化；B.两个圆柱体叠加在一起时，用小针法表达的表面表象（2.5表象）。

但是必须注意，这里的2.5维图是建立在以观察者为坐标中心的立场上的。

（4）三维模型表象与广义锥

视觉计算理论的最后一部分，则是用2.5维图中的表面信息建立对视觉识别任务特别适用的三维形状表象。这里所谓形状是指物体的几何形状，物体的基本的几何性质是平均位置（质心）、大小（平均直径或体积）、主轴或对称轴。但用这些性质来识别物体形状显然是不适当的，因为仅仅给出物体的位置、大小、方位并不能得出其形状的三维结构。但如果物体本身是由上述特性所描述的一些单元组成的，那么用这种体元（volumetric primitives）来描述它们的空间布局则是很有效的。图 10-7 所示棒条图就是一个明显的例子，我们识别图中的动物是毫无困难的。值得注意的是用来描述动物形状的表象非常简单，它仅仅是几根棒条而已。

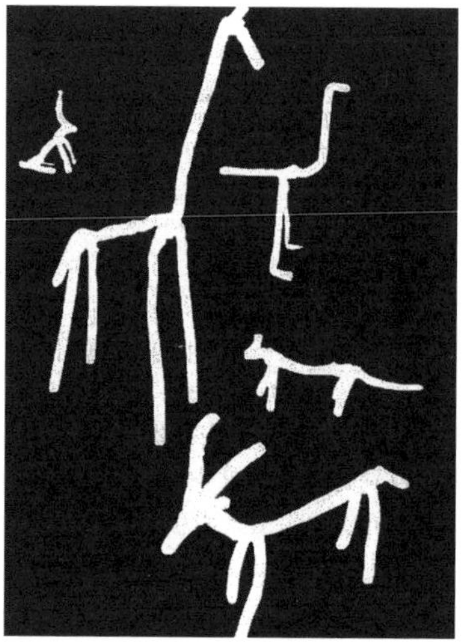

图 10-7　动物棒条图

许多动物的形体可以用它躯体的轴线来表达，因此简单的几根棒条就可以大致确定它是何种动物。

因此，有理由认为：体元是三维表象的基元，这种基元的数目相当少，基元之间的空间关系构成三维的形状描述。简言之，这种形状表象是体元的、功能结构的，是用物体中心坐标描述的。由上述概念发展起来的一种人体表象方案如图 10-8 所示，其形状描述的是一个被称为三维模型的棒条分级系统。在最简单的情况下，一根主轴线就指定了整个物体的位置、大小和方位，图中人体就是一个例子。不但如此，这根轴线还能用来定义坐标系，指定躯干、头部、上肢、下肢这些次级轴线的空间排列情况；其中每一个次级轴线又指定了更次一级的坐标系，例如上肢进一步可分解成上臂、下臂、手掌、手指等。所以，在这个分级系统中，处理任一级的形状表象，就像处理形状本身一样。

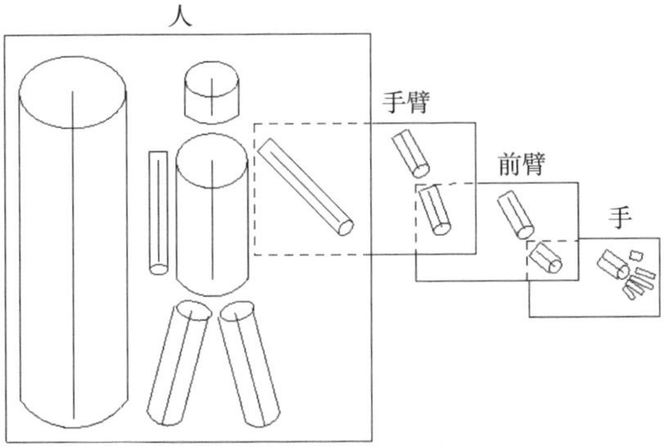

图 10-8　人体三维表象的一个方案。首先沿人体的脊椎建立第一级坐标（左图），然后逐步细化，建立头部、躯干、手、腿等次级坐标系，图中还给出手臂的逐步分解图，从手臂开始直至手指。这些坐标都是建立在物体（此处是人体）上的，所以与观察者的视角无关

在对三维模型所描述的形状下定义时，自然应该利用物体固有的突出的几何性质。如果物体存在自然轴线，就应该利用这些轴线。例如“香肠”的坐标系应取主轴，“人脸”应取对称轴。如果单用一根轴线就能表达形状的话，通常它就作为局部坐标系的基（base）。因此，广义物中心坐标系的一种方法就是阐明这类具有轴线的物体可视为三维结构的某一局部性整体，这类物体叫广义锥。广义锥系指某截面沿一给定的轴线平滑移动而扫出的表面，截面大小可以平滑地变化，或变小，或变大，但其形状保持不变。许多物体，特别是那些自然生长的物体，用一个或几个广义锥来描述是再恰当不过的。

（5）正则化理论

由于马尔英年早逝，马尔的合作者波吉奥等人，沿着视觉计算理论的思路，把初级视觉过程更抽象化、更理论化，用正则化理论（regularization theory）加以统一描述。

波吉奥等把初级视觉看作为一个“逆光学”问题来考虑（图 10-9），做个

简单的比喻，我们儿时常玩的手影戏，用双手的各种构型在烛光下可以在墙上演变出各种动物和物体的侧影。这个过程是三维物体（双手）经光学投影后变成墙上的二维图像。而视觉问题则是人根据两眼视网膜上的二维图形恢复物体的三维形状，因此视觉识别问题被看作逆光学问题。但是逆光学问题有许多解，需要加约束条件求得一个所需的解。

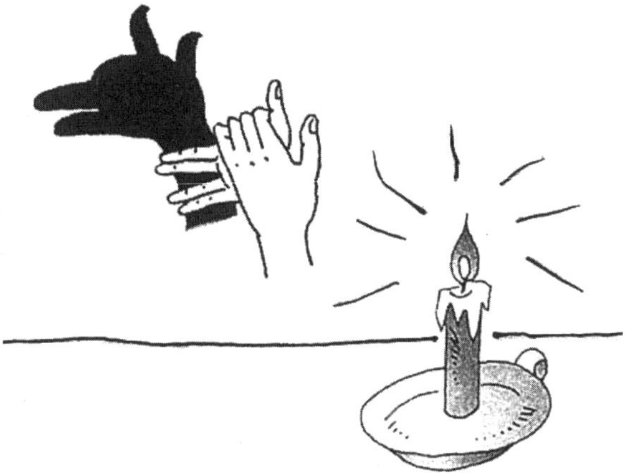

图 10-9　手影图示意

大多数初级处理，例如体现匹配、运动计算、边缘检测、表面重建等，都可以看成是这些逆问题的解。由于在把三维世界投影成二维图像时丢失了大量的信息，因此视觉观看时都要依靠自然的约束，即关于外部世界的假设，才能获得明确的输出。显然，约束的分析和使用在初级视觉中起着决定性的作用。

波吉奥等人把这个思路用数学方式来描述，并找到数学中的正则化工具来表达，从而在理论上把视觉感知过程抽象提高成一个数学问题。这一方面的理论工作，其意义无论怎么评价都不为过。

（6）视觉计算理论的评价

马尔创造性地把视觉过程放到一个大家可以讨论研究的理论框架之上，用三个描述层次把各方面的工作（心理、生理、计算机等）贯穿起来，他特别重视理论层次的研究，将这个原先是生理和心理学的研究领域提高到用数理方法可以研究的框架上来，同时把视觉处理过程用三级表象结构加以处理，提出每一级表象的任务和要求。波吉奥等人把初级视觉的各功能模块，看作是一种逆光学过程，归结为数学上的不适定问题，用正则化过程加以解决，最后用一系列泛函公式加以统一描述，在理论上达到相当完善的程度。这一研究思路在20世纪八九十年代达到顶峰。后来在研究视觉的高层次功能的生理和心理学方面进展不大，再加计算机视觉遇到一些高层次方面的原则困难，因此，对马尔的视觉计算理论和波吉奥的正则化理论在学术上有必要进行反思和评价。

马尔的三级表象中信息流向是从外周向中枢流动的，2.5维表象完全依据表面表象而来的，3维表象的建立也完全依据2.5维表象，总之，信息流是单向的。现在学术界认为先前的学习知识对于图像识别起重要作用，它们会反过来作用到前段表象的建立和处理过程。总之，图像识别过程是一个循环作用过程，既有自下而上的信息处理过程，又有自上而下的反馈过程（图10-10）。根据詹姆斯·吉布森（James Gibson）的生态光学理论，自上而下的过程中，高级视觉起重要作用，因此20世纪90年代，"主动视觉"一说在模式识别技术中风行起来。

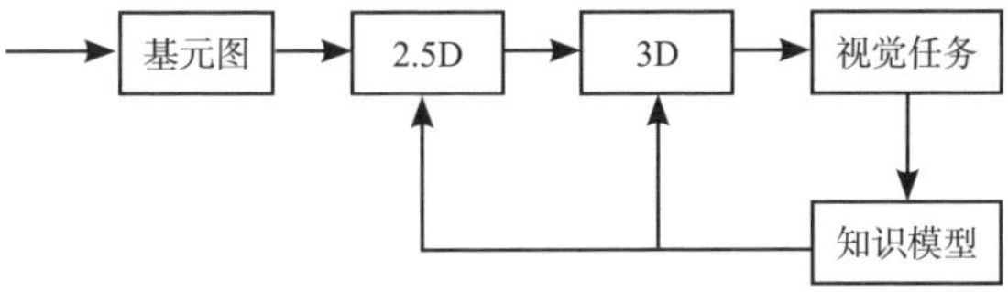

图10-10　一个较完善的视觉模型

视觉研究工作在初级视觉方面有重大进展，比如视觉生理方面有感受野概念、特征检测理论、神经还原论等。在计算理论指导下，马尔等人在初级视觉的一些模块方面取得很大进展，如边缘检测、立体视觉、光流计算等，但是在高级视觉层次的研究工作尚无原则性突破。人的认知活动估计有 80%～90%与视觉有关。人脑大脑皮质有 60%与视觉信息处理有关。除了 17 区、18 区等视觉初级加工部分已有明确的神经生理实验工作以外，大多数区域尚未得到探索，对它们处理信息的规律，我们还没有明确的认识。当今计算机运算速度虽然每秒可达万亿次，大大超过神经元的运算速度，就是因为不知道人脑处理信息的规律，所以，计算机在处理复杂图像方面仍旧进展不大。人们企盼着理论上的突破。

马尔去世后，人们为他举行过若干次纪念会，讨论和评价马尔的思路。与会者充分肯定马尔在具体的“硬件”（神经元、突触、回路等）背后看到它们的计算过程，并用适当模型加以概括，从而形成一种神经科学的手段。

克里克把视觉问题作为研究意识问题的突破口。人的视觉系统，根据生理和解剖又可分为两个亚系统（大细胞系统和小细胞系统）。一个系统是大细胞系统，它从 17 区出发到达顶叶，这个系统与躯体的姿态、目标的运动及体视有关，信息在这个系统中运行很快，而且运作起来主观并不感觉到，所以是无意识的系统。另一个亚系统小细胞系统也是从视皮层出发到达侧下方的颞叶，这个系统与颜色视觉和图像识别有关，工作起来比较缓慢，而且主观可以意识到。第一个亚系统的功能常常是固定好的，缺少灵活性，常有“反射性”动作。例如，打乒乓球时，运动员并没有太多时间去观看球的飞行轨道，但要马上做出反应，这就是视觉系统所起的作用。视觉系统在工作时，大脑存在有一些运算机制，例如两个空间上时间上稍微有差别的图形，脑子会把它们联系起来看作是一个运动的完整物体。脑子也会把不完整的信息或者模糊系统的信息加以填充补足。如观看主管轮廓图形，眼睛会看到实际上并不存在的线条。如果双眼同时观看两个矛盾图形，右眼看水平条纹，左眼观看竖直条纹，那么在一定时间内脑子只有“看到”其中一个图形出现，然后看到另一个图形，不可能同时看到两个矛盾图形。因此“感知”过程中有一个判决过程。这些视觉心理原则，对于设计计算机视觉会有所参考作用。

总之，马尔在视觉研究中开创了一种新的研究思路，在人工智能的发展史上有过重要贡献和影响。联系到现代的研究，马尔的理论需要发展和提高。

2. 平行加工和分布式存储

美国的鲁梅哈特、詹姆斯·麦克莱兰德（Jame McClelland）、辛顿（Hinton）等几位认知科学家在探究人和动物的认知行为的脑的工作原理和方式后，建立和提出一种理论框架，称为平行分布式工作原理（parallel distributed processing，PDP）。他们的讨论小组称为PDP研究组，从1981年开始，以美国加州大学圣地亚哥分校（UCSD）的认知科学研究所（ICS）为基地，少时五六人，多时十五六人，经常性地研讨认知科学的发展问题。参加研讨的不乏当时美国的认知科学的顶尖人物，像谢诺夫斯基（Sejnowski）、克里克等，ICS的所长诺曼（Norman）不仅提供设备条件，也经常参加讨论。他们还从多种途径获得经费支持，经努力办成了一件在认知科学发展史上有重要意义的事情。经过几年讨论和工作以后，他们于1986年出版以“平行分布加工”为名的两卷本专著，两年后出版一册关于PDP的模型、程序和练习的手册。前两册专著的副标题是：认知微结构的探索。认知功能包括感知觉、学习记忆、语言思维、注意等多种人脑的高级功能，这些都是大脑在宏观水平上的整体功能的表现，而它的实现却是由成万上亿个神经细胞完成的。当代科学对单个神经细胞的微观性质已有相当了解，但是如何把成万上亿个神经细胞组织起来，实现复杂的认知功能，却仍是一个问题。

PDP理论想把微观（神经细胞）与宏观（认知功能）之间的知识差距填补起来，尝试找出以模型神经元为基本单元构造的，具有一定认知功能的结构系统的工作原理和方式，并为此提出一种普适的信息处理和表象的方式。

认知科学家需要具备几方面的基础知识：神经生理学、心理学和计算机，当然也需要把这些学科知识融会贯通和抽象思考的能力。PDP理论框架是一般性的理论，它是具体事物的理论抽象，它的直接对象是神经科学和心理学。PDP理论可以说是对20世纪80年代神经科学和心理学成果的理论概括和抽象。

（1）PDP理论框架

鲁梅哈特等人调查了解神经生理学心理学、研究成果后，得到如下十个结论，这些结论提供了他们提出的一般的理论框架的依据。

①单个神经元工作得很慢。神经元的工作速度比现代计算元件要慢得多，神经脉冲的宽度是1ms，而当时计算机的基本操作是毫微秒计，因此，脑的硬件速度大约是计算机的硬件速度的1%。但是一个令人不可思议的事实是，当我们面临一个十分复杂的任务时，我们却处理得很快，例如面孔识别、语言交谈、直觉推理等，只需几百毫秒我们就能完成，也就是说，这些任务必须在不到100个串行步内完成，称之为100步程序约束。单个神经元不会完成十分复杂的任务，大脑一定是通过高度平行的运算才取得成功的。据此得到实现认知功能的一条重要规律：认知功能是通过大量简单的平行工作的单元协同活动的一种结果。

②大脑内神经元数目十分巨大。这是人们共知的事实，但人们往往难以估计大量平行工作的神经元会产生何等强大的运算能力。

③神经元从大量其他单元接受输入。一般估计，皮质神经元的树突上有10^3～10^5个突触，它也会在其他神经元上形成相同数量的突触。所以，把神经看作一个运算单元的话，它们的输入输出都是数量巨大的，因此，每个神经元的运算能力也是十分强大的。

④学习是修正连接。从神经系统的学习研究中，得到的一个重要启示，就是学习发生在神经元之间的突触中，把它用于PDP理论，学习的“知识”

编码于连接模式之中，而不在于单元本身，学习过程通常就是修正连接强度，通过这种简单的学习方式，就可以发展出几个强有力的学习算法。

⑤神经元之间的通信是通过连接发送兴奋性或抑制性信息。

⑥脑中的连接似乎具有清晰的几何结构和拓扑结构。例如，视网膜到视皮质的投射，保持原先的空间关系。脑区之间连接突触大多很短，有的较长但为数不多。投射是由神经纤维来实现的，在空间和拓扑学上有这种相邻性的约束条件存在。因此，脑某一部位的相邻，投射到另一部位时，仍保持相邻关系。

⑦信息是连续变量。神经元的输出看来是连续变量，单元状态似乎反映的是它的当前输入。

⑧容忍破坏和信息过载。许多损伤实验中可看出，并不存在某个神经元是执行某种功能的关键部位。拉什利的学习记忆研究，也表明学习记忆没有一个中枢。现在只能认为，脑内某些部位，对某种功能起重要作用，其功能性质会随着损坏神经元越多而变得越坏，似乎找不出这一功能丧失殆尽的临界点。这是分布式处理和记忆的重要依据。

⑨分布式控制。整个大脑的工作没有一个指挥中心，由它决定其余各部位的工作，更像是一些相互联结的网，不像集中控制的方式。

⑩大脑的计算主要形式是逐次逼近的。最好把大脑的计算过程看作是一种逐步近似过程，这是大量元件相互作用的过程，而不是一步到位的求解过程。这是一个重大的概念上的变化，源于脑功能是大量相互有关的部门协调工作的结果。

（2）数学化

PDP研究组依据上述神经生理学和心理学的线索，提出他们的认知功能理论框架。要描述一个PDP模型，一般需要考虑以下八个方面的具体情况。这八个方面是：一个处理单元集合；单元的激活状态；各个单元的输出函数；单元之间的连接模式；通过连接网络传送激活模式的传递规则；把单元的输入和它的当前状态结合起来，以产生新激活值的激活规则；通过经验修改连接模式的学习规则；系统运行的环境。

PDP系统由这样一些处理单元的网络组成（图10-11）。这里有一个用长方框表示的处理单元。在每一时刻，各单元u_i都有一个激活值$a_i(t)$。该激活值通过函数f_i而产生出一个输出值$O_i(t)$。通过一系列单向连线，该输出值被传送到系统的其他单元。每个连接都有一个叫作连接强度或权重的实数w_{ij}与之对应；它表示第j个单元对第i个单元影响的大小和性质，采用某种运算（通常是加法），把所有的输入结合起来，就得到一个单元的净输入$net_i = (\sum_j W_{ij} O_j)$。单元的净输入和当前激活值通过函数$F$的作用，就产生一个新的激活值$a_i(t+1)$。

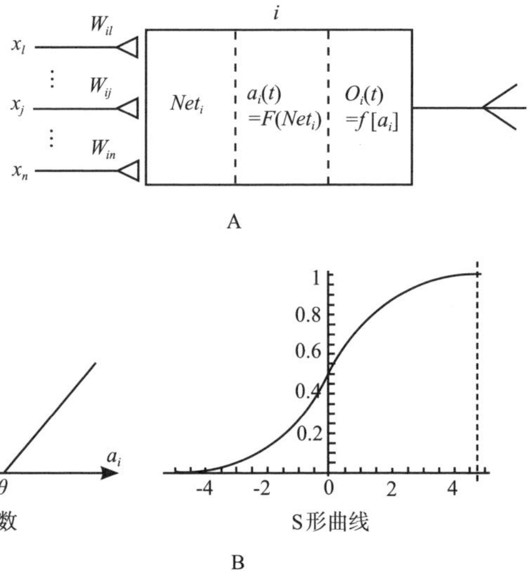

图10-11 PDP理论框架中处理单元的形式描述（引自汪云九《神经信息学》）

A.一个抽象的处理单元以及描述它状态变量。B.两种常用的输出函数:阈值函数和S型曲线。

上面介绍了PDP理论框架的一般内容，从它的内容看来，它可以涵盖相当大的范围，而不论它们具体的物理对象是什么。在PDP一般理论框架之下，开发出许多具体模型和算法，这些具体模型和算法有各自的背景，也有各自的运用范围；有教学示范性的，也有实际应用性的。限于篇幅，本书仅介绍一种神经网络算法和两个应用实例。

（3）误差反传网络

鲁梅哈特利用PDP理论设计了一个有名的实用网络，称为误差反传（BP）神经网络，其结构如下图所示（图 10-12）。中央部分为三层网络，每个小圆圈代表一个处理单元（神经单元），它们之间连线代表突触连接，其权重大小在学习过程中可改变。左边一位教师显示一个模式，如“1 0 1”，经过BP网络处理，在右侧输出为“1 0”，而我们希望（正确的）输出为“1 1”，把两者差别比较后，得到误差反向传到网络，去修正突触连接。再用别的输入模式或同一模式，反复训练修正，直至满意为止。

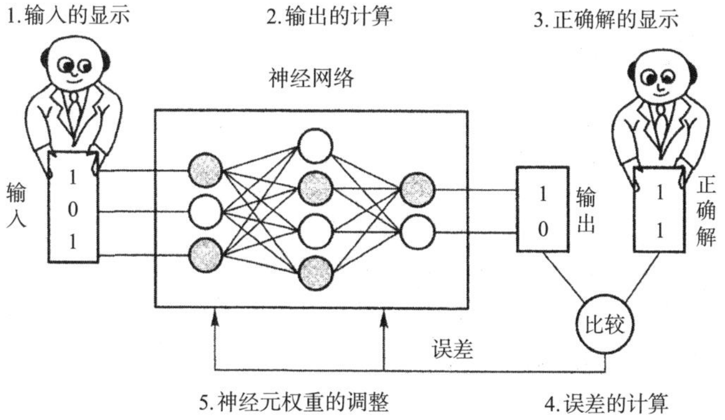

图 10-12　误差反传学习算法的神经网络结构图（引自汪云九《神经信息学》）

BP网络基本上遵循赫布突触修正原理，又符合学习的心理过程（误差反复修正）。BP网络原则上可以对图形识别、模式分类乃至人脸识别等复杂任务的实现。鲁梅哈特等在PDP理论框架下设计一些特殊网络，实现一些数学问题的解决，声呐回声的识别、英语发音系统、交变图的分辨等，其功能甚为强大。下面介绍两个用PDP模型解决具体问题的例子。

（4）BP应用实例

①声呐回声识别问题

因为水中的能见度极低，光学探测仪器在水中使用效果极差。声呐讯号可在水中穿行相当长的距离，因此潜艇和水面舰艇都装有声呐探测器。从声呐回声分辨来自军用目标（例如水雷）还是背景信号（例如礁石），是一项非常重要的任务，也是非常困难的任务。过去依靠人去区分，训练有素的行家有时也会出错，而且行家的经验很难表达清楚，所以也难以把这种经验传授给新手。1988年，戈尔曼（Gorman）和谢诺夫斯基成功地从声呐回声信号中区分来自礁石的信号还是来自水雷的信号。

他们设计一个三层网络（图10-13），第一层为输入层，由60个单元组

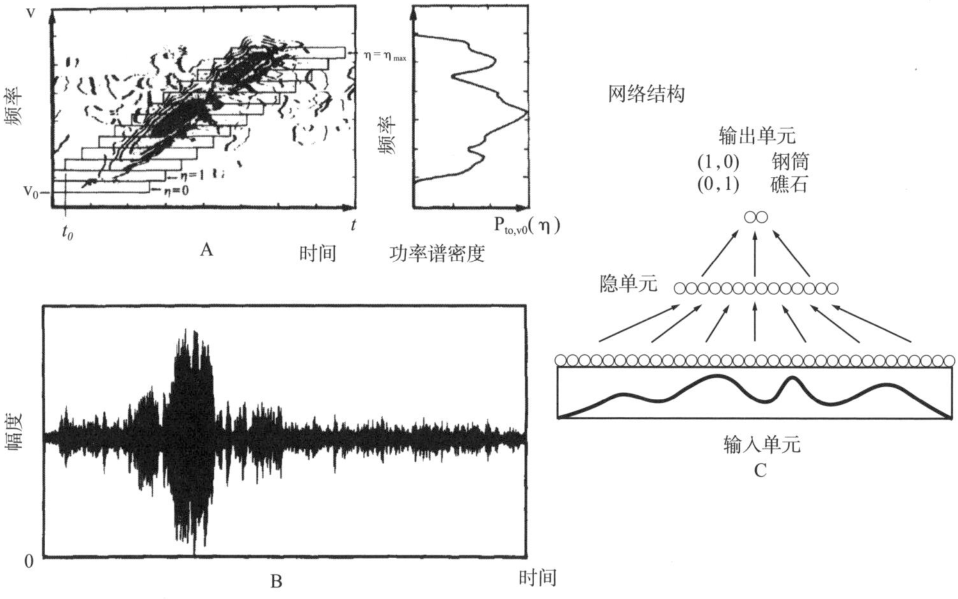

图10-13 声呐回声识别的神经网络结构

声呐回声的一个典型记录（B），这一个信号经过滤波器以后，在频率—时间图上反映（A左图），黑色部分表示这一频率的强度，A右图是功率谱密度。C是声呐回声识别的BP神经网络结构。输出层只有两个单元，分别表示礁石或钢筒（水雷）。（引自Gorman & Sejnowsk',1988）

成，按典型的BP网络设置；第二层为隐单元层由24个单元构成；第三层是输出层，由两个单元组成，这两个单元的输出为（1，0）时表示目标是鱼雷，而输出为（0，1）时表示信号来自礁石（图10-13）。

回声信号先经过频率分析器，按频率高低由60个频段抽样，这60个值先进行规一化，即把最大值定为1，其余均为零点几的值，把这个值作为60个输入单元的输入值，然后送到隐单元处理，最后进入输出层，作出是水雷还是礁石的判决。

这一网络经过多次学习后才能识别目标，训练过程如下：一次又一次地把水雷回声或礁石回声送入系统，计算输出层的反应，并与正确结果比较，测出误差，用它来修正网络中的权重值，按梯度下降法慢慢收敛到一个解，此时对于水雷回声的输出反应为（1，0），而对礁石的回声为（0，1），最后结果，不但要求网络对于训练集中的所有样本有正确反应，而且对于训练集外的一些新样本也能作出正确反应。这个网络，可以做到对新样本的正确判断率与有经验的行家一样好，甚至更好的效果。

训练过程中发现网络表现出一些特征。例如在三个隐单元的情况、频带宽度、上升时间和信号衰减速度等因素在分类信号中起重要作用。

②英语发音系统的设计

学习英语的人都知道，英语发音不像俄语、日语有规律可循，同一个元音在不同场合发音不一样，所以在英文词典中每一个词的发音都用音标注上。但是比较熟悉英语的人，对于一个生词，按过去发音的经验，大致上可以念出个音来，与正确的发音相近。这种按过去发音经验的办法，值得仔细研究一番。按传统的人工智能办法研究这一问题，是把所有发音规则列出来，把一些特殊例外的情况也列上，遇到一个新词，按图索骥，就能发出音来。谢诺夫斯基和查尔斯·罗森伯格（Charles Rosenberg）则设计一个网络，称为NETtalk，它用不同于传统人工智能的办法，可以实现英语发音。该网络的设计如图 10-14 所示，网络外部有输入英语词的窗口，它由 7 个字母窗排列成行，英文词一步一个小窗口地通过词窗。词窗把信号送到网络输入层，输入层由 29 个输入单元，其中 26 个输入字母，其余三个代表逗号句号和空格。隐单元由 80 个单元组成，26 个输出单元代表 54 个音素，输出层的反应送到声音合成器，发出声音来。这个网络发的音是词窗中最中间一个字母窗上的字母的音。左右窗口上的字母提供中间字母发音的依据。在这个网络中有 18629 条连接权重，需要在学习过程中修正和改变。学习过程属于典型BP算法，输入一个词，经过网络运算，最后发出一个音，正确与否由教师判断，然后再作修改，如此不断进行，直至学习结果基本正确。

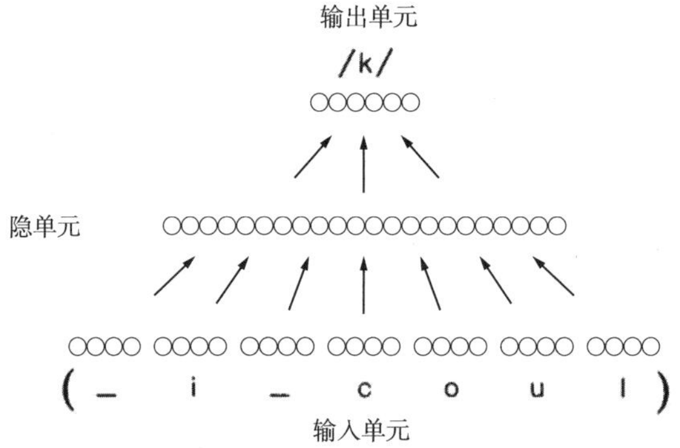

图 10-14　NETtalk 英语发音系统的网络结构示意图

用两组训练集来训练NETtalk网络，一组是来自一年级的孩子访问祖母房子时谈话的文字记录，取其中大约一千个词的片段；另一组是取自Webster词典。第一组训练集的结果有点意思。NETtalk很快就学会识别元音和辅音。开始时NETtalk的发音像一个孩子讲话那样有点含混不清；继续训练，NETtalk可以分清词与词之间间隔，像稍大一点孩子对父母的说话；经过 10 次训练NETtalk就相当有水平了。50 次训练后，95%的发音正确，错误不太发生，只在一些容易混淆的词与词之间发生，例如：these 与 throw之间的th的发音。训练好了以后，给予一些从未遇到过的新词，3/4的词的发音是正确的。

NETtalk学习好了以后，分析隐单元的联系权重，得到一些有趣的结果。隐单元与环境没有直接联系，学习后隐单元的权值分布可以说明学习后系统内部的表象。NETtalk网络学习后，发现隐单元对任何输入词而言，有20%的单元有很高的活动水平，而其余单元则很少活动或没有活动。但是不能就此下结论就NETtalk的记忆是局部的或非全息式的，也许是一种“稀疏”编码方式的记忆。他们又比较每一个隐单元的活动水平与字母→发音之间的关系图，发现一个有趣的现象，元音与辅音完全分开。然后这种关系图分成一簇一簇的结构。

上面两个例子说明，PDP理论具体讲BP算法在学习过程中，都是由实例取得一般规律的，一次又一次给予不同的实例，然后修正内部结构，最后学会分类和发音，这个过程与人的学习过程大致相同。因为人的学习过程是通过模仿、实践、范例等经验活动学习新知识和技能的，而不同于“人工智能”的办法，人工智能是由专家给出规律送入计算机，于是计算机在专家的知识范围内工作，这是两种不同的学习方法。

鲁梅哈特等认知科学家根据动物神经系统信息加工的结构和方式，将其总结为平行式加工和分布式记忆。这种加工和存储信息的方式，是根本上不同于数字电子计算的运算方式。电子计算机中采用序列式加工和集中式存储。比较起来神经系统有更快的运算速度和更强的抗干扰能力。认知科学家把神经系统抽象为执行简单运算的单元组成的复杂系统，可以执行复杂的信息加工功能。如果基本运算单元之间和连接权重按一定方式变化，那么这样的系统具备学习能力。他们设计出的误差反传的三层神经网络，具有极强的学习能力和处理信息能力。因此，认知科学家对于计算神经科学以及人工智能的贡献，是不可磨灭的。

认知科学家需要有从错综复杂的神经科学实验资料中，提取定量本质关系，加以数学化，形成数学模型，用以刻画神经科学规律，或应用到信息科学提高工程效率。

3. 神经网络计算机

美国理论物理学家约翰·霍普菲尔德于20世纪80年代发表一系列论文，表明用简单的模型描述的神经元，通过网络结构可以实现联想记忆，并涌现出集合（collective）运算的能力，从而揭开神经网络计算机的序幕。

霍普菲尔德的原始想法发表在他早期的论文中。几年后，他和塔克（Tank）一起发表了论文（Hopfield & Tank, 1985, 1986；Tank & Hopfield, 1986），更为清楚地表述他的原始思想，而且文中举出了用他们的神经网络可以解决的一些实例，在文献中被广为引用。

（1）神经元模型

迄今为止，计算神经科学家开发出数十种神经元模型，有的简单粗犷，有的精致细腻，用于不同场合和目的。霍普菲尔德采用的神经元模型实质是一种较简单的模型，用于阐明神经元集合的运算能力。

此处先介绍霍普菲尔德模型的原始形式。设神经元的膜电位用$u(t)$表示，C是它的输入电容，R是漏电阻，I是外电流输入，x_j是第j个神经细胞的输出，T_j是第j个突触的连接强度，$f[u]$是u的非线性函数，一般取S形曲线或阶跃函数（图10-15）。因此，神经元膜电位$u(t)$的变化由式10-2决定：

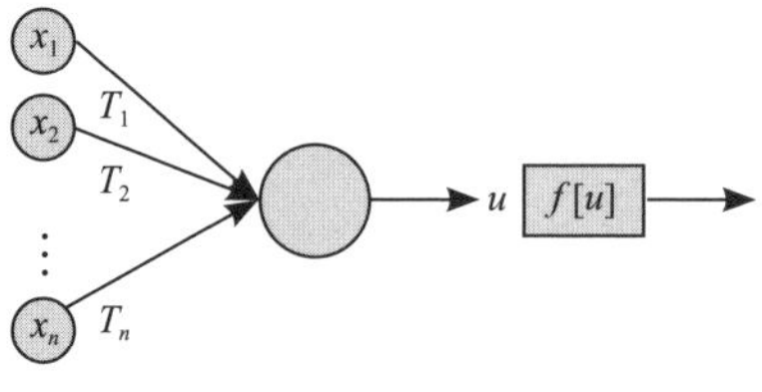

图10-15 Hopfield神经元框图（引自汪云九《神经信息学》）

$$C\frac{du}{dt}=-\frac{1}{R}u+\sum_{j=1}^{n}T_i f[u_j]+I_i \quad (j=1,2\cdots\cdots n) \qquad (10\text{-}2)$$

上式中非线性函数f[u]或取阶跃函数:

$$f_1[u]=\begin{cases}1\ ,\ 当\,u>0\\ 0\ ,\ 当\,u\leqslant 0\end{cases} \qquad (10\text{-}3)$$

其图形如图 10-16A,

或取S形曲线:

$$f_2[u]=\frac{1}{1+e^{-u/T}} \qquad (10\text{-}4)$$

其图形如图 10-16B所示,S形曲线$f_2[u]$中有一个参数T,决定变化的快慢。

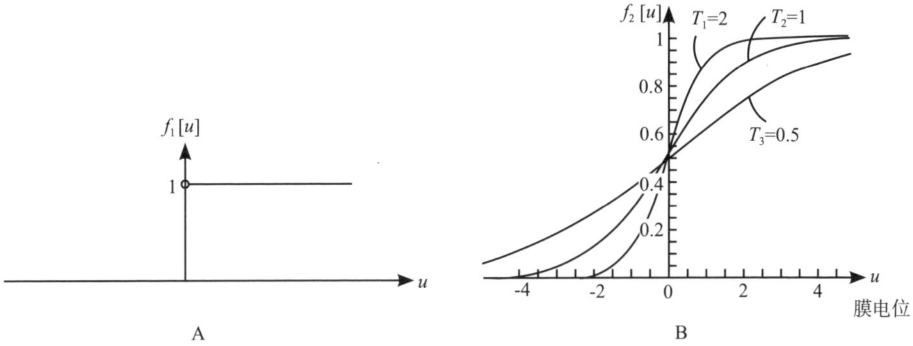

图 10-16 常用的两种非线性输出函数:阶跃函数(A)和S形曲线(B)。S形曲线中有一个参数T决定趋向饱和的速度的大小(引自汪云九《神经信息学》)

正规化的S形曲线是以 0 为反对称点的渐近曲线,$f(0)$取值为 1/2。当$u\to\infty$,$f[u]$趋于 1;当$u\to-\infty$,$f[u]$趋于 0。$f[u]$是一个连续函数,且处处可微,因此,可以把微分方程中一些数学工具应用到这个模型中去,得到一些定性的结果。

Hopfield方程可改写为一般表达式:

$$\begin{cases}T\dfrac{du}{dt}=-u+\sum\limits_{i=1}^{n}w_i v_i+I-\theta\\ V=f[u]\end{cases} \qquad (10\text{-}5)$$

上式中，u为神经元的膜电位，T为衰减时间常数，w_i是第i个突触输入的连接系数，I是外界输入，θ为阈值，V是输出值。

神经元的模型提出较晚，形式比较简单，可以很好地描述神经元的一些电学性质：输入的空间总和，在没有输入情况下膜电位会随时间的衰减，输出的饱和性和非线性有一个阈值在起作用。但是这个模型只是把神经元看作输入输出的变换器，从表观的角度处理信息，并没从离子通道角度考虑膜电位的变化。输出V也只是电位量值，不能反映出神经轴突上的神经脉冲的发放。但由于这一模型可以描述膜电位的动态变化，以及输出的非线性，把它们集合成一个网络系统，可以完成许多复杂的功能。

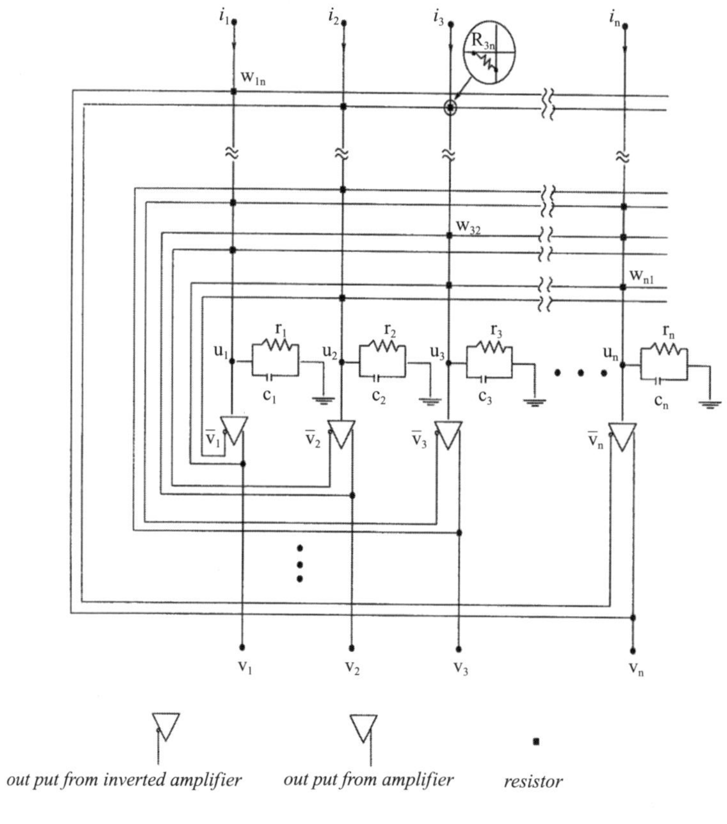

图10-17　神经元网络可以映射到电子线路

（2）映射到电子线路

霍普菲尔德的神经元网络模型，可以用电子线路来实现（图10-17）。

图中每一个倒三角形表示运算放大器，以它为核心代表一个神经元的运算性质，图10-17代表n个神经元相互联结的网络。W_{ij}表示第j个神经元到第i个神经元的突触权重，r_i代表放大器的输入阻抗，C_i放大器I的总电容。I_i代表第i个输入，V_i代表第i个神经元的输出。把神经元模型映射到电子线路，为神经网络计算机的硬件制作指出具体的方向，同时，也可为解决某一具体问题建立可以操作的系统。

（3）用数理方法研究神经网络

从理论上研究神经网络的功能行为是十分重要的。约翰·霍普菲尔德是理论物理学家，擅长用数学手段处理这一类问题。因为（10-1）式和（10-2）式组成的n阶微分方程有非线性函数在内，所以无法获得解析解，研究起来比较困难。霍普菲尔德在研究（10-1）式和（10-2）式时，把每个神经元的膜电位看作是n维坐标系中的一个坐标轴，把某一个时刻几个神经元的状态看作是n维空间中的一个点，网络的变化过程就是n维空间中状态变量的运动过程。

我们也可以从另一角度来考虑n个神经元构成网络的动态行为，给定一个网络结构，即网络的参数固定，它的动态行为就相对确定下来，每一个神经网络可设想有势函数存在，对于给定一组输入状态，网络运行在n维的超曲面上，随着时间推移，n维空间中代表神经网络的点趋向于某一稳定点，或趋向于极限环，或趋向鞍点，或趋向混沌，等等。这样一来，研究神经网络动态的问题，就变成研究势函数的几何问题。非线性微分方程中，常用李雅普诺夫（李氏）函数，来研究它们的性质。

霍普菲尔德用这一数理办法，研究神经网络的动态行为，得出结果如下：如果神经网络连接权值是对称的，即$T_{ij}=T_{ji}$，那么这一网络只有稳定点。

也就是对这种结构的网络来说，给出初始条件后，网络最终收敛到某一稳定值，不会产生振荡或混沌现象。至于不对称结构的神经网络，动态行为就会变得十分复杂。

霍普菲尔德神经网络，可以作为一种联想记忆的模型。设想用两个指标来区分不同类的水果，一个指标是形状，有圆形、长方形等，另一指标是颜色，有红的、黄的等。这两种指标的不同组合，可以刻画具体的水果。例如，苹果的指标是圆形红色，香蕉指标是长条形黄色，等等（图10-18）。而霍普菲尔德的模型中，在它的状态空间中，通过学习或人为设置，形成两个稳点A和B。A代表苹果，它的第一个指标正好是圆形，第二个指标是红色，B代表香蕉，它的第一、第二个指标分别是长条形和黄色。A和B即是记忆中苹果和香蕉的概念的部位。对于某个特定的输入，例如A'，它不是正圆，但近似圆形，颜色也不是正红，有点黄色，把它作为输入，进入霍普菲尔德网络运算，在势函数作用下，逐渐趋向于A点，最后稳定到A，表明，A'是苹果。这就说明联想记忆的成功。

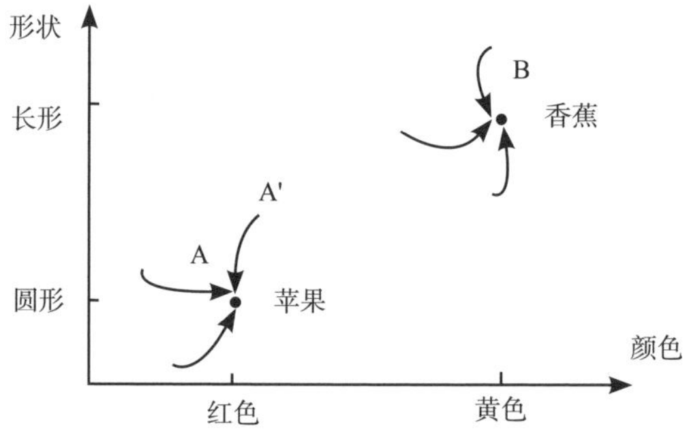

图10-18　联想记忆的一种模型（引自汪云九《神经信息学》）

这个记忆模型有它的特点，有鲁棒性（稳定性、抗破坏性），输入可在标准的记忆指标的一定范围内变动，且最终都会收敛到固定的稳定点。记忆形成在神经网络的结构之中，记忆的概念是由它的势函数的稳定点决定，也就是神经网络的连接函数决定的，而不是硬性分类的结果。这种记忆是一个动态的逼近过程，不是一下子到达的，它是一个近似逐步收敛的过程。这一模型也可以对一些定性描述的数据或模拟量输入进行分类。

（4）能力测试题

旅行推销员问题（travel salesman problem，TSP问题）是一个复杂的数学问题，是一种常用来考验计算方法能力的试题。TSP属于数学中求最优解的问题。TSP问题很明确，如有n个城市：A、B、C等，各城市之间的距离已知，用d_{AB}，d_{AC}……表示它们之间的距离，问题是找出一条路线，供旅行推销员走一遍所有城市回到原点，每一个城市只能访问一次，要求走过的路线最短。假设这条路线是$B \to F \to E \to G$……，走过的总路程是：

$$d=d_{BF}+d_{FE}+d_{EG}+\cdots\cdots \tag{10-6}$$

希望d是各种可能的路线中最短的。TSP问题是有解的，最笨的办法是把所有可能的走法都试一遍，列出每一种走法的路长，比较这些结果得出一条最短的走法。

n个城市的TSP问题的一个解应当是这n个城市的一个排列次序。我们把n个城市排成一列，到达该城的前后次序排成一行，组成$n \times n$的表格（图10-19），以此来解决TSP问题。

城市＼顺序	1	2	3	…	n-1	n
A	0	0	0	…	0	1
B	0	1	0	…	0	0
C	1	0	0	…	0	0
D	0	0	0	…	0	0
⋮	⋮	⋮	⋮		⋮	⋮
N	0				0	0

A

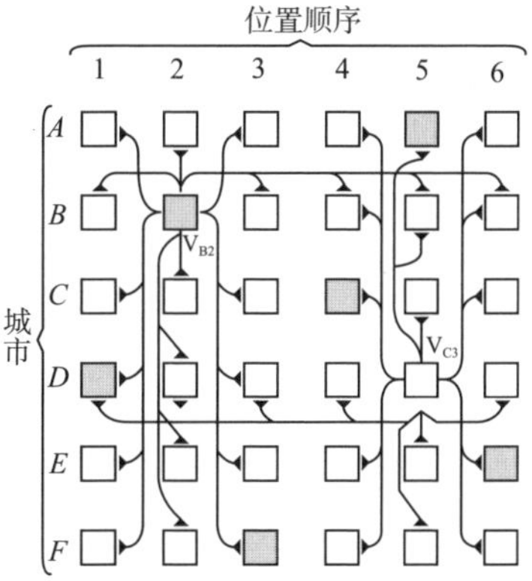

B

图 10-19　A. TSP问题表格法；B. 以及用神经网络原理解题的原理

例如：$C \to A \to B \to \cdots\cdots$表示从$C$城开始，到$A$城，再到$B$……用1表示第$i$步到达某城，其余各城都用0表示，这样一来，这个解可以用图10-19来表达。观察一下这个表格，可看出每行每列只有一个1，其余全是0。

n个城市的TSP问题，不论好坏，全部可能的解是n！个。因为从任一城市开始，第二步可选择的城市数变成n-1，第三步变为n-2，以此类推，所以所有可能的解是n！个。

而不论从哪一个城市开始，对于任何一种走法只要按它的顺序进行，都是一样的结果（路长），所以n！个解中有n条路线是重复的。还有，如果$C \to A \to B \cdots\cdots$是一种路线走法，那么反方向走同一路线，也应当是相同结果，因此，n！个所有可能解中，只有$n!/2n$解个是不同的。

用神经网络来解TSP问题，我们需要$n \times n$个神经元来实现图10-20中的每一表格内的每一个单元，用$V_{x,i}$表示有i步走到x城的情况，$V_{x,i}$最后取1或0，1表示第i步到达x城，0表示第i步不到x城。

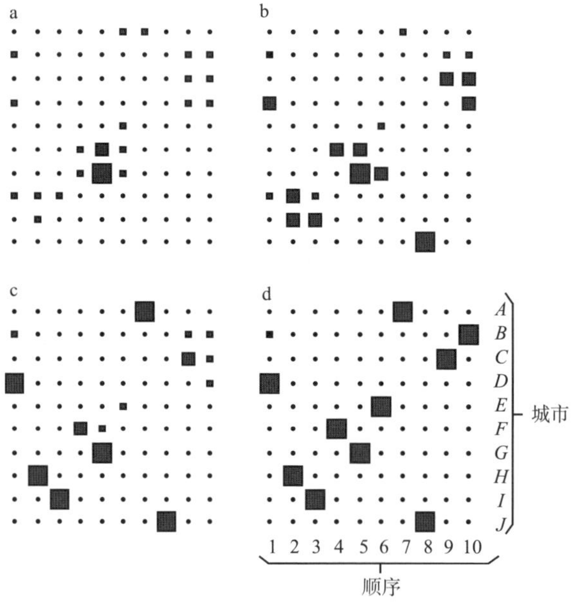

图10-20　10个城市TSP问题的一个求解过程（引自汪云九《神经信息学》）

图10-20给出了10个城市TSP问题的一个求解过程，从图a到b，到c，最终达到d。每个矩阵中的小方块面积大小，表示该神经元兴奋性程度，可以看出随着神经元之间相互作用，网络收敛到一个稳定值（d）图，这个解案中，每一行每一列只有一个小方块兴奋，顺序如下：$D\rightarrow H\rightarrow I\rightarrow F\rightarrow G\rightarrow E\rightarrow A\rightarrow J\rightarrow C\rightarrow B$。从而获得TSP问题的一个解。神经网络参数固定后，从同一起点最后收敛到相同值，但是参数选择不同，即使是相同的起点，最后也会收敛到不同的结果。

霍普菲尔德神经网络在解决TSP问题时显示它强大的计算能力，例如对10个城市的TSP问题来说，可能存在的不同路线是$n!/2n=10!/20=181440$条，它能从近十万条路线中选出最好（最短或较短）的路线,显示出它的计算能力。如果城市数增加到30个，那么可能的不同路线变成$30!/60=4.4\times10^{30}$条，完全是一个天文数字，而神经网络也能在这么多的不同路线中挑选出若干条较短的路线。但是用神经网络方法只能找出“较好”的解，例如30个城市的TSP问题，用随机游走的办法得到的解，平均距离D为11.9，而用Lin-Kernighan方法解的结果D是4.26，达到最小，比霍普菲尔德方法的结果D=5.07要好一些，这说明神经网络的方法，可以给出比较优的解，而不一定是最优解。

（5）霍普菲尔德工作的评价

霍普菲尔德以一位理论物理学家的身份，介入神经网络的研究，取得了一些创新性的成果，开启了神经网络计算机理论研究的先河，对神经网络的发展作出了历史性贡献。他成功之处在于抓住神经元的一些基本特性，提出一个神经元的简化模型，此模型的变量是模拟量，输出是非线性函数，把这个数字模型映射到电子线路，为神经网络计算机的设计提供了一个样板，同时，由这一简单行为的神经元集合起来涌现出一些集体活动的新特性。他创造了两个新名词：涌现和集体，又开辟了从多个简单神经元联结起来表现出的整体宏观性质的研究。他的思路摆脱了最初的MP模型中使用二进制逻辑单元的束缚，也没有采用Caianiello模型中使用C代数方法，而是以动力学研究角度，用势函数的方法，得到一系列结果。一个具体的结果是当$T_{ij}=T_{ji}$时，即对称性网络中动力学结果是稳定的，并设计特殊的神经网络可以解决复杂的数学问题，例如TSP问题。

霍普菲尔德的成功之处在于把复杂问题化为求最优解的问题，然后设计神经网络来实现这个过程。

霍普菲尔德的工作提供一个范例，说明如果用简单的计算元件联结成一个相互作用的网络，它的行为功能是十分复杂的，会涌现出单个计算单元难以想象的能力。当然霍普菲尔德的工作只是理论上说明了这种可能性，具体实现起来也是相当麻烦的，例如，10个城市的TSP问题，映射到神经网络，变成100个神经元的网络，即使由初始条件（城市之间的距离）来决定这些神经元之间的联系权重，这个工作量也是十分巨大的。设置好了这些权重，具体运行起来可能比较快，但要做的准备工作却是花时间的，而且得到的解不一定是最好的解。

霍普菲尔德的工作从理论上证明用一组模型神经元适当联结起来，可以解决某些数学难题。当前媒体上宣传颇多的机器人神经计算机，是他们的理论探索在工程应用上的发展。当然这些工程技术上的发展，已不是我辈人士了若指掌的了。

深度学习

“人工智能”（AI）是如今在媒体上经常出现的词。而这个词是在1956年美国达特茅斯学院举办的学术会议上被首次提出的。20世纪七八十年前，世界上只有极少数几位科学家开创和从事这一新的研究方向。人们认为这纯粹只是个别科学家玩的一种科学游戏而已。例如，香农设计的一种会走迷宫的电老鼠，或者输入文字句子“机器人”会怪声怪调地发声，都只是一种在实验室里的高级玩具而已，与现实生活没多少相关。同时，在理论方面不少模型被提出，最著名的是罗森布拉特的感知机（perceptron）。虽然这些工作在科学界内引起不少振动，产生AI研究的第一次高潮，但是后来明斯基和西蒙·佩伯特（Seymour Papert）发表专著《感知机》，从数学上证明二层感知机在能力上极为有限，此类研究跌落低谷。当时的这些工作基本上都是计算机控制，基于符号逻辑的算法系统内的功能设计，而且这些成果当时还没有实用价值，因此AI第一次热潮悄然退场，进入寒冬期。日本学者福岛邦彦于20世纪80年代借鉴哺乳动物视觉系统分层检查图像特性的原理，提出一种名为新神经认知机（neocognitron）的学习机器，使用多层网络结构，类似视觉神经结构，处理复杂的图像信息。福岛邦彦的专著已由马万禄等译成中文《视觉生理与仿生学》。

20世纪发展的各种模型和理论大都基于赫布学习律，但是他提出此项规律时，多半带着猜想的成分，后来许多心理学、神经学研究证明其猜测的正确性。到了20世纪八九十年代，“专家系统”成为AI的主导热点。所谓专家系统就是利用电子计算机存储量大运算速度快的特点，把某专业领域内的大量资料整理归类，存储起来，以备应用。因为资料库足够大，又条理清楚，所以计算机专家系统可以代替普通专业人士的工作，或者协助高级专家的工作。例如，现代医院已开发出各疾病的专家系统。

现在所谓的专家系统实际上只是一位资料保管员，能力比不上高级秘书和专家。因为它不会自我学习，没有创造性，不会发现新事物，而这些特点恰巧都是人脑的优点。于是形势需要开发出模拟人脑信息加工的理论框架。上面介绍的认知科学开发的平行分布式加工（PDP）就是依据人脑信息加工的原理而提出来的。而误差反馈（BP）网络，就是这个理论框架下的一种具体实现。霍普菲尔德提出的神经网络计算机则可以解决旅行推销员问题。TSP问题已成为一种测试算法的优劣等级的考题。霍普菲尔德的工作表明，神经网络计算机可以通过这项测试。这些工作表明，模拟人脑信息加工的原理，理论上具有强大功能。但是把这些原理具体应用到视觉图像识别、语音翻译和合成等问题时，却遇到许多具体困难。例如网络算法的收敛速度太慢等，影响实际应用。

21世纪初，AI领域内开启“深度学习”的新高潮，此高潮一直延续到现在。事情始于2012年一次国际学术会上，裁判要求参赛各队用100万张图像作为学习样本，准确识别找出某个图像及位置，以准确率高低作为评判标准。多伦多队采用辛顿提出的“深度学习”法，取得巨大成功，以压倒性优势取得世界冠军。辛顿早年是PDP学派的骨干之一，在上面已有所提及。此次成功是一次伟大飞跃，学界认为它相当于把计算机视觉加快了20年。这是通过机器学习实现的，而不是由技术员编程成功的。

多伦多队的准确率比其他队高出10%，这立刻震惊了AI界，从而引发了AI界研究的第三次高潮。简单说，深度学习方法是上面提到的误差反馈神经网络的发展版。原始BP网络只是三层网络结构，隐单元层只有一层，而深度学习中把它扩展为十层，甚至二十层，在大量学习样本训练下，达到更好的学习效果。

一篇发表于《自然》杂志的论文中提到，研究者用2000种皮肤病14万张图像训练，深度学习的诊断准确率高达92%，与专业医生的水平持平。深度学习方法在其他领域中也取得了骄人成就。

深度学习虽然取得了巨大成绩，但是还存在一些深层次问题。马库斯（Marcus）和戴维斯（Davis）在《环球科学》上发文，存在深度学习上存在三大问题：一是深度学习是贪婪的。意思是它需要大量数据供给学习，数据量减少，它的性能质量会大大降低；二是深度学习是不透明的，即深度学习如果达到 95%的正确率，但是我们不知道 5%错在哪里，而且在这 5%的错误中包括常人不会犯的荒诞的错误；三是深度学习是脆弱的。它常常在一种场合下表现良好，而在另外场合却大错特错。人眼的适应性（鲁棒性）体现不到深度学习上。

人脑在认知功能上有许多优势和特点并不为人们所了解，这也是人工智能和机器人在这些方面无法超越人类的原因。在计算机内有的元件负责存储，有的元件负责运算，泾渭分明，彼此不能越俎代庖。而人脑中的神经细胞却是两种功能一肩挑。2021 年《环球科学》刊登了一篇文章名为“模仿大脑:下一代计算机”，格洛利耶（Grollier）和科里奥兹（Querrlioz）认为，人工智能的许多算法在使用时消耗大量能量，例如训练BERT（一种处理自然语言人工智能算法）时，需要供给数千千瓦的电能，相当人类大脑工作六年使用的能量。其原因是传统计算机的运算器和存储器是分立的又相隔一段距离，因此在处理信息时多次往返两地，既浪费时间又消耗大量能量。20 世纪 80 年代末美国加州理工学院卡弗·米德（Carver Mead），提出神经形态（neuromophic）的电路的概念，企图从电路模仿脑的神经结构。由于技术上的困难，该项研究被冷落很长一段时间。后来物理学发现，磁隧道结材料是一种良好材料可模拟神经元和突触的功能。1996 年，约翰·斯隆泽乌斯基（John Slonczewski）和吕克·贝尔热（Luc Berger）独立提出方案，实现电子自旋的变化。这个装置可做得很小，一个硅基芯片上可能集成 10 亿个这样的元件，而且读写速度非常快，可长期存储信息。这种器件不仅用电子自旋方向存储 0 或 1 的信息表达，还具备输入端的模拟量的变化实现神经突触的功能，体现神经系统在学习过程中突触系数的变化。因此，电子自旋技术是一种有前景的模拟人脑神经结构的技术手段。2017 年，格洛利耶和科里奥兹团队实验证明，一个磁隧道结就能模拟一个神经元，甚至还做到只用一个隧道结模拟由 400 个神经元形成的神经网络。当前产业界面临用数百万个磁隧道结模拟神经元和突触，构筑几十亿个神经网络的系统，向真实的神经网络的结构和功能迈进。

对于AI的将来发展，学界和民众总担心AI（或机器人）功能会越来越强大，与人类发生对抗矛盾，从而失控。对此美国计算神经科学家谢诺夫斯基作出明确表示，人类和机器人（AI）只有共生共荣才是唯一出路，医生在AI技术帮助下错误率从8%再下降到2%，这就是互相帮助的好处。

认知科学的理论发展以及观点更新，加上硬件技术工艺技术的发展，带动一大批新兴技术的发展，例如无人机、机器人、自动驾驶、图像识别等，大大改变了人们的生活方式和生存环境。此种变革有不少源于认知科学的发展。

我们亲身经历了认知科学的诞生和发展壮大，也看到用自然科学的观点和方法研究意识问题高潮的兴起！我们期待着年轻学者在这个意识问题探索上取得应有的成绩。

11 第 11 章 动物有意识吗

意识不需要语言……思考和推理与语言表达无关……没有语言并不表示没有情感。

——福尔克·阿尔茨特、伊曼努尔·比尔梅林《动物有意识吗》

动物脑容量与精神活动

世间动物千万种，天上飞地上跑水中游的，形态各异大小不同。人们基本认同神经系统（脑）是产生所有精神活动（情、意、智）的物质基础。直觉告诉我们，脑越大越聪明，脑大的动物处于进化树的高端（图 11-1）。但是仔细测量计算发现，脑容量大小与智能只有很弱的相关性。一些鲸类的脑重达 10 千克，是人脑质量的八九倍。大象的脑也足够重。于是人们猜想，脑重相对于体重的比例，是一个好指标。但是也有一些例外，例如，鼩的脑占体重的十分之一。

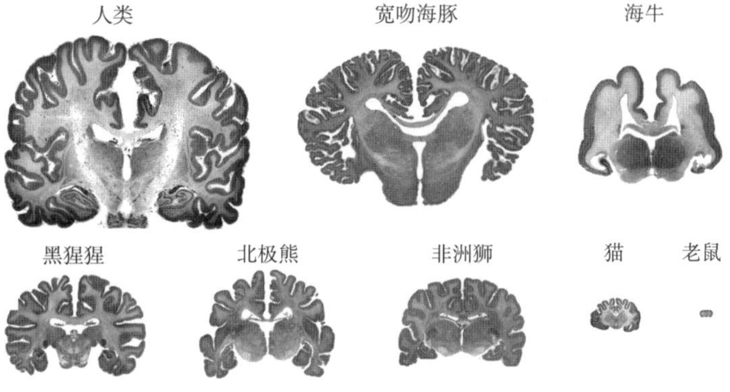

图 11-1　几种动物的脑额叶切片和额叶表面沟回情况。海牛脑表面的光滑和宽吻海豚脑表面的花椰菜状分枝，显示它们智力上的巨大差别（引自科赫《脑子大，更聪明》）

因为动物个体大小和大脑皮层的大小还有一个比例关系，所以人们就想出一个指标，叫作大脑指数K。K是脑重除以三分之二体重得到的数值，按照不同动物大小排列得到图 11-2 的矩形图。这时候，人的K比海豚和黑猩猩的都高，也比大象高。

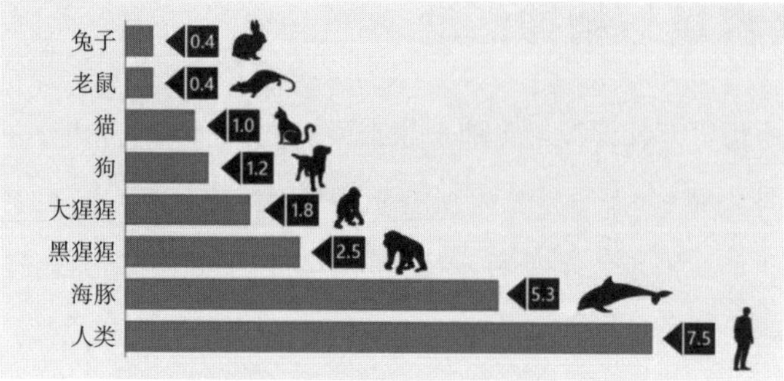

图 11-2　几种动物K值情况

所谓K值是动物的脑重除以 2/3 体重之比。图中各种动物的排序基本上与人们关于动物智力高低的常识相符。

解剖学发现，人脑由三大部分组成：新皮质（端脑）、旧皮质（间脑）和古皮质（旧脑），前一层重叠包覆着后一层。从进化角度考虑，越处于上面外面的皮层，在进化上越晚（图 11-3），而且新皮质是智能、语言等的支撑基础。

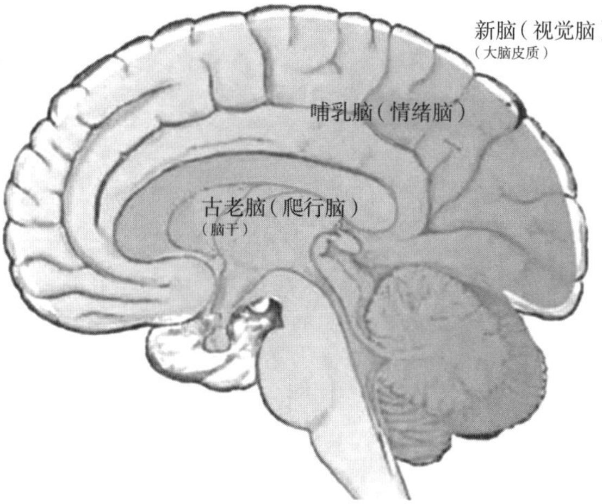

图 11-3　人脑的三层结构

最里层是古皮质（旧脑），它掌管人体的生命中枢，在生命进化过程中最早出现。它的外面是间脑（旧皮质），控制人的本能行为和情绪。最外面是新皮质（端脑），是人的高级智慧功能的中枢。人的新皮质在所有动物中最为发达。

表 11-1 表示人和几种哺乳动物新皮质、旧皮质和古皮质的比较。左边起第一列表示动物的名称，第二列表示动物大脑皮质总的表面积，第三列表示各种动物的新皮质，第四列是旧皮质，最后一列是古皮质。可以看出与其他动物相比，人类皮质的总表面积最高。新皮质是动物进化过程中比较后发展起来的一个皮质，它决定动物的进化程度高低。但是新皮质的面积大小还不足以完全说明这个动物的进化程度。从进化角度考虑，爬行脑（或脑干）在 2.5 亿年前就停止进化，所以人的这部分脑与现有爬行类没有太大不同，控制着个体的心率、呼吸、攻击、躲避等行为。它不会从经验中学习变化，不受意识控制，只有刻板式的反应。哺乳脑则在五千万年前停止进化，人的哺乳脑与所有哺乳动物一样，负责感觉、情感活动，包括玩乐、母性等爬行类动物没有的行为。

鸟类却是个例外，也许它是位于进化树上另外一枝的顶端。它没有新皮质，却有很高的脑体比，小脑和脑干高度发展，所以它能掌握复杂的飞行技巧。

由图 11-1 可以看出海牛皮质皱纹较少比较光滑，而宽吻海豚的皱褶比人类更多、更深。组织解剖学告诉我们，长肢领航鲸的新皮质的神经元数量大约是人类的两倍。因此，无论脑重、脑重体重比、新皮质等都不是标志动物智能高低的唯一指标。

表 11-1　人与几种哺乳动物新皮质、旧皮质和古皮质数值比较

种类	总表面积	新皮质		旧皮质		古皮质	
	mm^2	mm^2	%	mm^2	%	mm^2	%
人类	83 591	80 222	95.9	480	0.6	1 863	2.2
海豚	46 427	45 696	97.8	438	0.9	386	0.8
黑猩猩	24 353	22 730	93.3	325	1.3	783	3.3
海豹	15 136	14 284	94.4	266	1.8	337	2.2
犬	6 523	5 480	84.2	447	6.8	416	6.3
食蚁兽	4 489	2 566	57.2				

续表

种类	总表面积	新皮质		旧皮质		古皮质	
	mm^2	mm^2	%	mm^2	%	mm^2	%
袋鼠	3 964	2 742	69.2	371	9.3	568	14.4
兔	843	471	56.2	118	14.0	201	23.8
鼠	254	82	32.4	76	29.8	51	20.2

（引自唐仲良等《神经系统生理学》）

《动物有意识吗》一书认为，同情心应当作为有意识的一种表现，因为只有能设身处地考虑到对方的感受，才能产生同情心。该书记载安妮·拉莎在肯尼亚沙漠观察到的情景。一只小猫鼬在战斗中负伤，不能用前爪抓东西，走路一瘸一拐，也不能捕食了。它日见衰弱下去，这时其他猫鼬的帮助行动开始了，它们把捕到的小虫子与它共享。但小猫鼬的健康状况日益恶化，也无力舔擦自己皮毛了，其他同伴就帮它做清洁卫生工作。最后小猫鼬气息奄奄，别的猫鼬依偎在它周围，似乎为它送终。一直到小猫鼬死去，它们仍再守护几天才散去恢复正常生活。猫鼬在动物进化树中并非最高端，它们属于灵猫科，就有同情怜悯之心，令人惊异。

心理学家设计了一种“镜像测试”来鉴别动物是否有意识，这种测试非常简单，只要把动物放在一面大镜子前面，看它能不能认出镜像是它自己的形象。一般动物放到镜前，它感到陌生、害怕、愤怒乃至产生打斗行为。猫狗之类的反应大抵如此。还有一些动物感到好奇，转到镜子后面去观看，没发现什么东西后又转回来，到镜前又感奇怪又到镜后去查看，如此忙碌不停。有个短视频就记录这个过程。猩猩被放到镜前，表现比较平静，十天后趁它不注意或加以麻醉，在它眼上方或耳朵上染个红点。苏醒后放到镜前，它会发现脸部红点，然后用手指去擦拭，拿到脸前细看又用鼻子去嗅闻，表明它认出镜像是它自己。据报道，灵长类中的猴子还认不出自己的镜像，只有猩猩才有这个能力。也有报道说，大象和海豚也可认出自己的镜像。人类幼儿发育到 14～18 个月大时才能认出自己的镜像。

黑猩猩能通过镜像测试，动物学家认为它们具有自我意识。科学家观察到猩猩会说谎、欺骗，甚至搞点恶作剧和小阴谋来愚弄饲养员。因为它们不会使用语言表达心灵感受，所以 1962 年诺贝尔奖获得者詹姆斯·沃森（James Watson）（他与克里克一起提出DNA的双螺旋结构模型）在讨论动物应有某些权利时说："这样做出的后果是，我们将不再用猴子进行任何研究而是尽一切可能让它们过得舒服。"实际上，人类的语言是因为人类有发声器官、接收器官和语言皮质，利用空气作为媒介，传递信息。人的肢体动作也可以传递信息，正如嗅觉在狗的生活中起重要的作用。

猩猩康兹在学会键盘语言后，能很好地回答问题。例如，你问它"你好吗？"它会根据情况回答"好""饿"或者"渴"。又如，它看到同伴被关在笼子里，难过得哭泣。这时问它："你同伴感觉怎么样？"它会回答："感觉——难过——外面。"科学家还进行过一次测试，考察它与小女孩的语言能力。例如，"把黄瓜放在碗里"或"把胡萝卜从微波炉里拿出来"，等等，一共 600 个句子。康兹与小女孩在两岁时打了个平手，到两岁半时小女孩略胜一筹。可见，猩猩会使用"特殊语言"造句遣词，形成概念，表达需求，也能理解别人的感情状况。因此，可以毫不夸张地说，它有一定程度的意识水平。

我出生在浙江农村，离绍兴不过百里，我在那里度过了童年，我也喜欢草间捉虫，河里摸鱼，所以当我读到鲁迅的《从百草园到三味书屋》和法布尔的《昆虫记》时产生强烈共鸣。后来在中国科学院工作，当我读到达尔文的《人与动物的感情》，诺贝尔奖获得者卡尔·冯·弗里希（Karl von.Fisch）的《蜜蜂生活》《动物的建筑艺术》等著作时，更注意到西方科学家们耐心的观察，学习他们孜孜不倦的探索精神，敬佩他们俯身田野，用平视的角度变成昆虫界的一员来描述它们的生活。他们翔实、生动的报告，使我们对昆虫界有了新的了解，从而对于自然界的这些小精灵不由得产生敬畏之心。

关于动物是否拥有意识以及意识的高低，目前尚未有统一的看法和测量方法。

社会性昆虫的智慧

一些国际上著名的科学家，包括认知科学家、神经生理学家认为，社会性昆虫的行为表示它有社会性的意识。这些昆虫包括蜜蜂、白蚁、蚂蚁等，它们有很强的社会组织能力，包括社会分工、巢穴的营造、外出狩猎觅食、子代的培养等，它们都安排得非常周到和完善。许多动物生活在社会集体之中，整个群体表现出“无意识的”（人类意识的一种状态）行为方式，某些方面类似于单个人体乃至人类社会的行为模式。因此，研讨动物的意识必须谈到动物的社会意识方面。

蜜蜂和蚂蚁是这类动物的典型例子，虽然在进化阶梯中它们是位于低档次的。蚁群中有女王、工蚁、兵蚁之区别（图 11-4），具备养殖、放牧、保育、采食、运输等许多社会功能。一只蚂蚁的“脑子”很小，只有 20 万个神经元，但是百万个蚂蚁组成的蚁群，它的神经元数可达数千亿个之多。

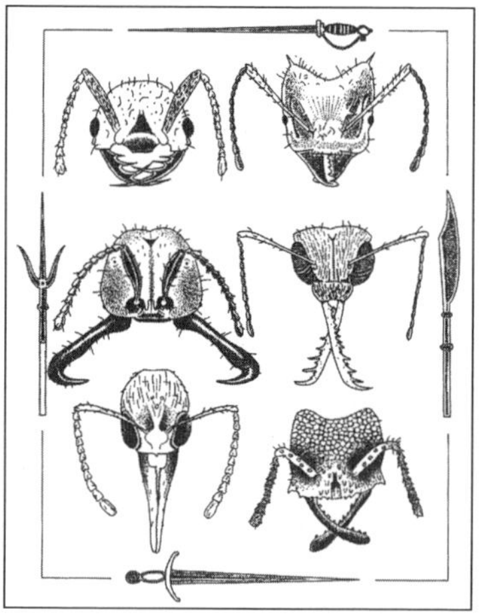

图 11-4　几种兵蚁的头部图像及其兵器（引自《蚂蚁帝国》）

这个数量就超过人类大脑中的神经元数了。而文献中记载，有一白蚁群中白蚁数量达 2.5 亿只。一只蚂蚁脱离蚁群就无法生活，正像人的单个神经元脱离系统也无法运作。所以现在看蚁群必须从整体角度看。目前在研究意识的理论问题时，有一种观点认为，系统复杂到一定程度才出现意识现象。那么，蚁群的许多社会行为也可以认为是意识的另外一种表现形式。世界上有各种形式的动物，也应当有各种形式的意识表现。

博尔特·霍尔多布勒（Bert Hölldobler）和爱德华·威尔逊（Edward Wilson）两人自幼对昆虫世界兴趣盎然，长大后都成了昆虫学家，两人经过二十年合作，出版了《蚂蚁》（*Ants*）。这是一本真正的巨著，它收集了 8800 种蚂蚁的形态和生活习性。《蚂蚁》获得了普利策奖，是第一部获此殊荣的科学类著作。由于该书过于专业，他们两人又合作写出了《蚂蚁的故事》（*Journey to the Ants*）一书，供非专业人士阅读，从这本科普作品中，我们可以了解蚂蚁社会的真实面目。经过亿万年的进化，蚂蚁已形成 9500 多个种，在全球所占的领地与人类相当，这些蚂蚁大小和形态各异，体型最小的蚂蚁与体型最大的相比，犹如大象与小白鼠。在巴西热带雨林里，蚂蚁的总重约为其他陆生动物的 4 倍（图 11–5）。

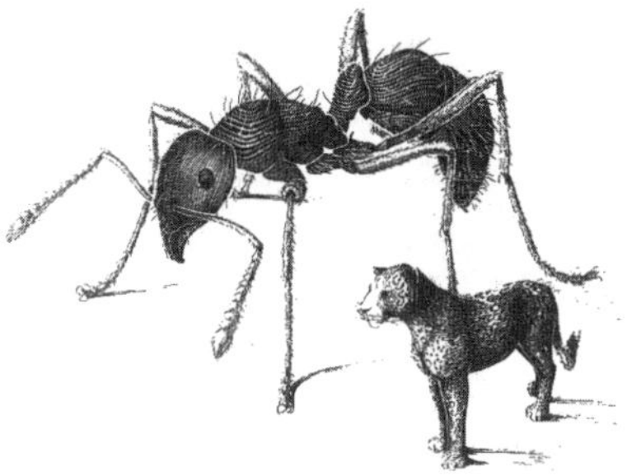

图 11–5　巴西热带雨林中蚂蚁的总重量是其他陆生动物的 4 倍（引自《蚂蚁帝国》）

日本北海道发现一个石狩红蚁的超级部落，有三亿多只工蚁和一百个女王，生活在 4.5 万个巢穴内，占地面积超过 1 平方英里（约 2.6 平方千米）。最使得我们关注的是蚂蚁世界的社会性，一个蚁群内有女王、工蚁、兵蚁、雄蚁等，分工十分细致，例如切叶蚁工蚁中还分为上树切割大叶片的工蚁，它们把大叶片切割成小叶片，搬运至洞穴后再交给另外的工蚁，接到叶子的工蚁负责把小片叶子咀嚼成小团，吐出来接种上真菌放在培养室内繁殖。整个蚁群的营养供应靠采食真菌。所以，从这个意义上来说，与人类社会发展相类比，蚂蚁社会已从游猎社会进入到靠种植为生的农耕社会，而且这种养殖作业是在室内进行的，犹如今天的温室养殖生产方式。应该说蚂蚁在数万年进化过程中与环境是和谐发展的，与其他物种是共生共荣的，不像人类才快速发展数百年就对环境造成了极大污染。

蚂蚁群中还有一种被称为“蜜缶蚁”的工蚁，它们不必外出劳作，只是等在巢内吸取采食工蚁吐出蜜露，把肚子填充鼓圆，在其他工蚁帮助下挂在天花板上，成为蚁群贮存食品的缶子，它们一动也不动，忠于职守甘心当“梁上君子”达数月之久。这种个体绝对服从群体的意识，犹如一架活的机器（图 11-6）。

蚂蚁牧场中，圈养了多种“奶牛”，最多的是蚜虫，还有树蚤、泡沫虫、介壳虫、白蝇等。蚂蚁收集虫子的卵，贮存起来加以孵化，然后放在树草上去放养，定期观察，用触角碰触，使其分泌蜜露，然后取食。织巢蚁的工蚁会用前额夹住一只幼虫，让它吐丝，来回在两片叶片之间转动，像纺织梭子似的，把两片叶子粘在一起。如果两片叶子过远，一只工蚁会咬住另一只工蚁的腰部，一只接一只接成一条链子，跨越较大距离，许多蚁形成多条“蚁链”把两片叶子“织”在一起。蚁群的集体力量是极其巨大的。非洲热带地区的蚂蚁，外出觅食时形成浩浩荡荡的大军，像奔腾的河流。蚂蚁的眼睛是复眼，但它们外出觅食主要靠嗅觉和触觉。现代科学已经分析出多种信息素（表 11-2），用于各种场合。

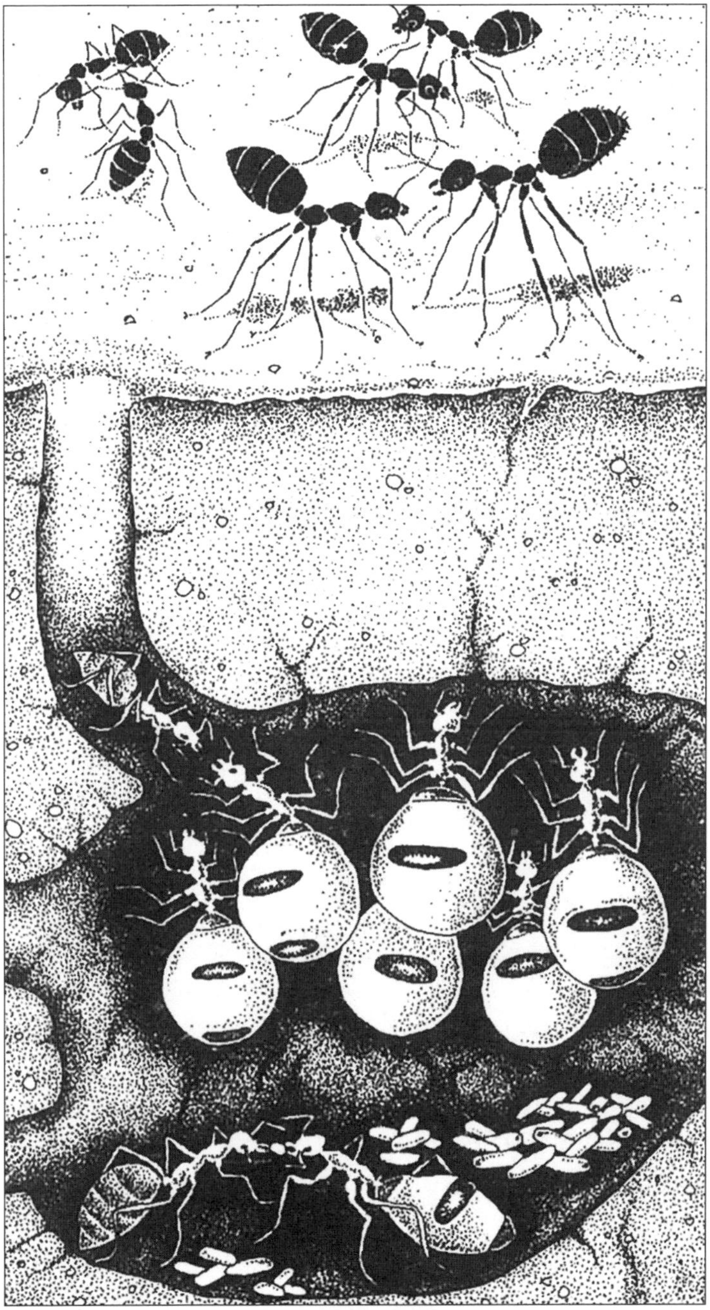

图 11–6 蜜缶蚁的职责就是作为容器来存储食物，几个月一动不动挂在巢穴顶上（引自《蚂蚁帝国》）

表 11-2　蚂蚁的感觉系统与活动模式之关系

系统	征集蚁伴去搬取食物	征集蚁伴到新的地方	在迁居过程中征集蚁伴	近距离集合蚁伴去对付敌人	远距离征集蚁伴去对付敌人
功能	大工蚁征集蚁伴去搬取食物，尤其是糖类物质	征集大工蚁到新的地方	蚁群成员迁移到新的巢所在地	短距离征集蚁伴，更迅速地去捕捉入侵者和猎物	远距离征集大工蚁去打击入侵者，在与同种蚁争夺领土时，更为强烈
化学讯号	由直肠腺放出的气味踪迹和由食物反刍出的液滴	由直肠腺放出的气味踪迹	由直肠腺放出的气味踪迹	由腹腺放出的短的环形气味踪迹，当腹部举向空中时，腺体表面裸露出来	由直肠腺放出气味
触角讯号	用触角接触摇头，张开上颚，并提示食物	用触角接触偶尔使身体前后急扭	一只蚁用触角接触，表示它准备带另一蚁到新巢所在地	无	用触角接触，在比较兴奋时，身体前后急扭
活动模式	围绕食物源放出环形踪迹，并有一直通蚁巢的主要的气味踪迹	放出含有领土信息的后肠物质，在新地带周围下一道宽的环形气味踪迹，主要的踪迹直通蚁巢	主要的踪迹直通蚁巢，并无补加的气味踪迹。工蚁首先携带大部分幼虫和蛹，然后才带领其他工蚁到新巢所在地	局限于迂敌地点附近的短的环形踪迹	直通蚁巢的主要踪迹

注：本表概述了织巢蚁的五种征集（信号）系统。由蚂蚁直肠腺和腹腺分泌的两种信息素，结合触角信号和气味形成这五种征集系统。

蚂蚁的情感世界是比较平淡的，平日里蚂蚁的面部没有表情。据研究表明，70%的工蚁躲在巢内发呆（是否在做白日梦？）；有外敌入侵时，兵蚁们兴奋起来，豪迈出征。战斗中，它们勇敢杀敌，但不动声色。战斗结束后，它们恢复平静，绝对没有哀伤痛苦的表现。女王婚飞会引起整个蚁群的大骚动，雄蚁们追随女王外出婚配，剩下蚁群乱作一团。科学研究表明，蚂蚁也有发声器官，只是因为音量小，人类听不到。蚂蚁也会“唱歌”解闷。

总之，蚂蚁的感觉世界主要由嗅觉构成，蚁群作为整体考虑，群体内使用化学物作为有 20 个“字母”的外激素语言，群体之间没有多少共同的语言，各自使用方言土语，蚂蚁的情感世界是贫乏的。但是从生存技巧来说，它们的社会性得到高度发展，群体内分工明确，效率极高。

因此，讨论动物的意识问题，必须从群体的角度考虑，不仅蜜蜂、蚂蚁是群居性社会动物，狼、猴、狮、鹿、鼠等也是群体性动物，离开群体之后个体无法生活。群体社会不仅提供个体成员食物和安全，还提供成员情感交流和慰藉。

我们认为社会性昆虫一定有一种不可思议的社会性意识，很像人的很多集体无意识的行为。可以想象，这种社会意识深入它们的遗传密码中，代代相传，而不是靠语言文字智力教学来实现。所以它们在地球上生存的适应力极强，分布广泛，生存时代久远。但是这些社会性昆虫的意识行为是由谁来主导的？谁来组织的？都是谜。

脑科学和神经科学研究

在动物的意识研究实验中，最常用的有两类动物：一类是鸟类中的鹦鹉，另一类是软体动物中的章鱼。大家都知道，鹦鹉有相当强的语言能力，比较好喂养，寿命也长，而且会做一些物体识别方面的互动。现在，在鹦鹉身上的实验表明，丘脑和皮层之间有很多的神经联系，并且可以监测到类似于脑电图的一类波形[图 11-7A（ii）]。其次，它的脑子的各个部分跟人类的大脑的各部分有相当密切的对应关系[图 11-7A（iii）]。章鱼是另外一种很低等的软体动物，但是它的行为表现非常“狡猾”。特别是它的眼睛也跟人一样是单眼结构，所以它对形状识别和颜色识别都有较强的能力。图11-7B(ii)表示它有脑电波之类的电活动。图11-7B(iii)表示章鱼脑组织结构与人脑结构也有类似性。鸽子也是科学家用来做实验的鸟类动物，鸽脑并不大，只有2cm^{3}左右，一颗樱桃大小。但是鸽子视觉异常发达，视野开阔，图像识别能力极强。有研究称，训练鸽子认识某人的照片后，它能在不同背景、不同服饰、不同大小的情况下识别出这个人。

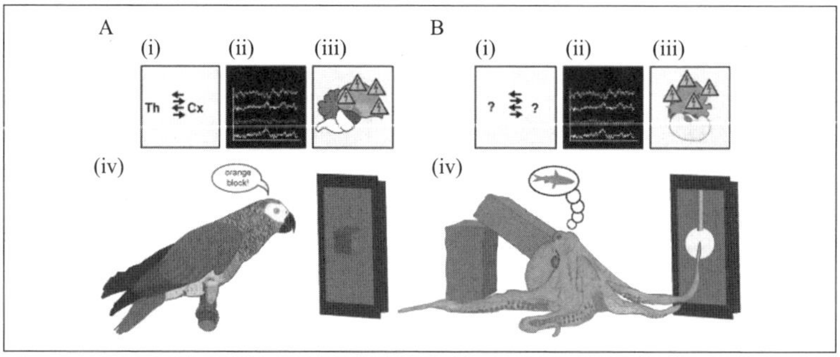

图11-7　鹦鹉和章鱼是两类经常用来作意识实验的动物

图11-8A表示人的大脑各部分的结构，B表示鸟的大脑的结构，c表示章鱼的大脑的结构。用相同颜色色块表示同一个功能区域在不同动物里头的位置。看起来，人的大脑虽然进化到很高程度，但是有中等发达的鸟的脑结构的影子，和相当低等的章鱼的脑内的影子。所以从神经解剖学角度看，不同进化阶段的动物的脑在功能区域上有很好的对应关系。

动物学家告诉我们，章鱼是极度低等的软体动物，它的脑只有5万个神经细胞，但是它能适应各种海洋条件。据统计，全世界有300余种章鱼生存。有实验室研究人员反映，关在容器中的章鱼能“挤”过一条窄缝连夜逃跑。章鱼会在数秒内改变皮肤颜色、纹理，在它天敌(鲨鱼)眼皮下消失，从而逃生。有的头足类动物(如墨鱼)在繁殖期，集体变换皮色和图案，整齐划一，如人类跳集体舞，煞是好看。章鱼的眼睛与人眼一样，也是单眼，它的形状识别能力也是出类拔萃的，因此常用它来进行动物的行为实验。章鱼

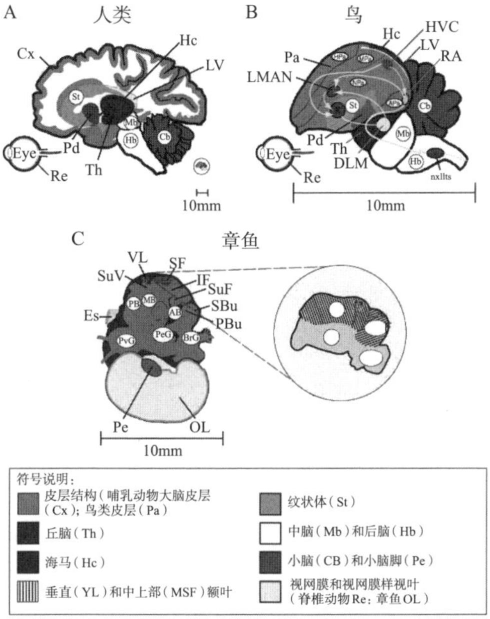

图 11-8　人类、鸟类及章鱼的脑结构比较

的眼睛识别复杂图像的能力在相等进化水平的动物中是杰出的。

信息与动物意识

我国生物物理学科奠基人贝时璋院士曾说：“要了解生命本质，必须从能量、结构和信息三方面去研究，特别是信息角度。”

21 世纪称为信息时代，人们日益感到信息的重要性。

人类社会自从有了语言交流，特别是有了文字记录后，才有了突飞猛进的发展。我们把其他所有动物亲戚，都远远抛在后，连生物学上的近亲——猴子和猩猩，都望尘莫及。

猩猩在遗传信息上与人类极为相似，它们没有语言，是因它们没有声带结构。那么，怎么了解它们的内心世界？怎么知道它们的认知能力？科学家一直在探索用什么办法做到这些！

学界关于语言与意识的关系历来就有争论，多数人认为语言是必须的，他们认为没有语言就无法了解内心世界。语言能力确实在人类与其他动物间划出了一条不可逾越的鸿沟。而另外一些学者，例如《动物有意识吗》作者认为，意识不需要语言。他们用种种事例来说明他们的观点。许多科学家无暇顾及无益争论，埋头专心实验，努力解开动物意识之谜。

动物会做各种动作来表示它内心的需求。巴甫洛夫第一个想出把铃声与进食联系起来，测量胃液分泌，建立动物的学习模型，学界一般称这种学习为巴甫洛夫的经典条件反射。而后，伯尔赫斯·弗雷德里克·斯金纳（Burrhus Frederic Skinner）设计了一个更自主的学习方法，把动物放入一个箱子里。例如，鸽子被放入箱子，它四处啄食。箱内墙上有一开关，鸽子啄触开关后,边上管子会掉落一颗谷子，得到奖赏，鸽子很快学会了取食的办法。这种学习方法比巴甫洛夫的条件反射法更主动积极，被称为操作式条件反射。

科学家用猴子或猩猩做这类实验，可谓驾轻就熟，用鹦鹉做实验，也取得很多成果。科学家发现，鹦鹉能识别 6 种颜色（红、绿、黄、橙、粉、灰），6 个数字符号，6 种形状（三角形、正方形、五角形等），还认识不同种材料（木头、软木、金属等），一共能识别 70 多个词条，甚至会用简单短语回答问话。动物界的欺骗现象是相当普遍的，美国威廉和玛丽学院人类学教授芭芭拉·金（Barbara J.King）发文说，至少有 200 种鸟类有欺骗行为。例如，雌杜鹃鸟常把卵产到别的鸟巢里，让它们代为孵育。还有叫叉尾卷尾鸟，它常常发出假警报叫声吓跑猫鼬，然后吃掉它留下的虫子。据说它的进食量中有 1/4 是靠欺骗得来的。而且为了从相同对象处骗取食物，它需要改变叫声，叉尾卷尾鸟一天之中花费 75% 的时间改变叫声。荷兰一动物园内有两只黑猩猩是竞争对手，一只是头领，比较强壮，另一只较弱。后者在前者面前常装作跛脚，一拐一拐行走，而看不见前者时，立马恢复正常。

猩猩是动物界除人类以外最聪明的动物，因为它没有完善的发声器官，我们无法了解它的内心世界，于是动物学家设计各种方法，以便与它们沟通。有的到野外混入猩猩群落，观察和记录猩猩的行为活动。特别是猩猩群体围捕猴子的战斗，整个过程确是一场精心策划的战役：有侦察，有潜伏隐蔽，有包围合拢，有突击打击……整个战斗没有语言（有呐喊声）参与，只有动作、眼神在群体的个体间交流。

有的动物学家把猩猩养在家里，与自家小孩一起养育。一只名叫沃舒的雌性猩猩，是第一个学会用美国哑语交流的猩猩，它掌握 130 多种手势语词。它的收养者像对待自家孩子一样对它，它们指一件东西然后打一个手势，渐渐也舒会使用了。沃舒还会造新词来表达新事物，当它第一次看到天鹅时，它用“水”和“鸟”两个手势组合起来表达。它能够指着自己的镜像说“这就是我！”它还会给别的猩猩“受课”。

另外一只猩猩叫康兹，它学会了一种键盘语言与人交流，所谓键盘语言是一块计算机键盘，叫做“叶科”语言（这套系统是在美国亚特兰大叶科灵长类动物研究中心开发的，因此称“叶科”语言），键盘上面有 200 多个图案标志，每个按键代表一个词语。康兹学叶科语言完全是旁听得来的。它的母亲在费劲用心学习，康兹在一旁边玩边学，掌握了“叶科”语言，会用键盘要饮料。不久之后，它又学会使用英语。

还有一只名叫科科的雌性大猩猩，它学会了美式手语，会打 130 多种手势，曾经一遍又一遍向饲养员发出请求：“科科想要个孩子！”

蚂蚁等社会性昆虫，群体内数量很大，动辄数万、数十万，但治理得井井有条，它们是靠什么发布指令，传达信息的呢？蚂蚁国的女王又在深层的地下宫殿中央，不见天日，她与子蚁们的通讯靠视觉是无能为力的，主要化学讯号，她分泌一些化学物质，称为外激素（pheromone）。子蚁们不断舔食，然后出去传达女王“旨意”，从而把整个蚂蚁王国管理得井井有条。蚂蚁个体之间的交流，也主要靠化学物质。这与人类的感觉世界有很大的不同，人的感觉信息中视觉占80%以上。蚂蚁虽有复眼，但重要性仅居第三位，第二个信息载体是肢体语言，可能是生活在地下的缘故，蚂蚁个体间相遇后相互嗅闻和用触角碰触。每个工蚁身上都有分泌化学信号的腺体（图11-9），分泌的外激素用于不同场合，如警戒、捕食、跟随等意义。

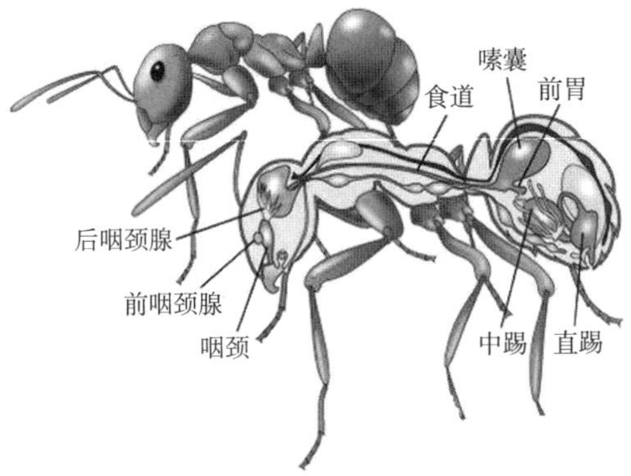

图11-9 蚂蚁身体的结构图，其头部和腹部分布许多腺体，用于群体内的信息交流

据报道，蚂蚁的外激素多达20种，例如乙醛类、乙醇类、十一烷、油酸辛烯醇等。这些化学讯号还可以组合使用，传达更复杂的信息。更为离奇的是，不同种群之间同一腺体分泌的化学物质是不同的，也就是各个蚂蚁群内部使用不同的“方言土语”，别个群体的蚂蚁是“听不懂”的。

有研究表明，有一种泥蜂可以操纵蟑螂的意识过程。扁头泥蜂形象华丽但个头只有蟑螂的几分之一。雌蜂产卵在蟑螂身上，将来吃蟑螂血肉，发育长大，然后破“壳”而出。这个过程很有故事。雌蜂发现蟑螂后俯冲下来，用嘴叼住蟑螂，同时将毒刺插入猎物身体中部，注射过程仅数秒时间，毒性发作。据说扁头泥蜂的毒刺会自动寻找蟑螂的特殊脑区，以致毒素起作用。毒素的作用是开启蟑螂的自动模式，即自我清洁动作，大约半小时。可能是毒素中的多巴胺在起作用，使得蟑螂乐此不疲。蟑螂的清洁行为似乎是为了将来幼蜂孵化后能吃到清洁的食品。在蟑螂快乐地洁身时，雌蜂外出寻找地穴安顿蟑螂。此时蟑螂活着但不能动弹。泥蜂寻找到地穴后飞回“僵尸”蟑螂身边，咬开蟑螂啜饮蟑螂血肉，饱餐一顿后牵着触须，“就像人牵马儿缰绳一样”，走向它找好的地穴。进入地穴后泥蜂在蟑螂腿上产下一枚卵，然后把地穴封起来，让自己的后代和猎物一起保存在地穴中。扁头泥蜂用毒素把蟑螂变成一只听人摆布的傀儡，又将其变为幼蜂的孵化器和藏食品的冰箱，实在令人惊叹。据称有此类行为的蜂类有一百多种，它们都能控制宿主，将其变成听由摆布的傀儡。这一个过程细想起来令人感到十分神奇。是谁教会泥蜂这套复杂的育幼行为的？这一教程是存放在它的DNA上吗？这些问题都有待进一步研究搞清。

关于动物意识的科学家宣言

2012年，几位科学家在英国剑桥大学召开的克里克荣获诺贝尔奖五十周年纪念会上，讨论到动物的意识问题，会后他们发表了一个声明，认为动物也有一个意识的初级表现，并发出要保护动物的号召。我们在此摘录一段如下：“……许多证据一致地表明，动物在神经解剖、神经化学和神经生理上具有意识的基质，从而有能力表达意向性行为。因此，人类并不是唯一具有产生意识的神经基质的物种。各种动物，包括哺乳动物、鸟类以及许多其他动物，例如章鱼，也有这些神经基质。”

在这份宣言上签名的科学家虽然只有17位，但除了霍金，其余的都是直接参加意识研究的一线顶尖自然科学家，例如，科赫是诺贝尔奖获得者克里克的忘年交，国际上意识问题研究的权威之一；埃德曼是上面介绍的综合研究动物意识问题的提出者。17名科学家相比国际上研究意识的科学家队伍来说，是比较少了些，但真理往往最先为少数人发现和掌握，而且我估计有数以亿计的科学家和普通人对动物的意识问题感兴趣。同样，国内对此问题感兴趣的科学家和普通人不在少数。

这份宣言的签发应该是研究动物意识问题历史上的一个重要的转折点，它用明确语言表述，动物同样也具有与人类相类似的意识状态。动物与人一样能感知，能感到痛痒，有情感上的反应。这个结论来自科学实验，而不是哲学家们喋喋不休的思辨式争论，也不是来自好心的佛教徒的悲悯心理。这个观点来自现代神经科学和脑科学的实验结果，冷静、客观的分析和判断。所以，有着无可争辩的坚固性和客观性。随着越来越多实验结果的获得，动物也具有意识的观点，将会得到越来越多的证实。

剑桥宣言的发表，可能对人类的生活产生历史性影响。剑桥宣言精神的普及，可能使科学家用平等平视的角度来对待动物。

人们对于我们的邻居和亲友——动物界的认识也在不断发展之中。例如鸟类，过去人们都认为其没有自我意识，而最近有报道称，喜鹊能从镜子里认出自己脖子上的一块色斑，非把它清除而后快。而哺乳动物之中，只有进化到猩猩，才有这个能力（猴子还未有此能力）。19 世纪末德国神经学家路德维格·艾丁格（Ludwig Edinger）一生致力于研究脊椎动物大脑和意识的演化。他认为鸟类有一个巨大的皮质下区，但皮质区很小，所以它的认知能力和意识水平低下。这个观点一直统治着学术界。最近的一些研究表明，许多种鸟类，包括鸦科、鹦鹉科，在行为实验中表现出色！但是它们的脑重量却不大。鸽子脑重 2g，喜鹊 5.5g，新喀鸦 8g，渡鸦 14g。有实验表明，鸽子可记住 725 个抽象图像，并会使用简单逻辑推理。美国加州大学圣迭戈分校哈维·卡核（Harvey Karten)发现鸟类的皮质下区绝大部分应当算作哺乳动物的大脑皮层，而且鸟类脑中神经元更紧凑更精致。例如，新西兰啄羊鹦鹉有 12.8 亿个神经元，渡鸦有 12 亿个神经元。相比之下，黑猩猩有 74 亿个，人脑是上千亿个。所以，可能为了飞行减轻重量，许多鸟类的脑子进化出更轻巧的结构和功能。

各种动物都有它自己的生存环境，也有不同程度的意识和情感表现，它们具有各自“性格”的意识，我们应该尊重和保护它们的权利。查尔斯·福斯特（Charles Foster）在《动物思维》（*Being a Beast: Adventures Across the Species Divide*）的序言中指出：“动物的感官比人类的敏锐，它们眼中的色彩比任何一位艺术家的调色盘都丰富，它们的思维比我们认识到的更复杂。”毫无疑问，动物有它们自己的感觉世界和内心世界，现在尚不能为人类理解，科学技术开始逐渐揭露它们的内心世界。但是人和动物之间毕竟缺乏了解，即便在人之间也存在感受性有所差异的问题。人类在某些方面，譬如语言和智能方面确实大大优越于其他动物，但是其他动物也有一些能力是人类望尘莫及的，譬如鸟类的飞行技巧，鱼类的游泳能力，它们的活动空间，它们的视野和视力，它们的彩色视觉，都比人类高超。人类不应把自己当作地球的主宰和和统治者，而应当成为生态系统平等的一员！

12

第 12 章

关于睡眠

当生命结束时，意识会灭亡，因为没有脑就没有心智。但是这个毋庸置疑的事实，能用来排除某些关于灵魂、复活的信仰吗？

——科赫

据估计，人生有三分之一时间是在睡眠中度过的。人入睡后不久，进入无意识状态：不知自己身在何处，在干什么。古希腊哲学家亚里士多德，著有《灵魂论》一书，可以说是最早的关于意识问题的著作。书中关于睡眠与梦的内容几乎占了一半。关于睡眠、梦的问题一直是人类关心的问题，但直到现在，我们仍旧无法彻底了解。本章将介绍关于睡眠、梦等问题的研究进展。

睡眠的周期和功能研究

人睡眠时进入无意识状态：双目紧闭，肌肉放松，对外界刺激无反应。人们以为睡眠时大脑活动也停止了，实际上不是这样的。现代脑科学告诉我们，睡眠时人眼还在转动，似乎像在狩猎，注视敌人，然后静息一段时间，进入快速眼动期（rapid eye movement，REM），过后再进入非快速眼动期（no REM, 或NREM）。一晚大约经历三四个周期（每个周期约2～3个小时）。用仪器监视人的生理活动，发现在快速眼动期时，脑电（EEG）活动活跃，但是前额叶思考部分活动低下，丘脑阻断感受信息的传入，心率、呼吸加快。而非快速眼动期（NREM），脑电活动低下，处于无意识状态，梦游患者在此期间活动。有意思的是，猫和狗在睡觉时也可观察到眼球的运动，也许它们正在梦中追捕猎物呢！健康成年人REM睡眠占睡眠时间的25%，而NREM睡眠占75%。人在睡眠时在两个不同状态中转换，其生理活动是不同的。

神经生理学家发现脑干网络结构控制着觉醒与睡眠的交替过程。脑干尾部中线上有个神经核叫中缝核，它分泌五羟色胺的神经递质，使大脑皮质处于抑制状态，结果使人由觉醒转入睡眠。脑干网络结构中还有神经核团叫蓝斑核，它分泌去甲肾上腺素，它导致神经传递过程使REM睡眠发生。

而中缝核分泌五羟色胺又能抑制蓝斑核的活动。整个睡眠过程中，中缝核和蓝斑核交替活动，导致NREM睡眠和REM睡眠交替出现。人从睡眠转向觉醒时，中缝核分泌五羟色胺神经元受到抑制。

有人嗜睡，8小时还不够，成天昏昏沉沉；正常人每天睡7~8小时足够；但有人睡眠不足6小时，仍精神十足。家猫爱睡懒觉，各种动物的睡眠时间不一。有研究表明，一般来说，动物睡眠时间长短与动物的体重成反比，体重越大睡眠时间越少（表12-1）。但是什么原因使得动物体重越大，睡眠时间越少？现在还不得而知！

表12-1　动物体重与睡眠时间关系表

动物	负鼠	雪貂	猫	狗	人	象
睡眠时间（小时）	18	14.4	12.5	10.1	8	3

那么，究竟大脑的哪个部位决定了我们的睡眠呢？控制睡眠、觉醒的中枢位于大脑底部的丘脑。医学上早就发现，丘脑前部受损，患者总是处于清醒状态，睡不着觉；而丘脑后部受损，患者嗜睡不醒。在人群中每1000～2000人中有一人患嗜睡症。他们不论环境条件，止不住瞌睡连连。日本筑波大学柳泽正史发现食欲肽（orexin）这种神经递质在睡、醒控制中起主要作用。下丘脑后部神经元分泌食欲肽，与觉醒中枢的受体结合，激活觉醒中枢，从而引起大脑活跃。嗜睡症患者主要由于食欲肽分泌不足引起的。这个发现自然引起医药界的重视。2014年，日本已有抑制食欲肽的安眠药面市。

有些哺乳动物生活在海中，处于不断游泳的状态，显然睡眠时不可能像陆上动物一般，全身放松进入睡眠。据说，它们的大脑两半球交替休息、值班，控制呼吸运动照常进行，即处于半球慢波睡眠（USWS）。一些生物在某些情况下使用USWS，而在某些情况下又恢复大脑整体睡眠状态。鲸目动物（包括鲸鱼、海豚和鼠海豚）成为研究USWS的主要研究对象（图 12-1）。科学研究发现这些动物的大脑处于半球慢波睡眠，而另外半球处于清醒状态。极少发现两半球同时处于睡眠状态，也没有记录到与做梦有关的快速眼动睡眠（REM）。海狮科的北海狗，它睡眠状态比较复杂，在陆上睡眠状态是双半球慢波睡眠（BSWS）和REM，在海里USWS较多，REM则较少。在一些鸟类身上也发现了不同的睡眠状态。绿头鸭群晚上宿营时，外周边缘值班的警戒的鸭子，USWS睡眠时间比睡群中间鸭子多150%。一些候鸟在迁徙过程中也采用USWS方式睡眠。

梦的产生和意义

睡眠占了人类三分之一的时间生命期，其功能究竟何在？有一种理论认为，人睡眠是为了把白天学习内容整理归类记忆贮存起来。人们常说一夜好觉起床后精力充沛，但是实际上脑内的神经元并没有真正休息，至少在REM仍旧很活跃，保持警觉状态。

不睡觉会产生非常严重的后果。实验表明，大鼠在睡眠被剥夺后的一个月内死亡，即便它们饮食上被照顾得很好。医学病案上记载，患有“难治性失眠症”的病人，经历数月后死亡，他的亲戚也有患此病，只是轻重不一，可能与遗传有关。尸体解剖发现，患者丘脑内有两个区中的大量神经元消失。

近20年研究表明，正常睡眠对于人体的免疫系统、激素代谢、情绪平衡等功能至关重要。

日常经验告诉我们，一夜安眠后，早上醒来，精神焕发，头脑清醒。我们年轻时流行清晨背读外语，据说，这是因为安眠后可以增强记忆力。还有一种说法是，人脑在夜晚睡眠可能还产生出一些灵感和顿悟。科学史常举的两个例子：德国化学家弗里德里希·凯库勒（Friedrich Kekule）在研究苯的化学结构时，百思不得其解，后来在梦中见到一条蛇咬住自自己尾巴，首尾相连成环形结构，于是启发他提出苯环的化学结构。1869年，化学家门捷列夫当时已发现了63种元素，但是这些元素显得杂乱无章，它们的重量和化学性质之间是否有某种规律呢？这让他陷入苦闷之中。一天他在疲倦中入睡，进入梦乡。他梦见杂乱的元素纷纷落入一个有序的表格中，这就是今天的元素周期表。这些事例很有兴味，但是不可被验证。首先，其他动物不可能有灵感、顿悟之类的高级精神思维活动，所以无法设计动物实验来佐证。其次，普通人也没有类似经历。最后，睡眠时几百亿个神经细胞的活动，不可能被全部监控到。

一般认为，日有所思，夜有所梦。快速眼动期（REM）被叫醒的人，常常能回忆起梦境，而非快速眼动期（NREM）被叫醒的人，则多半说不出做什么梦。日常生活表明，梦的内容与白天关心的事物有关，但又不是直白的相关。有的梦境可以回忆起来，多数梦境印象依稀。

最近有一种理论流行起来，而且它有实验证据，那就是夜间睡眠时大脑在打扫卫生清理垃圾。美国罗切斯特大学医学中心的迈肯·内德加德（Maiken Nedergaard）和该校医学与牙医学中心的史蒂文·戈德曼（Steven Goldman）发现一个全新的排污系统，它在睡眠时特别活跃。医学告诉我们，人脑平均重1400g，约占人体重的2%。然而却消耗了人体20%～30%的能量。白天工作时大脑产出大量有毒的蛋白垃圾。成人大脑平均每天清除7g垃圾蛋白并用新鲜蛋白补充。如此算出每月大脑要排出大约217g废物，半年之中产生1362g废物，相当大脑的总质量。

大脑内还有另外一类细胞叫胶质细胞，达到上千亿个。生理学家传统看法认为，胶质细胞的功能在于营养和支撑神经细胞，以维持其耗能而高效的活动。内德加德和戈德曼团队发现，大脑血管周围有空隙，空隙外面是星形胶质细胞的终足。终足与血管外壁之间有隧道状空隙，内中空无一物，可容许液体快速流动。他们发现脑脊液通过星形胶质细胞的终足进入星形胶质细胞，然后进入大脑组织，最后离开星形胶质细胞，沿着静脉周围间隙流动，清理大脑产生的垃圾并带离大脑。他们对脑脊液染色，然后用观察脑组织深处的显微技术直接观察到脑脊液在血管脉动下进入动脉周围间隙的过程。最后脑脊液离开星形胶质细胞带走废弃蛋白。他们把这一系统称为“胶质淋巴系统”（glymphatic system）。为了比较这系统在清醒和睡眠时的工作状态，内德加德实验室的谢璐潞和康泓铁训练小鼠学会在实验时保持不动，同时用显微镜观察其脑部情况。他们用双光子成像技术拍摄染色后脑脊液的图像。因为此项实验时无创无痛，而且小鼠要保持不动，所以，它们有时会在实验时睡着。这正是他们希望的动物达到的精神状态。他们发现，胶质淋巴系统内的脑脊液在小鼠清醒时明显减少，当睡眠或麻醉开始后显著增加，有时增量达到 60% 以上。他们还发现，一种神经递质叫“降肾上腺素”（norepinephrine）可调节脑细胞间隙大小，从而控制胶质在淋巴系统的流量。他们观察到降肾上腺素水平在动物睡眠时瞬间下降，这可能是胶质淋巴系统流量增加的原因。

这些实验可能与临床医学有关。减少睡眠可能会诱发阿尔茨海默病的产生，这可能是胶质淋巴系统工作效率降低所致，小鼠实验显示，B-淀粉样蛋白的清除率在睡眠时是清醒时的 2 倍。仅在美国，阿尔茨海默病的治疗费每年高达 2260 亿美元。因此人们迫切要求开发新药来治疗阿尔茨海默病。但是新药的开发，尚待时日，而胶质淋巴系统对于皮质白质部分的功能意义，以及它在脑认知功能上的作用，还有待进一步研究。

婴儿刚出生不久，睡眠时间相当长，一天之中除了吃就是睡，睡的时间比醒着的时间还多。而人到了老年，都说睡不着，原因何在?

说起睡眠必定会联系到做梦。睡眠伴随人的终生，做梦大约也如此。

人为什么做梦？做梦有什么功能意义？这又是一个重要而尚未解决的问题。

古希腊哲人亚里士多德的《灵魂论》中有很大部分关于梦的描述。中国古代有《周公解梦》这样作品，来解释梦与命运的关系。近代，梦的研究从弗洛伊德的“梦的解析”开始。他认为梦是潜意识状态欲望的表达，而这些欲望又归结为儿童时期未实现的欲望。他相信精神疾病不少源自于此，认为梦是通往潜意识的捷径。

梦是正常人所必需的。以色列科学家拉维（Lavie）遇到一病人，他19岁曾被散弹碎片击穿头部，并幸运地活了下来。奇怪的是，他伤愈后丢失了REM睡眠，同时也不做梦了。他看来一切正常，现已年过花甲，仍担任画家和律师。不会做梦似乎不影响人的正常生活。一些服用抗抑郁药而失去了REM睡眠而的病人，也没有表露任何不适症状。但是这些事例仍不足以说明做梦没有正常生理意义。

梦游

人在睡梦时还有一件事困惑着人们，那就是梦游（sleepwalking）。全世界据估计2%左右的人有梦游现象，而有些是比较严重的案例，有伤害别人的现象。作者本人年幼时，家人就说有梦游现象，半夜突然坐起，睁大眼睛不说话过后又躺下，第二天醒来被问夜里发生什么事，一点也想不起来。随着年龄增长，梦游现象似乎消失了，我的亲友中也有类似现象的人。看来这种症状似乎与遗传类型有关。

现在脑科学家认为，梦游属于NREM阶段，人的行动像一个无意识的机器人。美国科学记者詹姆斯·弗拉霍斯（James Vlahos）在《环球科学》上发文讨论梦游症背后的意识难题。因为梦游症患者的意识状态在事发现场是不明确的，如果案情涉及严重伤害，难以判定案子，所以称之为难题。

人们总以为人要么睡着要么醒着，是全或无式的。但是现代科学研究表明，局部睡眠理论逐渐占上风。这个理论最初由美国华盛顿大学詹姆斯·克鲁格（James Krueger）于 1993 年提出。他们引用许多动物的例子来说明他们理论的正确性。例如海豚用半个脑子控制游泳，另半个脑子休息睡眠，然后交替轮换。在人脑受损案例中发现，不论受伤的部位，也不论严重程度，都不妨碍人的睡眠。这显然有悖于人脑中存在一个睡眠中心的说法。詹姆斯·克鲁格与美国威斯康星大学的托诺尼合作，在 2011 年发表了《使用局部依赖性睡眠》（*Local use-dependent sleep*）的文章，认为局部睡眠是一个松散、自下而上的过程，所谓局部是指不同时间不同部位先后入睡。"使用依赖性"是指某个地区的神经元过度使用疲劳后进入睡眠状态。

美国匹兹堡大学的睡眠医学研究所研究员丹尼尔·比斯（Daniel Buysse）对失眠患者做了一系列脑成像实验，发现患者虽然处于睡眠状态，但是他的皮质顶叶仍处于活跃状态，而顶叶的功能在于负责警戒防卫。失眠症患者的主诉常常与仪器记录的状态不符合。例如，患者说整夜失眠，但实验记录显示其睡眠情况良好；而患者主诉睡眠良好时，脑电仪表明大脑活动活跃。医学上把这种症状称为"睡眠状态分裂"（sleep state dissociation）。在此病情状态下，意识觉醒、深度睡眠、梦魇等状态混合，不仅影响健康，还可能使人做出犯罪行动。

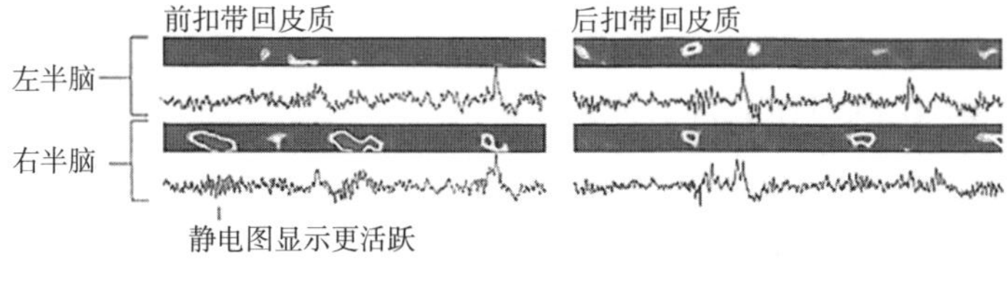

图 12-1　脑电图显示，在睡眠的非快速眼动期的不同时刻，左右大脑半球的相同位置上的活跃程度不一样（引自《大脑之谜》）

梦游与性别有点关系，男的比女的多。梦游与年龄也有关系，多发生于青少年，中老年后就减少了。为什么会发生梦游？是脑中意识活动被抑制，无意识活动占领舞台中心吗？这些我们都还不得而知。

白日梦（心智游移）

人们日常生活中发现时常会失神（或称白日梦），这也是一个普遍发生而且几乎人人都有的奇怪现象。青年学生坐在课堂里听课，但脑子早飞出窗外，神游一段时间后注意力被拉回来重新听课，过一会儿又飞出去了。据说，青年学生有20%～30%时间在做白日梦。正常睡眠加上白日梦的时间，人的一生中做梦的时间所占的比例真够大的。

在学术刊物中常用“心智游移”（mind wandering）一词指代白日梦。普通读者不必深究它们之间的差别。与人的睡眠及做梦一样，人为什么有白日梦，至今仍是个谜！一种说法是年轻时期较多，思想比较活跃，说明创造性思维的人白日梦比较丰富。白日梦的内容多为未发生的事，或者是幻想，或者是憧憬，符合年轻人的思维特点！

白日梦研究起来比较困难，现代实验仪器设备检测不出白日梦的部位和内容，只好采用心理量表方式，利用打分的办法进行，被试者通过回忆，把当时情景内容回忆起出来，统计平均，得到一些结果和规律。这与心理学中研究意识问题的方法——内省法大同小异，所以研究结论很难准确肯定下来，存在不同的解释和争议。

睡眠与梦问题的最近进展

由于实验仪器的改良，关于人类睡眠研究近年来取得重大进展。一种高密度脑电图（high-density EEG）被用来记录睡眠时脑电活动，脑电帽上装有256个电极，时间分辨率达千分之几秒，再通过计算机算出脑电活动的信号源。因而可以对正常健康人进行无损伤实验。

瑞士洛桑大学医学院神经学及睡眠医学专家湿克拉离（Siclari）发文称，他们团队近五年对上千名被试进行睡眠时梦境的实验，取得了一些有趣的结果。他们令被试躺在床上，头载脑电帽记录被试的脑电活动。实验人员在隔壁房间监视仪器。每隔一段时间叫醒被试，问其有没有做梦以及梦的情景内容。他们第一个重要发现是在同一时刻，被试大脑各部位处于不同的活动状态，简单讲，一部分睡着，另一部分且醒着。被试每每被叫醒要告诉实验者是否做梦以及梦里的情景和内容，总是令人不舒服，好在这样做倒也无损健康。

他们的第二个重要发现在于，做梦总是与后皮质热区（posterior cortical hot zone）的激活有关。所谓后皮质热区是在大脑后侧区域，包括视觉区以及其他区域（如楔前叶和后扣带回），其功能是将不同形式的感官体验综合在一起。产生梦中意识的后皮质热区，相对来说是一个比较狭窄的区域。在（REM）和（NREM）都可能做梦，后皮层热区都会激活。而且，当NREM期高低频率活动的比例超过一定数值，他们猜测被试一定在做梦，这种猜测的准确率达到87%。

他们第三个重要发现是，在REM睡眠期，某些梦的内容与大脑皮质特定功能区域的激活有关。例如，当被试梦到人脸时，梭状回（视觉脸形识别区）会激活，而这一区域正是人视觉系统中负责复杂图形的高级区域。因此梦境确实是脑内功能区活动的结果。

因此，他们设想，后皮质热区能否作为判断患者意识程度的一个重要指标？是否能用它来解梦？

湿克拉离的工作说明后皮质热区在睡眠做梦时的重要性，但该区是否是梦的中心，是梦的总开关还是梦的显示器？这一切还需进一步研究。

湿克拉离文中还介绍了日本奈良先端科学技术大学的神谷之康的工作，很有意思。2013年，神谷之康等人在《科学》上发表文章，称也许很快就能实时观看梦的内容，研究者可通过激活视觉区域（也包括后皮层热区）和人工智能机器学习技术和磁共振成像技术（MRI）破译被试的梦境。看起来，现代科学技术正走在实现这一梦想的路上。

濒死体验

1975年医生、心理学家雷蒙德·穆迪（Raymond Moody）在《死亡回忆》（*Life after Life*）一书中提出了“濒死体验”（near death experience）一词。现在一般认为，濒死体验是指由于某种严重创伤或疾病濒临死亡但又意外获得重生，或者处在毁灭性境遇中预感即将死亡而又侥幸脱险的人叙述他们的经历。20世纪末，学术界开始对此产生兴趣，有专门研究这个问题的团体，并且也出现了相关的出版物和书刊。

濒死体验与上面提到的灵魂出窍的不同之处在于，灵魂出窍常指健康人可重复的经历，而濒死体验是人在生死未卜即将告别人世时的经历。

有濒死体验的人不在少数。据美国著名统计公司盖洛普调查统计，仅美国就有1600万成年人有此体验而且至今仍活着。此统计结果还未包括儿童，可见有此体验的人不在少数。据研究，濒死体验不论种族、地域、信仰差别，都存在。

加拿大神经科学家迈克尔·波辛格（Michael Persinger）设计一种头盔，戴在头上有电极连接颞叶区（太阳穴），当通上电磁波时，可使神经细胞活动增加，在80%的被试头脑感到浓重的宗教氛围，周围出现神秘人物。

许多濒死体验者都说穿过一个黑暗隧道，尽头一片光明。神经生理学家认为这是婴儿出生时通过母亲产道时记忆的再现，也有不少人认为，濒死体验无非是一种幻觉而已；还有科学家认为，濒死体验是特殊状态的睡眠过程。

现代科学技术发明创造出许多仪器设备，可以对人体进行无损伤实验，但是仍没有一种技术可以在濒死阶段对人的脑部进行探测。因为濒死体验会不会发生，什么时候产生，都是不可预测的，所以至今获得的资料多为问卷式的调查报告或主诉回忆的书面记录。

人们推测濒死体验产生于脑缺氧和缺血的状态，因此研究航天飞行员在训练时失去意识和恢复意识的情况，与之也许有些相关联系，或许可把它看作一种“简化版”。另外神经科医生发现，癫痫病人在发作前有一两个小时，整个身心都处于愉悦欢快之中，焦虑之类感情被一扫而光。学术界称此为陀思妥耶夫斯基癫痫症，因为在其创作的小说《白痴》中的主人公患有此症，实际上他本人也患此病，所以他有此经历。现代神经科学研究中，用电极插入大脑的脑岛部位，也可引起极乐感。

濒死体验是人从意识清醒状态穿越生死边界到达无意识境界时的主观体验，由于它的不可重复性，还有许多奥秘存在，一切还有待深入研究。

13

第 13 章

机器意识

我认为人工意识在将来有可能实现，但是这个目标还很遥远。即使目标实现了，这种装置也不太可能会挑战我们的地位。

——埃德曼

自20世纪末意识研究在世界学界范围形成研究高潮，至今不到半个世纪，但只是在一些具体领域取得一批重大成果，所以要现在畅想它的未来，为时尚早！随着无人机、机器人、人工智能等技术产品的面世，各种科幻作品的推出，公众对于意识问题兴趣大增，而对研究意识问题的难度和复杂性，仍认识不足。或者说，从事此项研究的业内人员与业外人员在乐观程度上有很大差距。

意识的量子观

意识的量子观是罗杰·彭罗斯和斯图尔特·哈默洛夫两人最早提出。彭罗斯和哈默洛夫提出的意识的量子模型，称为客观还原交响模型（orchestrated objection reduction，ORCH OR），这个模型的生物物理基础就是神经元中的微管。该模型可以解释意识的许多性质。首先，ORCH OR模型可说明“绑定”问题，它用量子相干态来说明个别特性如何组合成整体性问题。其次，非局域的量子纠缠特性可以作为联想记忆的可能基础。再者，信息的量子叠加可以提供前意识和潜意识，以及梦和觉醒状态的基础。最后，量子态的塌缩可以作为从前意识向意识状态转换的物理机制。

从物理学角度考虑，意识的量子理论，尚有一些问题存在。首先，量子计算必须在极端低温下进行，与环境之间应当有个隔离区，以防止热噪声的干扰（去相干作用）。其次，个别神经元中的量子态如何跨越细胞膜而达到相当大的范围，使得许多个神经元同步活动。这些问题都值得进一步研究。

微管学说在学术界始终处于少数派的地位。我对意识的量子观也抱有怀疑，首先，微管的物理尺度太小，不足以承载人体的几何尺度。其次，体内细胞无处不在，胞内骨架也到处都存在。现在脑科学证明意识只存在于颅脑内部分地区，而不是全部。有人讽刺说：难道脚趾头也有意识吗？

人工智能的发展

20世纪中叶，随着社会工业化和电子计算机的发明，科学上出现了三个理论：路德维希·冯·贝塔朗菲（Ludwig von Bertalanffy）的系统论、诺伯特·维纳（Norbert Wiener）的控制论和克劳德·香农（Claude Shannon）的信息论。世界上也有极少数人和实验室，制作一些自动机，例如最有名的“控制论老鼠”，它能自己学习走迷宫，尝试错误几次，记住正确路线，得到食物奖励或充电补充能量。当然这些工作仅仅作为原理上的探索而进行，又大又笨，完全没有应用上的可能，因此学术界称之为控制论玩具。

但是过了不到半个世纪，人工智能作为一门学科得到迅速发展。机器人作为人工智能的工业应用，得到工业界的大力支持。家庭机器人、无人机、无人驾驶汽车等得到社会各界的广泛关注。人工智能领域成为世界各国高科技竞赛的高地。

杰夫·霍金斯（Jeff Hawkins）和桑德拉·布莱克斯利（Sandra Blakeslee）认为，预测能力是智能的关键。霍金斯的论点则是：脑科学实验数据很多，但没有理论；预测未来的能力才是智能的关键；各种认知功能遵循相同工作原理和类似组织结构。此外，他还提出大脑的记忆—预测系统的理论，认为意识包括自我意识和可感受性问题。

雷·库兹韦尔（Ray Kurzweil）曾发明盲人阅读机、音乐合成器和语音识别机等，他在自己的书中指出：“到了20世纪，西方科学转向东方哲学。宇宙茫茫，高深莫测，致使西方的客观论（基本上认为意识来源于物质）和东方的主观论（基本上主张物质产生于意识）能够和平共处，形成另一种二元论。显然物质、能量和意识这三者是难分难解的。”

在本节的最后，我想用一些篇幅介绍一种独特的脑模型，它们是埃德曼团队研制的。埃德曼将关于大脑的功能原理称之为“神经元群选择性理论”，这一想法源于他获得诺贝尔奖的研究工作：当有机体遇到病毒之类抗原，产生出一系列抗体，少数抗体能选择性“对”上抗原并加以消灭，于是大量产生这类抗原。这是有机体自学习适应过程，不是指令性生产过程。他命名他们的脑模型为“达尔文X号”，到 2010 年，从最初达尔文 1 号已经有了达尔文 10 号，每个新型号都有所改进。达尔文脑模型是由轮子上平台组成，因此整个机器能自主移动，平台上安装传感器可视听环境情况的变化，还有机械手可以抓木块之类东西。这样机器可以与环境相互作用。达尔文 10 号的“电脑”由 10 万个神经元组成，包含 250 万个突触连接。黑色地板的活动室内放置一些积木块，积木块表面画有图案，一种图案的积木块会发出机器人喜欢的味道，另外一种图案的木块发出机器人不喜欢的味道。机器人会拾取它喜欢的木块，绕道回避不喜欢的木块。机器人内部有一个行为评价系统，这个学习过程不必人的参与，机器人会自己进行。达尔文 10 号还可完成一些更复杂的任务。埃德曼认为在设计达尔文系统时，使用了“reentry”（再入，或折返连接）。埃德曼等人的工作是纯粹的理论研究，没有任何工业应用的背景，但它是一类自学习装置，不需要教师在旁监督。所以，达尔文系列的脑模型与当时流行的工业机器人“手眼系统”有许多原则上差别，它的内部有评价系统，有行动设备（机械手、轮子）可以与环境相互作用，这些内部连接随学习而改变，而且不需教师监督。

机器意识

到现在为止，我们只谈到人工智能，从人体角度考虑只涉及感知、学习记忆、语言和识别等功能，完全没有触及情感系统、价值系统、意向系统和意识系统等。国外在这些方面有一些探索性工作在进行，国内几乎一片荒漠。

周昌乐在他书中，用一章的篇幅综述机器意识的研究概况，引用和参考文献多达600篇，该文是想从事此项研究人员的重要资料。该章又分三个方面：一是意识的哲学难题；二是意识科学理论；三是机器意识建模。其中意识科学理论综述是现代意识研究中提出来的科学理论，是设计意识机器的重要依据。意大利科学家托诺尼的信息整合理论，他归纳意识的五条公理：内在公理，即意识是一种内在体验，是私密的主观的；构成公理，指人具有巨大的意识状态；信息公理，每个意识体验有一定信息量；整合公理，意识是高度统一的整体；排他公理，在某一时刻只能体验到一种意识内容。托诺尼曾经提出一种计算人脑信息的公式。

至于意识的机器建模，英国伦敦帝国学院伊格尔·亚历山大（Igor Aleksander）教授长期从事机器意识研究，曾提出五个公理理论，为学术界重视。

公理1：主体A感受自己处在外在世界的中心。

公理2：主体能回忆起自己已有的外在世界。

公理3：主体选择地注意外部世界。

公理4：主体可以通过自己行为的后果而规划未来，因此有行动能力。

公理5：当主体规划时，情感引导其找到一个好的规划。情感系统起着行为价值的评价系统。

20世纪末，人工智能之父约翰·麦卡锡（John McCarthy）提出自我意识机器必要的九个特性：对自身的观察（机器状态、环境状态）；对事物是否了解（知道自己知道，或知道自己不知道）；保存物理事件和心理事件（记忆）；观察行为目标；有意图地提出某种行为；思考怎样达成期望；理解自身期望的形成；把自身的心理状态当成一个对象；知道什么是当前可以达到的

（自省能力）。兹拉特夫（Zlatev）提出形成自我意识的三个必要条件：感觉—运动协调系统；具备能识别和模仿同类的能力；置身于一个复杂社会环境下，能够预测和评估自己和他人的行为。兹拉特夫的条件简单而明确。

还有一些别的关于意识的公理体系和种种标准和条件，但是还没有学术界公认的公理体系。这说明意识问题的复杂性。

但是，从这些已提出的公理和条件中可以看出，意识系统除了认知系统外，还必须具备评价系统（情感系统）、行动系统、意向系统等功能模块，以便与环境有相互作用，达到预设目标，并在此过程中获得奖惩。唐孝威在他的《意识论》中明确提出，意识的要素包括意识的指向和意识的情感两个要素，这两个要素直接关系到评价系统。

情感系统也是十分重要的，婴儿降生后的所有行动都带有强烈情感色彩。虽然眼睛尚未睁开，但襁褓中的婴儿对母亲温暖的怀抱，反应是安详地入睡或微笑；而对于不良刺激则用哭闹应对。所以许多情感反应的发育远早于认知系统。环境信息的好坏、美丑和善恶，反映到情感系统上就产生了喜、怒、哀、乐等。在神经生理学研究上，大脑的不同部位，神经递质的不同成分，对应的情感会有不同表现。情感系统又用特殊方式对其他系统进行奖惩，因此它起着重要的评价系统的作用。

结合神经生理、解剖以及心理行为研究，情感系统的先天和后天的分类如图 13-1 所示。

怎么才能知道机器是否有自我意识呢？仿照心理学办法，叫它看镜子，如果能认出镜像是自己的形象，可以认为它有自我意识，否则不能认为它有自我意识。动物实验表明，动物进化到灵长类才能有自我意识，但也不是所有灵长类都能通过镜像测试。

周昌乐研究组提出了一种复杂的自我意识测验的方法，称之为机器人涉身行为辨别的镜像测验方法，并具体构建了一个行为镜像测试平台。该

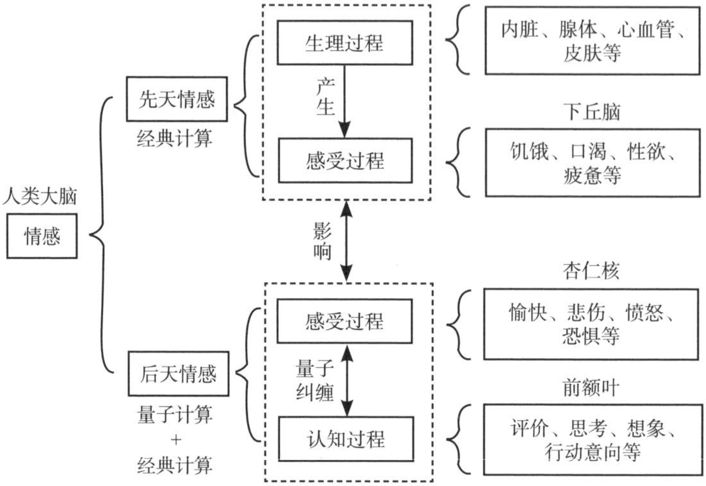

图13-1 先天与后天的情感分类体系

平台配置三台外观相同的机器人，加载他们自己开发的自我意识系统。机器人高 58cm，双足，自由度 25，手可持物，具有视、听、红外、声呐、霍尔感应器、陀螺仪、加速计等传感器，具有语言能力。因此这三台机器人能表现各种行为动作。机器人在这样平台环境中活动，建立起环境的主观表象。机器人电脑中有一种新奇发现模块，从而对于标记色斑有新奇感，就像猴子的镜像测试。

人类智能在所有动物中是最发达的，但是在人工智能的发展过程中，计算机几乎在所有认知和智能方面试图超越人类。在人的情感表达方面：诗歌、作曲以及绘画方面，计算机也开始探索，并有不俗表现。在无人自动机方面进展极大，如无人飞机、自动驾驶汽车等。但是这些自动装置，我把它统称为“僵尸”型机器人，因为它只会单纯执行任务，没有自己的意志和意识。把人的意识和意志放到机器中去，这是一个极大难题。

机器人意识的产生也许只是一个时间问题！

14 第 14 章 意识与自主运动

健康的身体是灵魂的客厅，病弱的身体是灵魂的地狱。

——弗朗西斯·培根

意识的目的不仅要在脑内认知和表征外部世界，最终还要通过自主的肢体运动和语言来与外界实现互动。由于在复杂多变的环境中产生快速精准的运动行为对人和动物的生存至关重要，脑如何产生灵活自主运动一直是脑科学的一项重要挑战。自 1870 年发现运动皮质是运动控制最重要的脑区以来，我们从行为、认知、计算到生理等各个方面都对自主运动控制背后的神经机制有了深入的理解。

自主运动的前期规划

不同于基于皮层下固定神经回路的简单反射行为，大脑有意识地通过传出运动神经信号来驱动身体的六百多块肌肉在复杂多变的环境中产生快速灵活的行为是一类极高级的智能。人们直觉上往往不觉得运动智能像运算智能、感知智能和认知智能那样困难，是因为我们人类一般情况下太擅长运动了。这就是为什么当前人工智能能轻易战胜冠军棋手，而机器人足球队跟人类比难以望其项背。从计算复杂度角度来看，我们把人的六百多块肌肉简化成每块只有收缩和舒张两种状态，那它们的组合就是 2^{600}，这已经超过宇宙中所有原子数目的总和了。

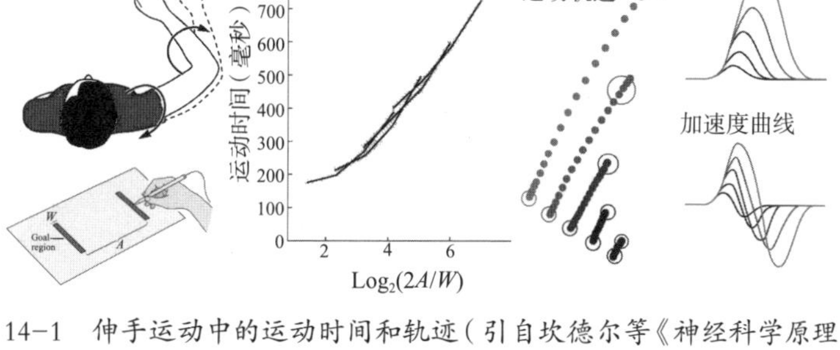

图 14-1　伸手运动中的运动时间和轨迹（引自坎德尔等《神经科学原理》）

哪怕是实现看似简单的伸手运动（图 14-1 左），也需要调动许多块肌肉通过协调性收缩来使多个关节转动特定的角度才能完成。在计算上这是一个典型的不适定问题，因为每个运动都可以通过无穷多种骨骼肌肉的运动组合来实现。尽管至今还不完全清楚大脑皮质水平上运动计划是如何通过脑干和脊髓来间接驱动肌肉组以实现这一复杂变换的，行为学的研究还是对它有了一系列规律性认识。

1954 年，菲兹（Fitts）发现当被试通过上肢运动完成点对点的物体移动时，整个运动所消耗时间与两点之间距离和要求的运动精确度都呈现明显的对数关系（图 14-1 中），这就是运动控制中有名的菲兹定律。进一步观测运动轨迹则发现，运动速度呈现先上升后下降的钟形曲线，而加速度则呈现优美的双相钟形曲线（图 14-1 右）。这些行为学结果证明了，即使非常简单的运动的执行都是建立在复杂的前期准备和计划基础之上。

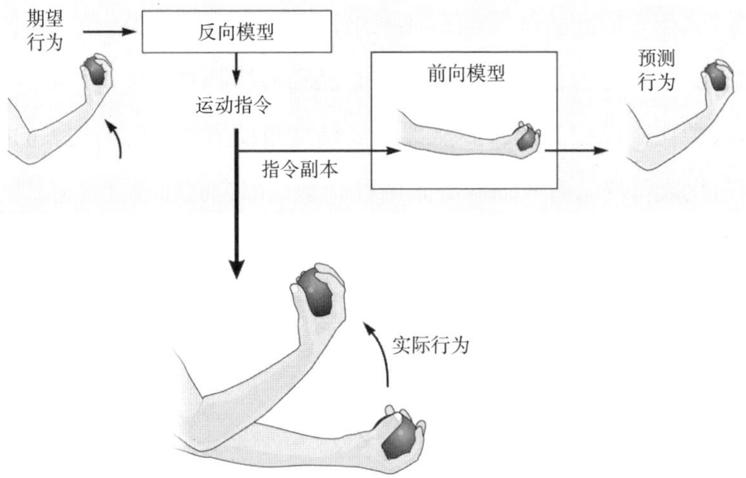

图 14-2　运动规划依赖内在模型（引自坎德尔等《神经科学原理》）

运动系统面临的另一个难题是外界环境经常动态变化并存在很大的不确定性，并且神经传输必然引入延迟和噪声，所以运动控制不可能完全依赖感觉通过反馈实现。因此，克莱克（Craik）在 1943 年提出了认知功能中的内部模型概念，认为运动控制主要是在神经系统对外界和自身状态建立内部模型的预测基础上通过前馈方式实现的（图 14-2）。内部模型分两种，一种被称为前向模型（forward model），使用运动指令和当前状态估计来预测下一运动状态。另一种被称为反向模型（inverse model），可以看作前向模型的逆过程。反向模型以一组特定的状态作为目标状态，以相反的方向操作，确定哪些参数可以使系统演化至该状态。以神经肌肉系统为例，反向模型可以告诉我们如何伸缩相应的肌肉群以获得所需运动结果。

大量研究表明神经系统建立内部模型并非通过求解牛顿力学中的物理方程，而是通过运动学习过程来完成的。所有的运动技能都必须通过有别于事实性记忆的学习机制获得，而且运动记忆一旦建立就能长期保持还基本不被后来的记忆冲淡。运动记忆必须通过运动过程本身才能唤起，这就是为什么优秀的运动员在上场前也需要做热身运动。近期动物生理和人脑成像的研究表明，大脑皮质多个脑区以及整个小脑都参与了运动学习，尽管对于独特的运动记忆是如何在这一复杂网络中涌现出来的我们还知之甚少。

后顶叶皮层与运动意图

作为具有较高智力的非人灵长类，猕猴不仅能够通过训练来完成接近人类的复杂精巧运动，还拥有与人类极其相似的运动控制神经通路。因此这个千百万年进化而来的精巧的运动控制系统，长期以来在研究人类运动控制神经机制和功能代偿中一直是一种不可替代的动物模型。过去数十年在以灵长类动物模型为主的神经生理学研究中，科学家们发现大脑皮层中的后顶叶与额叶运动皮层内多个脑区（图 14-3 左）都参与了运动计划与执行。其中，后顶叶皮层在自主运动意图的形成过程中起关键作用。

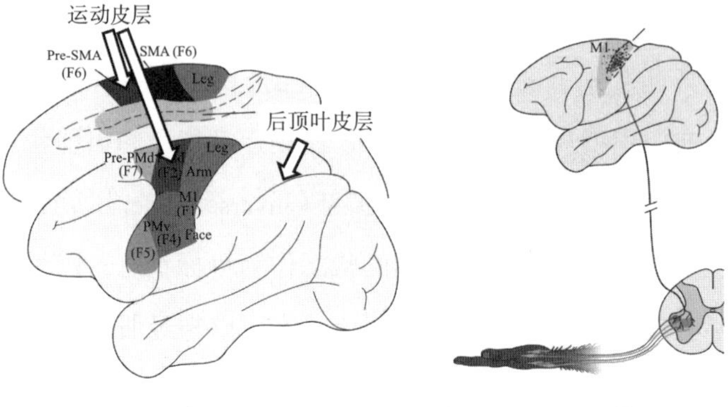

A　　　　B

图 14-3　A. 大脑皮质运动控制网络；B. 生成运动指令通过脊髓运动神经元支配肌肉产生运动（引自坎德尔等《神经科学原理》）

为了在复杂的动态环境中快速及时地产生合适的行为，大脑必须首先有效地整合感觉信息并产生运动意图。后顶叶皮质接受大量来自视觉皮质和躯体感觉区的纤维投射，在整合多种信息并控制运动的过程中起着重要的作用。猕猴的后顶叶皮质包括 5 区和 7 区，人则还包括 39 区和 40 区，通常左侧后顶叶皮质主要与语言文字信息的加工有关，而右侧后顶叶皮层则与空间位置信息的加工有关。后顶叶皮质受损后，病人不能获知关于自身一侧躯体的触觉或视觉信息，这种现象称为单侧忽略。他们会否认一侧的肢体是自己的，并对这侧肢体完全不加理会。同时，对于物体空间位置的判断也发生错误。虽然感觉是正常的，但病人不能依赖触摸来辨别放在手中的形状复杂的物体或画出物体的三维图形。由于不能利用对侧躯体的信息（包括视觉信息），他们不能得出正确的空间坐标，动作不能依照正确的坐标进行。例如在画一座钟时，他们会将所有数字都画在一边，而且并不意识到这是错的。后顶叶皮质神经元的活动常受到动物是否集中注意力的影响。后顶叶脑损伤的病人没有单纯的感知或运动障碍，但不能有效地使用自己的感觉信息去引导精确行为，而且直接电刺激后顶叶皮质，病人会报告产生强烈的运动意图，这体现出后顶叶皮质在感知整合和运动生成过程中的必要性。

很长一段历史时期，后顶叶皮质一直被认为是高级感觉联合区，这里的神经元整合多种信息输入，构建出带有主观偏好的认知地图，和额叶皮层交互生成前馈预测来影响行为。但近年来非人灵长类的电生理研究表明，后顶叶包含多个功能子区且各子区之间在感觉输入（视觉或体感）或运动输出之间存在明显差异，甚至可能参与不同阶段的感觉运动转化。为了清楚地揭示后顶叶神经元是编码了高度处理后的感觉信息还是抽象层次的运动意图，科学家们进行了大量研究。其中，主要关注的子区有LIP（the lateral intraparietal area）、PRR（parietal reach region）、5d（dorsal area 5）、AIP（anterior intraparietal area）等。位于顶叶沟内的LIP是过去20余年的研究热点，它的神经元在延迟眼动（delayed saccade）任务中从目标出现到眼动结束一直持续发放。它们的发放率受到任务奖励大小的明显影响，因此也被认为是反映了注意调制。不过用红绿目标训练猕猴交替完成延迟眼动和延迟伸手运动时发现LIP在延迟伸手时发放明显减弱，但相邻的PRR刚好相反——在延迟手动时发放更强。崔翯等人在2007年的实验结果证明了，即使在感觉刺激完全相同的情况下，后顶叶皮层神经元还是编码了自主选择的运动意图。目前，抽象运动意图最先形成于后顶叶皮质已经成为主流观点，后顶叶皮质也普遍被认为是皮质运动控制网络的重要部分。

与运动皮质产生的驱动肌肉的运动程序不同，后顶叶皮质编码的运动意图是高度抽象的。以伸手运动为例，后顶叶神经元活动往往只与目标等运动学参数相关，而基本不受肌力大小等动力学参数影响。更为有趣的是，运动目标是在以眼为中心的视觉坐标系中表征的。这种在感觉坐标系中对未来运动的表征很可能反映了在自主运动中对未来感觉结果的前向预测。

主运动皮质与运动指令

在形成抽象的运动意图后，大脑还要进一步产生详细的神经指令程序去驱动骨骼肌肉系统才能最终产生行为，而额叶的运动皮质在其中起了核心作用。运动皮层六个子区（图 14-3）从中央沟起始延伸到弓状沟，从中线至颞叶附近，包含主运动皮质（primary motor cortex, M1）、背侧前运动区（PMd）、背侧前运动区前部（Pre-PMd）、腹侧前运动区（PMv）、辅助运动区（SMA）和前辅助运动区（Pre-SMA）。大脑皮质各运动区都通过皮层脊髓束和皮层延髓束将控制肌肉活动的信号下传到脊髓。高级灵长类尤其是人的从主运动皮质下行的皮层脊髓束的轴突可直接地影响脊髓运动神经元（图 14-3 右），实现对肌肉的精细调控。

20 世纪 50 年代，科学家们用电刺激运动皮质各个位点，观测到触发身体各个部位的运动，提出皮质上存在支配身体各个部分的拓扑映射图，即“小人”模型。20 世纪六七十年代，爱瓦斯（Evarts）和费兹（Fetz）等科学家分别发现，猕猴主运动皮层神经元发放率与肌肉拉力和关节力矩有明显的相关。1980 年代乔治波洛斯（Georgopoulos）等人发现，当猕猴完成推杆运动时，运动皮层神经元发放随运动方向的变化呈现余弦函数关系。每个神经元都有各自的偏好方向，当猕猴沿该方向运动时神经元发放最强（图 14-4 左），其他方向上发放率随它与偏好方向夹角以余弦方式衰减（图 14-4 中）。如果同时记录很多个神经元，计算某一时刻所有神经元即时发放率与它们各自偏好方向上的单位向量的群体加和后，所得群体总和向量方向会非常接近猕猴真实的手动方向（图 14-4 右）。这种群体向量解码为后来脑机接口中的神经解码算法提供了坚实的神经科学基础。

近年来，传统的基于“小人”躯体映射图的运动皮层运动参数表征观点受到很大挑战。在解剖学上，运动皮质神经元的组织方式并不呈现明显的

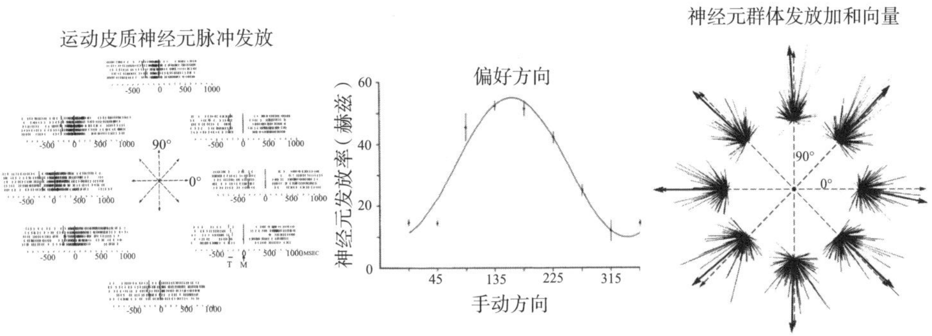

图 14-4　表征观点：运动皮质神经元发放率直接编码运动方向参数（引自坎德尔等《神经科学原理》）

功能柱形式，即对相同类型的刺激并不存在本地聚集的特征。相反，单个神经元可能也会以不同的方式参与整合肌肉活动，表明运动皮质的表征方式可能远比感觉皮层复杂。神经元活动可能对应高维度的肌肉特征，且随着学习和经验的变化呈现高度的动态适应性。神经生理学研究也表明，猕猴在执行不同速度和距离的伸手运动时单个神经元的方向调谐特性展现出偏移、翻转和随时间震荡等传统表征观点难以解释的复杂性。为了克服参数表征的困难，希诺伊（Shenoy）等人于近年提出了一种基于神经元群体活动的动态系统观点（图 14-5），把神经元的群体发放率视为一个动态系统，其状态在既有规则的调控下随时间演化。通过对群体神经元降维后建模和线性变换，用状态空间的方法来体现神经元活动的结构特征，从而描述神经元活动的演化。在群体神经元活动张成的多维状态空间中，每一条轨迹对应的就是一个试次中神经元活动的演化路线。通过运动准备，初始神经动力系统状态落在最有利于后续运动开始的区域，并逐渐演化直至产生目标运动。尽管动态系统观点在群体上可以解释神经元发放模式的多样性以及在不同时期的发放对输出功能可能会产生完全不同的影响，但它目前还是一个唯象模型，不能定量解释皮质信号如何产生运动指令。

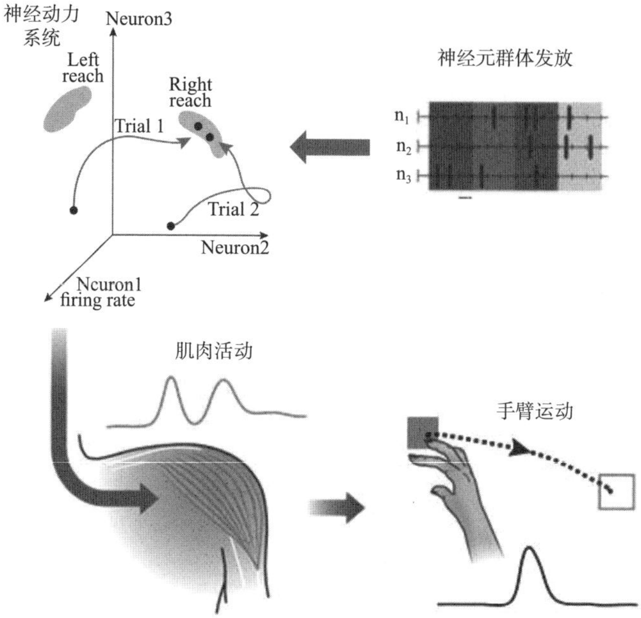

图 14-5　动态系统观点：运动皮质群体活动通过动态演化生成肌肉活动模式驱动身体运动（引自 Vyas S. Golub MD, Sussillo D, Shenoy KV. Annual Review of Neuroscience, 2020.）

前运动皮质网络

感知运动行为涌现于多脑区神经元的群体活动，主运动皮质产生运动指令必然依赖于其他皮质及皮质下脑区的协同。在伸手运动以及许多相关的实验范式中，都能观察到运动相关的脑区早在运动实际开始前几百毫秒就已经产生了和运动参数高度相关的信号。这意味着，在最初的运动意图产生后，神经系统经历了复杂的运动准备过程。正是在这个过程中，运动相关的脑区将感知觉信号转化成了运动执行相关的信号。这样一种层层转化、层层具体化的动态变化过程，使得大脑能充分利用有限的资源，高效地将感觉信息转化成运动输出。不过，感觉信号转化成运动意图到产生运动指令的过程并不存在严格的序列处理的时间先后关系。运动相关皮质之间存在许多互相连接的结构呈现一种“犬牙交错”的纠缠关系，解剖结构上更多呈现一种互相关联、并行处理的结构。同时，并行和互相关联的连接结构为这个层级化的动态过程提供了更大的灵活性和不断修正的机会和冗余容错功能。

前运动皮质（premotor cortex，PM）主要接受后顶叶皮质的投射，发出大量纤维至内侧下行系统 (特别是网状脊髓系统) 在脑干的起源部位，它也有纤维投射至控制躯干中轴及近侧肌肉的脊髓灰质部。和辅助运动区一样，前运动皮层在运动的准备中也起一定作用。不少前运动皮质神经元会在猴准备做一特定动作时放电。这种放电往往有方向特异性，只有猴准备向某一方向运动时才出现放电，即它代表特定感觉信号与特定运动的联系。这种特殊的“预备相关的”的神经元虽然在其他皮质运动区包括主运动皮层也被观察到，但在前运动皮层中的数量相对更多。猴的前运动皮质区可分为腹侧（PMv）和背侧（PMd）两个部分。其中，背侧前运动区与在一定情景下按抽象性指令或条件性提示的选择运动有关。在延迟伸手运动的最新准备期中，背侧前运动区的神经元虽然有类似于后顶叶的持续性活动，但它们往往在运动执行期存在更强烈的发放且有着不同于运动准备期的方向选择性。在执行将肢体靠近或接触到处于视觉范围内的某物体的运动时，腹侧前运动皮层的功能可能与选择和控制肢体的合适的运动方式有关。该部位从后顶叶皮质接受大量视觉和躯体感觉传入，因此其中不少神经元既有躯体感觉的感受野，又对视觉输入有反应，且在按视觉提示进行运动时有较多的放电活动。特别是完成与手势有关的抓取运动时，腹侧前运动区中大量神经元呈现强烈的选择性发放。

辅助运动区分布在大脑半球的内侧。新近的有意义的发现是，前辅助运动区和较高层次的运动控制有关，而新辅助运动区则和相对简单的运动任务有关。有实验证明，被试完成用四个手指按照不同的组合次序按一对键的任务时，在学习过程中只有被试的前辅助运动区被激活，而在学会后的执行过程中则只有新辅助运动区被激活。早期的实验就已经表明辅助运动区与部署运动的顺序有关。他们让被试用手做复杂程度不同的各种运动，同时记录观察脑的局部血流。当被试做简单的运动时，对侧主运动皮层和躯体感觉区血流量显著增加。当被试做将拇指依次接触其余四指的复杂动作时，除上述皮质区外，辅助运动区的脑血流也增加。更有意义的是，当令被试不做任何实际动作，只是默想这套动作的手指运动次序时，则只有辅助运动区的血流是增加的。其他脑损毁的动物实验结果也表明，辅助运动区是选择正确的运动策略所必需的。在缺乏感觉线索提示的情况下，辅助运动区受损的猴会失去选择适宜的运动的能力，而且这些动物的双手协调动作的能力也受到影响，提示辅助运动区也参与对躯体双侧运动的协调和控制。猕猴上的神经生理学研究也表明辅助运动皮层的神经元编码了复杂的序列运动。如日本科学家丹治（Tanji）等人训练猕猴完成由推、拉和旋转手柄组成的序列运动时发现，某些神经元只有在执行某个运动序列过程中的特定动作前才会有明显的发放。同样在准备完成推手柄动作之前，只有在它前面完成拉手柄而后面马上还要去旋转它时，该辅助运动皮质的神经元才会有强烈的发放。

总之，作为运动控制的核心组成部分，我们能看到运动皮质不呈现精确的躯体定位图，其各个脑区在生理上既非严格序列化的连接，也并不仅仅表征运动参数。运动皮质并不以一一对应的方式表征躯体部分，也不是特定肌肉或身体部位运动的静态图。运动皮层的各个部分互相关联，紧密合作，在群体神经元的尺度上将运动意图转化为精密的运动指令，同时保留相当的冗余结构以备灵活应对各种意外情形。我们可以将整个运动皮质看成一种动态计算图，其内部组织和脊柱连接将有关运动意图的中央信号和有关肢体当前状态的感觉反馈转换为最终的运动指令输出。在辅助运动区、前运动皮质和后顶叶皮质，神经元的活动主要与抽象复杂运动的编程、运动的准备和将感觉信息转化成运动执行中所参照的时空坐标有关。尽管存在并行的处理，但这种运动意图到运动指令的转化，从逻辑上呈现出从抽象到具体的梯度层级性特征。尽管各运动相关皮层都通过皮层脊髓束和脊髓相连，其中主运动皮层的连接占大约 40%，且很大一部分直接和脊髓中的运动神经元相连，而其他运动相关皮质则主要经过脊髓中的中间神经元调制（图 14-6）。同时，脊髓与其他皮层下结构也有连接。大脑皮质运动区接受来自外周、小脑、基底节及同侧和对侧皮层的传入，其传入和传出有密切关系，这种关系是大脑皮质参与运动控制的反馈环路的基础。

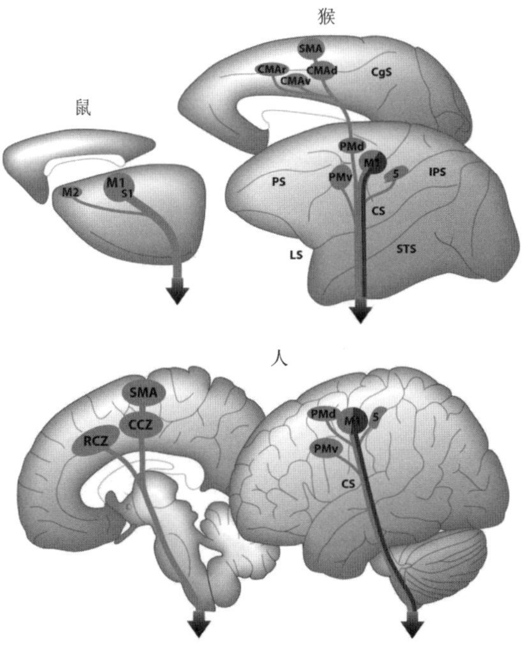

图 14-6　不同物种大脑皮层中投射到脊髓运动神经元的区域分布图。其中深色代表直接到脊髓神经元的投射，而浅色代表通过脊髓中间神经元的间接投射（引自 Strick PL, Dum RP, Rathelot J-A. Annual Review of Neuroscience，2021.）

15 第15章 意识读写与脑机接口

人类要想不被人工智能取代，必须通过脑机接口将人机智能全面融合。

——伊隆·马斯克

通过意识读写达到脑控和控脑、意识传递、记忆修改移植、甚至通过意识上传实现永生等长期以来一直是人类的遥不可及的梦想，但进入 21 世纪以来，脑机接口（brain-machine interface, BMI）技术的飞速进展使得这一梦想正在一步步走向现实。脑机接口技术能够将脑与机电装置直接连接起来，从而绕过正常的外周神经肌肉通路实现大脑与外界环境的双向通信。当下人工智能的突飞猛进给人类带来被机器取代焦虑的同时，包括硅谷“钢铁侠”伊隆·马斯克在内的很多有识之士都认为其实人和机器都有各自擅长的方面，而通过脑机接口实现人机共融才是未来定位人机关系的一个终极解决方案。作为脑科学和人工智能两大领域在过去几十年各自都取得长足进展后逐渐走向融合的关键节点，脑机接口近年来日益引起广泛的关注。脑机接口相关技术如雨后春笋般涌现并正在不断更新迭代，而且在Neuralink和Facebook等科技巨头的助推下正在快速走向商业化。

非侵入式脑机接口及其应用

按照技术路线脑机接口主要分为非侵入式和和侵入式两大类。其中起步较早的一类是非侵入式脑机接口，它通常是通过放置于头皮上的电极来记录脑电（EEG）信号并对其进行解码来实现的。早在 1924 年，德国医生汉斯·贝格尔（Hans Berger）就发现了脑电图，而 1973 年美国科学家雅克·维达尔（Jacques Vidal）就提出了脑机接口的概念。但直到 20 世纪末计算机的广泛普及和算力提升才使得实时解码复杂脑电信号成为可能。

P300 是基于脑电的非侵入式脑机接口中一类广泛使用的范式。脑电研究中发现当给被试呈现一个随机时序的视觉或者听觉刺激时，每当新奇（或者缺席）的靶刺激呈现后 300 毫秒左右就会在中央顶头皮附近观测到一个不依赖被试主观意识的正向脑电波，称为P300 电位。在此基础上，劳伦斯·法威尔（Lawrence Farwell）等人建立了脑机接口的P300范式，实现了脑控拼写来帮助渐冻症等瘫痪病人表达简单信息。他们将26个英文字母和10个阿拉伯数字以6乘6矩阵方式排列在电脑屏幕上，并按行或列随机闪烁。经过很短时间训练后，当被试注视想要输入的字符所在的行或列时就会触发脑电P300电位。基于分类器的解码算法通过检测P300电位的时间来锁定目标字符所对应的行和列，就能推断出被试想要输入的字符。虽然P300系统通信速率比较低，但由于相对方便、稳定且廉价，它成了第一个走出实验室的脑机接口系统，目前已经广泛应用于通信系统、环境控制和目标识别等很多场景之中。

与P300范式中需要不断给被试呈现闪烁的字符阵列不同，运动想象（motor imagery, MI）范式则不依赖外部刺激输入，而是基于被试自身想象肢体运动时大脑感觉运动节律中的事件相关去同步信号。事件相关去同步指的是当被试想象肢体运动时感觉运动皮质产生的脑电节律信号中μ和β频段振荡的明显减弱。这类运动想象脑机接口解码的是自主想象信号，工作模式更为自然，科学家目前已经成功实现利用运动想象信号恢复脊髓损伤患者的手抓握和轮椅控制等。但是这类脑机接口目前可识别的运动类型往往仅限于左右手、左右腿，外加头或舌等有限几个，而且检测信号较弱且个体间差异较大，实现可靠的解码往往需要被试进行较长时间的训练。因此，基于运动想象的脑机接口要走向大面积应用需要在解码精度和可靠性方面有较大改进。

非侵入式脑机接口中另外一类有名的范式是由我国清华大学团队研发的SSVEP（steady-state visual evoked potentials，稳态视觉诱发电位）范式。在一定恒定频率的视觉刺激条件下，在被试视皮层就会检测出相应频率的脑电视觉诱发电位。通过按一定梯度以不同频率分别呈现多个拨号键时，如果被试注视其中某个键时脑电诱发电位，就会产生相应频率的基波和谐波信号。因此，通过对脑电信号的频谱分析就可以成功解码出被试实际注视的拨号键。虽然 SSVEP 脑机接口中被试需要凝视屏幕且视觉正常，但它的信息传输率高且不需要大量训练，能够实现高速率的信息传输（图 15-1）。

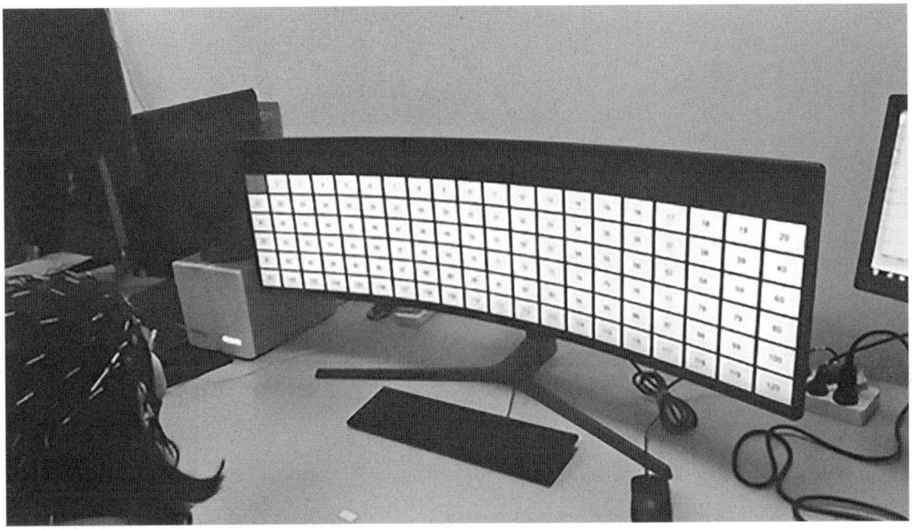

图 15-1　被试通过非侵入式脑机接口来解码头皮脑电信号，实现在电脑上打字

图 15-1 是中国科学院半导体研究所开发的编码调制的视觉诱发电位（code-modulated visual evoked potential, cVEP）脑机接口文字输入系统，它实现了包含 120 目标指令集的虚拟键盘，每分钟可输入 15 个汉字，最高信息传输率达到 240 比特/分。

除了脑电信号以外，非侵入式脑机接口也可以基于脑磁图、超声成像、功能近红外光谱和功能磁共振等其他信号。在 2015 年巴西世界杯开幕式上，身披外骨骼“战甲”的高位截瘫青年开球也是利用的非侵入式脑机接口来完成的。虽然采集这些信号相对方便且无创，但面对大脑这一宇宙中最复杂的信息系统，隔着颅骨和头皮进行信号读取和神经调控未免如隔靴搔痒，因为它们能够解码和传输的信息非常有限。因此在近年来非侵入式脑机接口的发展逐渐达到平台期的同时，侵入式脑机接口异军突起，并建成了一个又一个里程碑。

侵入式脑机接口与神经假肢

侵入式脑机接口往往是通过神经外科手术将电极等传感设备植入颅骨甚至大脑皮质中，来采集高时空分辨率和信噪比的神经活动信号并将其传出后进行解码。记录的神经电活动信号主要有动作电位脉冲、局域场电位（local field potential, LFP）和皮层脑电图（ECoG）等。由于开颅手术和植入器件不可避免地会造成组织损伤和排异反应，侵入式脑机接口的植入器件、手术过程和解码算法等往往需要在猕猴等动物身上试验成功以后再迁移到人类身上。

记录到用于解码的神经信号是实现脑机接口的第一步，又称为神经界面（neural interface）技术。因为电脉冲直接携带了每个神经元输出信号，是脑机接口最为理想和可靠的信息源。而感觉、认知和运动相关信息在大脑中往往是通过大量神经元以群体活动的方式来编码的，所以同时记录大量神经元的群体电脉冲活动就至关重要。有趣的是，从 1969 年美国神经科学家埃伯哈德·菲兹（Eberhard Fetz）首次利用单个神经元发放率控制一个仪表盘实现了最原始版本的侵入式脑机接口以来，随着神经生理学发展，实验室里能够同时记录和解码的神经元数目的增加也大致服从一个“摩尔定律”，即每六七年翻一番。到 2021 年，马斯克的Neuralink公司已经能够在猴子身上实现 1024 道神经信号的长期稳定记录 。

由于肢体运动是人类与外界交互的主要方式，如何利用大脑中控制自主运动的神经活动信号实现对机械手等人工效应器的复杂控制，是当前脑机接口关注的一个主要问题。由于猕猴在非人灵长类动物研究中的不可替代性，侵入式脑机接口的重要先驱者们就是在运动神经科学领域多年深耕的基础上，先在猕猴上建立动物模型再向临床转化的。

临床上对于高位截肢、脑或脊髓损伤的截瘫病患，具备高度仿生特性的机械手只有通过脑机接口，即解码运动神经信号并通过人工重建的信道实现对它的控制，才能够被病人自身驱动使用。在过去几十年神经科学和信息科学长足进步的基础上，进入 21 世纪，国际上以运动神经假肢为代表的研究已经完成了大量工作并已经在临床实验阶段成功应用于数十位病患。图 15-2 就显示其中的由美国加州理工学院完成的一个经典范例及其工作原理（图 15-3）。图中青年索尔托（Sorto，右）在十多年前由于被子弹击中导致颈部以下高位截瘫，后来，在 2013 年，理查德·安德森（Richard Andersen）领导的实验室在他后顶叶皮层中与伸手和抓握运动意图相关的两个区域分别植入了两个 96 通道的微电极阵列。其后，他通过一年多的训练可以自主控制记录到的一群神经元的活动，进而通过解码这些神经活动来操控机械手臂运动，成功抓取了桌子上的杯子并拿到嘴边，自己完成了喝水动作。

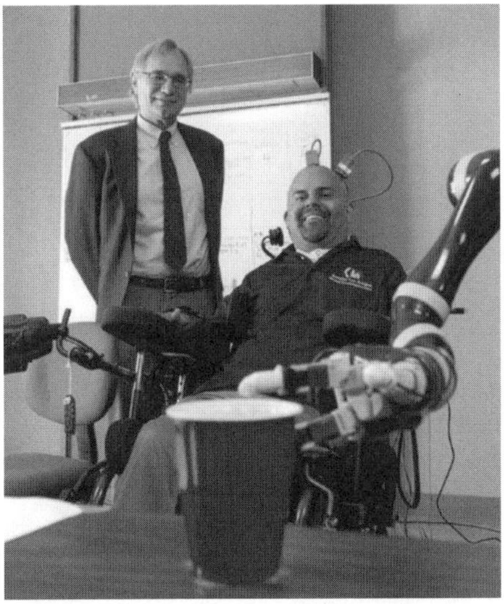

图 15-2　在加州理工学院安德森（左）实验室高位截瘫病人索尔托（右）通过植入式脑机接口用意念控制机械手给自己喂水（引自《环球科学》）

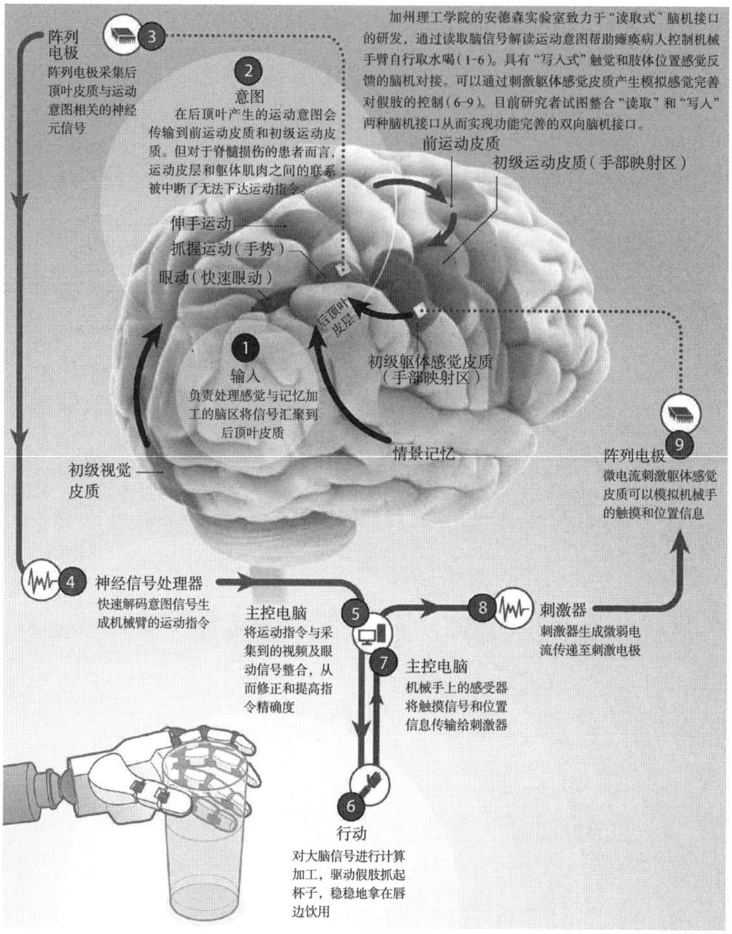

图 15-3　应用于神经假肢控制的侵入式脑机接口工作流程（引自《环球科学》）

除了脑控机械手之外，布朗大学和斯坦福大学的研究人员还利用脑机接口技术让瘫痪病人实现在电脑上打字，甚至通过互联网交流。在 2017 年，凯斯西储大学的研究人员通过解码在皮质植入的电极阵列所记录到的神经信号对残疾人自己的手臂肌肉进行功能性电刺激，使得脊髓损伤的病患能够通过意念控制自己原本失控的手臂给自己喂食。匹兹堡大学的科学家通过植入式脑机接口技术不仅可以操控机械手产生多种不同的手势来基本满足日常生活中可能需要的抓取功能，还通过安置在机械手上的传感器来提供微小电流的反馈从而刺激体感皮层来恢复高位截瘫病人的手部触觉，进而实现了脑机接口的闭环控制。

传统的脑机接口框架设计是建立在“脑内小人”躯体映射图的运动皮质参数表征模型基础上。但是近些年随着研究深入，运动皮质是通过生成式算法产生而非描述运动。如何利用运动皮质的神经信号通过生成式解码算法以前馈方式建立全新的脑机接口工作框架，一直是我们实验室目前研究的核心问题。

脑机接口与语言和情绪

实际上，脑机接口到目前为止最成功的应用就是人工耳蜗。它是由体外言语处理器将外界声音编码为类似初级听觉系统中的电信号，再通过植入电极直接刺激听神经来恢复或重建聋人的听觉功能。与人工耳蜗在输入端的成功应用相比，在输出端通过解码大脑中说话的意图来帮助语言障碍的病患生成语言的效果长期以来差强人意。就连大家耳熟能详的大物理学家霍金的语言生成器实际上也是解码他的声带微运动信号，而非是直接解码大脑的语言意图。鉴于人类大脑内语言信息表征高度复杂多样，美国加州大学旧金山分校的爱德华·张（Edward Chang）实验室另辟蹊径（图 15-4），通过先建立病人皮质电位（ECoG）信号（图 15-4A）与口腔肌群活动（图 15-4B）之间的映射关系，再通过解码得到的口腔肌肉活动（图 15-4C）进一步合成语音输出（图 15-4D）。结果表明，这种将语言解码转换成两步式运动解码的方法取得了相当不错的效果（图 15-4e）。

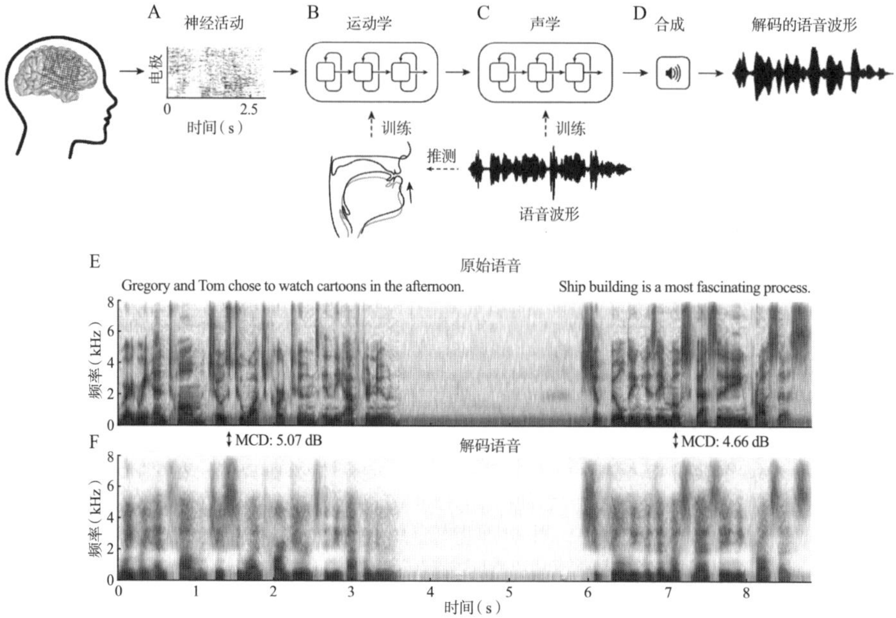

图 15-4　脑机接口利用皮层电质生成语言（引自 Anumanchipalli, Chartier, & Chang 2019）

与肢体和语言障碍的病患相比，受抑郁症等困扰的人数要多得多。由于目前对重度抑郁等精神类疾病还没有良好的药物，通过脑机接口来刺激和调节大脑从而改善其情绪功能就成为一种有效的替代手段。

实际上，通过电刺激对大脑状态进行神经调控在治疗癫痫和帕金森综合征已经积累了大量成功的经验。但是与这两类疾病有比较明确的测量信号和对应靶点不同，情绪脑机接口面临的情况往往更为复杂。首先，情绪很难测量且个体间差异很大。其次，情绪相关脑区很多且分布广，包括边缘系统在内的很多地方。有鉴于此，对情绪信号的读取、解码和建模则必须建立在高维状态空间中的复杂算法基础上，最终通过动态网络生成时变信号完成神经调控（图 15-5）。情绪脑机接口除了依赖于心理学、深度脑刺激和脑影像等学科最新结果以外，还必须借鉴运动脑机接口中解码算法方面的长期积累。

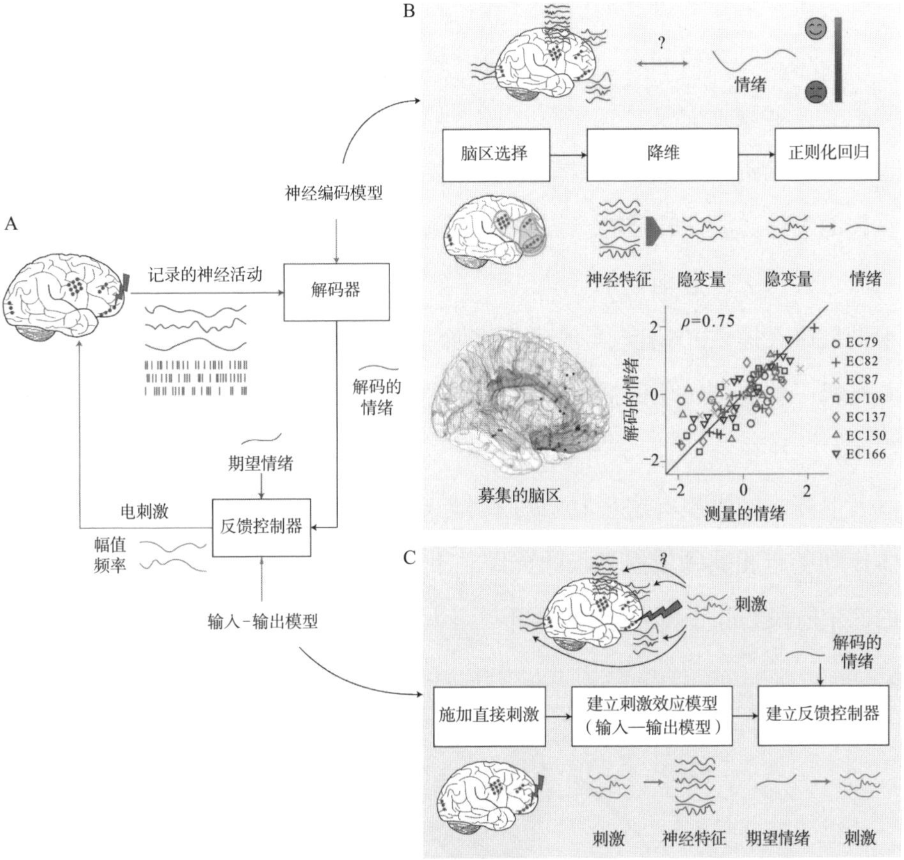

图 15-5　情绪脑机接口的整体框架

A. 在线整合解码—刺激算法形成闭环回路后，整个脑机接口系统还需要通过神经可塑性和解码器参数调整来交互适应达到满意的效果；B. 由于情绪信息在大脑中编码是高度分布式且个体间差异巨大，记录到的多尺度和多模态信号必须经过复杂的算法，通过降维和回归才能解码出有用信息；C. 而电刺激等反向调控在干预前也必须对其应用于靶点后对相应脑网络的后续效应进行建模分析。（引自 Shanechi，2019）

脑机接口面临的挑战和未来发展

目前由于人口迅速老龄化，有越来越多人罹患脑卒中、退行性神经疾病或者精神疾病。神经解码与脑机接口的研究不仅可以大力推动智能机器人的开发，加速制造业的产业升级，同时也会大力促进临床神经假肢的开发以帮助运动障碍病患。例如，通过脑机接口帮助丧失语言或者运动能力的患者，实现语言文字输出或神经假肢控制；针对脑卒中等运动障碍的病患，基于脑机接口控制外骨骼或功能性电刺激自身肢体可以改善他们部分丧失的运动功能完成康复；针对癫痫或帕金森等病患，基于脑机接口的闭环刺激可以大大改善他们的症状。除了病患外，脑机接口在未来甚至有可能帮助健康人提供“外挂”实现功能增强，那时候不仅由意念控制物体，通过脑—机—脑连接实现记忆移植甚至心灵感应等科幻场景都正在一步步变成现实。

但是，脑机接口这一复杂的系统工程要实现广泛应用需要多学科通力协作和各自相关领域内真正的突破。下面我们围绕实现完整闭环脑机接口的四个阶段（如图 15-6）具体展开：

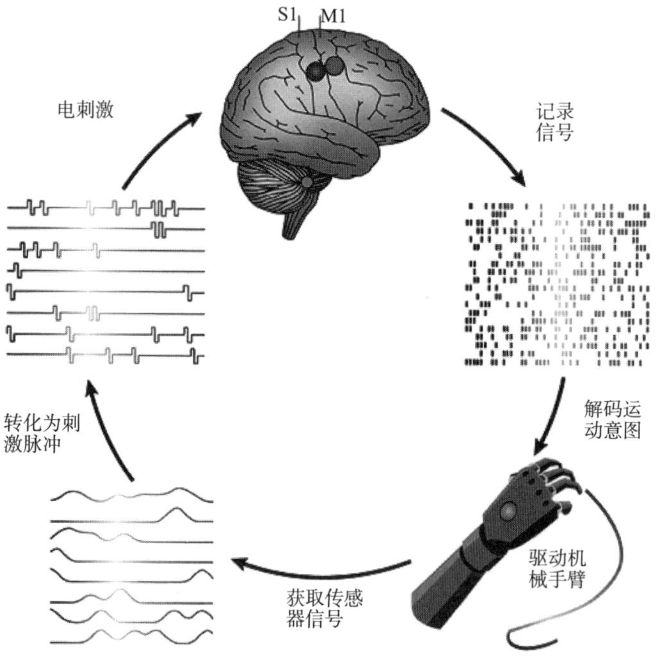

图 15-6　实现脑机接口的四个主要阶段（引自 Bensmaia & Miller，2015）

神经信号的获取：脑与外界直接通讯首先需要一个接触脑组织以实现安全长期稳定高带宽记录的神经界面。要实现快速精准的运动控制需要同时记录大量神经元的群体活动，而且要尽量保证记录界面在机械和化学特性上做到与脑组织之间生物兼容以减少炎症、胶质细胞激活和细胞凋亡等排异反应。开发在生物安全材料基础上的柔性高密度电极阵列，并通过微创手术植入实现长期稳定的记录，需要神经外科、电生理、纳米科学、微电子、生物材料等多学科交叉和合作。

神经信号的解码：从大脑记录到的神经信号必须经过合适的解码才能驱动外部装置。以脑控神经假肢为例，传统神经解码算法以假设神经活动与运动参数存在固定的映射关系的表征模型为基础，建立在皮层神经信号与特定运动参数之间的回归分析上，通过解码的神经信号不断调整机械手状态来实现。这种解码框架不仅理论上过于简化，实际上经常使整个运动都非常缓慢和不流畅，远远不能满足对人工假肢实现快速灵活控制的需求。近年来以猕猴为主要模式动物的运动神经科学大量研究表明：第一，运动皮层神经元高度复杂动态且与运动参数之间无固定的映射关系；第二，整套运动程序是由复杂皮层网络经动态演化以前馈方式生成，即高等动物的单元运动启动之前整个程序往往事先规划好，不需要依赖反馈信号执行；第三，运动执行通过包括脊髓回路在内的多层次生成式网络来实现。换而言之，皮层记录到的神经信号本质上是一种高层次指令，它们通过作用于脊髓内的复杂神经回路才能调动支配多块相关肌肉协调地收缩来转动关节从而产生肢体运动。在通过神经行为大数据集合进行深度分析的基础上建立和训练以多层次生成式网络为基础的新型神经控制模型和解码算法，并最终达到利用神经信号快速生成指令，实现自主灵活的假肢控制需要神经生理学、行为学、计算机科学等领域的深度交叉和融合。

快速精准硬件实现：解码出的神经指令还必须通过特定的外界装置才能

最终实现与物理世界交互，因此具备仿生特性的机电介质才能保证神经系统的灵活柔顺控制。以肌肉为例，目前没有任何人工材料可以媲美生物肌肉特性——可以在20～30ms产生达几百牛顿的精确可控拉力。制造出真正具备仿生特性的假肢，需要材料科学、力学、机器人和智能控制等领域的通力协作。

神经反馈实现双向闭环：仿生物理假肢的柔顺控制不可能只依赖于延迟大于100ms的视觉反馈，神经假肢要大面积走向临床应用必须引入体感反馈。这就需要在生成指令的基础上在机械手上引入触觉传感器并将其编译成神经电刺激信号，反向刺激大脑体感皮质实现对其双向闭环控制，进而实现感知替代、神经调控甚至疾病干预。

总之，脑机接口要实现大面积应用的道路依然漫长。除了上面阐述的技术原因以外，最重要的是我们目前对大脑的工作原理的理解还相当肤浅，特别是对于意识和记忆等高级功能的神经机制目前还知之甚少。因此，脑机接口发展依赖于我们在神经科学领域内诸多核心问题的解决，特别是计算神经科学和神经编解码原理方面的真正突破。此外，脑机接口和人工智能一样在发展上面临社会伦理上的挑战。建立脑机之间直接通讯和人机之间真正融合，必然也会导致人与机器之间关系和界限的模糊与混乱乃至产生法律和伦理上的严重危机。这些问题的解决不仅限于科技界，还需要全社会的长期共同努力和积极认真面对。

参考文献

第一章

[1]弗兰西斯·克里克.惊人的假说：灵魂的科学探索[M].汪云九，齐翔林，等，译.长沙：湖南科技出版社，2004.

[2]亚里士多德.灵魂论及其他[M].吴寿彭，译.北京:商务印书馆，1999.

[3]汪云九.大脑两半球在信息处理上的异同及其他(上)[J].科技导报,1993(10):25-27+49.

[4]汪云九.大脑两半球在信息处理上的异同及其他(下)[J].科技导报,1993(11):13-15.

[5]Tononi G, Edelman G M. Consciousness and Complexity[J].SCIENCE,1999, 282:1846-1851.

第二章

[1]MoutcastleVB .The Columnar organization of the neocortex[J].Brain,1997, 120:701-722.

[2]Obermayer K and Blasdel GG.Geometry of orientation and ocular dominance columns in monkey striate cortex[J].Neurosci,1993,13:4114-4129.

[3]李速.功能柱结构神经网络模型中的节律发生与同步振荡[D].北京：中国科学院研究生院，2003.

[4]汪云九等.神经信息学——神经系统的理论和模型[M].北京：高等教育出版社，2006.

[5] Popper KR and Eccles JC.The Self and Its Brain[M]. Berlin:Springer,1997.
[6] 弗里曼.神经动力学[M].顾凡及，梁培基，译.杭州：浙大出版社，2004.

第三章

[1]F.Crick&C.Koch. A Frame work for consciousness[J]. Nature Neuroscience, 2003,6:119-126.

[2]G.M.Edelman. Naturalizing consciousness:A theoretical framework, PNAS, 2003,100（3）:5520-5524.

[3]唐孝威.意识论：意识问题的自然科学研究[M].北京：高等教育出版社，2004.

[4]克里斯托弗·科赫.机器意识终会诞生？[J].环球科学，2020，1：60-63.

[5]斯坦尼斯拉斯·迪昂.脑与意识[M].章熠，译.杭州：浙江教育出版社，2018.

[6]朱利奥·托诺尼.PHI：ϕ从脑到灵魂的旅行[M].林旭文，译.北京：机械工业出版社，2015.

[7]丹尼尔·博乐.贪婪的大脑[M].林旭文，译.北京：机械工业出版社，2013.

第四章

[1]Miller G.Out-of-Body Experiences Enter the Laboratory[J].Science,2007,317（5841）:1020-1021.

[2] Lenggenhager et al. Video ergo sum:manipulating bodily self-consciousness[J]. Science,2007,317（5841）:1096-1099.

[3] Ehrsson.I.H.. The experimental induction of out-of body experiences[J]. Science,2007,317（5）: 841-1048.

[4]Blanke et al.Stimulating illusory own-body perceptions[J] .Nature,2002,419（6904）:269-270.

[5]Blanke et al. Linking out-of-body experience and self processing to mental own-body imagery at the temporoparietal junction [J] . Neuroscience,2005, 259(3):550-557.

[6]贾科莫·里佐拉蒂，利奥纳多·福加希，维托里奥·加莱塞.镜像神经元——大脑中的魔镜[J].赵瑾，译.环球科学,2006,12:14-22.

[7]埃利泽·斯滕伯格.神经的逻辑[M].高天羽，译.桂林：广西师范大学出版社，

2018.

[8]汪云九.身在何处——2014年诺贝尔生理学或医学奖介绍[J].自然杂志，2014，36(6)：409-414.

[9]梅-布利特·莫泽，爱德华·莫泽.大脑中的GPS[J].吴好好，译.环球科学，2016,2：22-29.

[10]Quiroga R Q , Reddy L., Kreiman, G. et al. Invariant visual representation by single neurons in the human brain. [J].Nature, 2005,435:1102-1107.

[11]Quiroga R Q , Fried I , Koch C. Brain Cells for Grandmother[J]. Scientific American, 2013, 308(2):30-35.

[12]汪云九.意识的科学研究:历史简单回顾、现状和某些进展[J].自然杂志，2015，37(1)：33-40.

[13]伊丽莎白·A.蒂贝茨，阿德里安·G.戴尔.蜜蜂能够认出你[J].边少康，等，译.环球科学，2014,1：78-83.

第五章

[1]Tononi G, Edelman G M. Consciousness and Complexity[J].SCIENCE,1999, 282:1846-1851.

[2]杰拉尔德·埃德尔曼，朱利欧·托诺尼.意识的宇宙[M].顾凡及，译.上海：上海科技出版社，2004.

[3]汪云九，唐孝威，吴建永，周昌乐.意识的神经科学研究[J].科学通报，2001，46(13)：1140-1144.

[4]克里斯托夫·科赫.意识的分界线[J].陈宇轩，译.环球科学，2018(1)：32-37.

第六章

[1]汪云九，等.神经信息学——神经系统的理论和模型[M].北京：高等教育出版社，2006.

[2]顾凡及，梁培基.神经信息处理[M].北京：北京工业大学出版社，2007.

[3]唐孝威，等.神经信息学与计算神经科学[M].杭州：浙江科技出版社，2012.

[4]Rieke F et al .Spikes：Exploring the Neural Code[M].Cambridge：MIT Press,1997.

第七章

[1] 汪云九，郑竺英.生物的启示[M].北京：科学出版社，2009.

[2] Logothetis. N. K.Vision:A Window on Consciousness. Scientific American, 1991,281:169-175.

[3] 回佳菡，等.人脑视觉意识的神经机制[J].生物化学与生物物理进展，2016,43（4）:297-307.

[4]Barlow, H. Single units and sensation: a neuron doctrine for perceptual psychology? Perception ,1972,1, 371–394 .

[5] Quiroga R Q , Reddy L., Kreiman, G. et al. Invariant visual representation by single neurons in the human brain. [J].Nature, 2005,435:1102-1107.

第八章

[1] 李政道.科学与艺术[M].上海：上海科学技术出版社，2000.

[2] 阿恩海姆.艺术与视知觉[M].滕守尧，朱疆源，译.成都：四川人民出版社，1998.

[3] 汪云九，武志华.心灵之窗：视觉研究的进展，应用与意义[M].北京：科学出版社，2010.

[4] Sperry R W.Some Effects of Disconnecting the Cerebral Hemispheres.Nobelprize.org. Nobel Lecture, 8 December 1981.

[5] 林凤生.西方绘画对运动的描述和它的科学基础[J].自然杂志，2014,36（303）: 306-312.

第九章

[1] Anne M. Treisman，Garry Gelade.A Feature-Integration Theory of Attention[J]. Cognitive Psychology, 1980，12（1）: 97-136.

[2] 吴新年,汪云九.视觉注意的认知和神经生物模型[J].心理学动态，1995（3）: 16-29.

[3] Itti L and Koch C.Computational modeling of visual attention[J]. Nature Reviews Neuroscience,2001,2(3):194-203.

[4] 罗跃嘉.认知神经科学教程[M].北京：北京大学出版社，2006.

[5]周昌乐.机器意识[M].北京：机械工业出版社，2020.

第十章

[1]回佳菡，等.人脑视觉意识的神经机制[J].生物化学与生物物理进展，2016,43（4）:297-307.

[2]Eric R. Kandel.The molecular biology of memory storage:A dialogue between genes and Synapses[J]. Science ,2001,294:1030-1038.

[3]Wilder Penfield.The mystery of the mind[M].Princeton:Princeton University Press,1975.

[4]Larry R. Squire,Eric R.Kandel.Memory:From Mind to Molecules[M]. Roberts&Company Publishers,1988.

[5]D.O.Hebb.The Organization of Behavior:A Neurophysiological Theory[M]. Psychology Press,2002.

[6]大卫·马尔.视觉计算理论[M]. 姚国正,刘磊,汪云九,译.北京：科学出版社，1988.

[7] T.Poggio,V.Torre and C.Koch.Computational vision and regularization theory[J]. Nature, 1985,317:314-317.

[8]Rumelhart DE,McClelland JL,PDP Research Group.Parallel Distributed Processing[M] .Cambridge:MIT Press,1986.

[9]Rumelhart DE, McClelland JL.Exploration in Parallel Distributed Processing：A Handbook of Models, Programs and Exercises[M] .Cambridge :MIT press,1988.

[10]汪云九，姚国正.神经网络研究与神经计算机研制[J].中国科学院院刊，1989（4）：113-118.

[11]Hopfield JJ,Tank DW.Computing with neural circuits:A Model[J].Science, 1986,233:625-633.

[12]佚名.人工智能全景AI的机制是什么？ AI将如何改变人类社会？ [J].科学世界，2020（4）：60.

[13]吴非.谢诺头斯基：人工智能的下一阶段[J].环球科学，2020（3）：88-91.

第十一章

[1]福尔克·阿尔茨特，伊曼努尔·比尔梅林.动物有意识吗[M].马怀琦，陈琦，译.北京：北京理工大学出版社，2004.

[2]蒋志刚.关于动物意识的难题[J].科学，2006(6):16-23.

[3]唐仲良，等.神经系统生理学[M].上海：复旦大学出版社，1991.

[4]达尔文.人与动物的情感[M].余人，等，译.成都：四川人民出版社，1999.

[5]弗里希·卡尔.蜜蜂的生活[M].李灿茂，宋绍俊，郑可成，译.上海：上海科技出版社,1983.

[6]霍依特.蚂蚁帝国[M].李若溪，译.海口：海南出版社,2002.

[7]贝尔特·荷尔多布勒，爱德华·威尔逊.蚂蚁的故事[M].夏侯炳，译.海口：海南出版社出版，2003.

[8]Edelman D B， Seth A K . Animal consciousness: A synthetic approach[J]. Trends in Neurosciences, 2009, 32(9):476-484.

[9]芭芭拉·金.动物界的骗子们[J].环球科学，2019(10):43-45.

[10]米歇尔·翁弗雷.自然的弃儿：现代人生存启示录[M].缪羽龙，译.武汉：长江文艺出版社，2019.

[11]克里斯蒂·威尔科克斯.把蟑螂变成傀儡的泥蜂[J].环球科学,2017(2):46-49.

[12]奥努尔·京蒂尔金.鸟类的惊人脑力[J]. 贾海，译，刘阳，审校.环球科学，2020(3):8.

第十二章

[1]柳植正史，井上达彦.破解睡眠与清醒之谜[J].科学世界,2019(12):104-111.

[2]吉安·加斯通·马塞蒂.它们只用一半大脑睡眠[J].环球科学，2019(7):48-53.

[3]罗伯特·斯蒂克戈德.睡眠的力量[J].环球科学，2015(11): 22-27.

[4]姬十三.我们为何会做梦[J].科学世界，2005(4): 70-75.

[5]麦肯·内德高，史蒂文·A.戈德曼.大脑中的排污系统[J].环球科学,2016(4):20-25.

[6]埃利泽·斯滕伯格.神经的逻辑[M].高天羽，译.桂林:广西师范大学出版社，2018.

[7]詹姆斯·弗拉霍斯.梦游症背后的意识难题[J].环球科学，2012(10),44-50.

[8] 宋晓兰，唐孝威.心智游移[M].杭州：浙江大学出版社，2012.
[9] 弗兰切斯卡·西克拉里.我们为什么会做梦[J].环球科学，2020(1):68-73.
[10] 解析濒死体验[J].新知客，2007(11)：31-51.
[11] 克里斯托弗·科赫.濒临死亡时，大脑在想什么[J].环球科学，2020(7)：61-65.

第十三章

[1] 汪云九,周昌乐.研究意识问题的物理学途径[J].物理，2007，36(7):501-506.
[2] 布拉克斯莉.人工智能的未来[M].贺俊杰，等，译.陕西：陕西科学技术出版社，2006.
[3] 雷·库兹韦尔.灵魂机器人的时代[M].沈志彦，等，译.上海：上海译文出版社，2002.
[4] 杰拉尔德·埃德尔曼.第二自然：意识之谜[M].唐璐，译.长沙：湖南科技出版社，2006.
[5] 周昌乐.抒情艺术的机器创作[M].北京：科学出版社，2020.
[6] 周昌乐.无心的机器[M].长沙：湖南科技出版社，2000.
[7] 周昌乐.机器意识——人工智能的终极挑战[M].北京：机械工业出版社，2021.

第十四章

[1]Kandel ER et al..Principles of Neural Sciences[M].McGraw-Hill Medical: 2013.
[2]Vyas S. Golub MD, Sussillo D, Shenoy KV.Computation through neural population dynamics[J]. Annual Review of Neuroscience,2020,43:249-275.
[3]Strick PL, Dum RP, Rathelot J-A . Computation through neural population dynamics[J]. Annual Review of Neuroscience,2021, 44:425–47.

第十五章

[1] 乔纳森·R.沃尔帕乌，伊丽莎白·温特·沃尔珀.脑—机接口原理与实践[M].伏云发，杨秋红，等，译.长沙：国防工业出版社，2017.

[2]理查德·安德森. 用意念操控机器[J].王天威，崔罍，译.科学中国人，2019（11）: 72-75.

[3]Anumanchipalli G K , Chartier J , Chang E F . Speech synthesis from neural decoding of spoken sentences[J]. Nature, 2019, 568(7753):493-498.

[4]Shanechi MM.Brain–machine interfaces from motor to mood[J]. Nature Neuroscience, 2019,22(10):1554-1564.

[5]Bensmaia S J，Miller L E. Restoring sensorimotor function through intracortical interfaces: progress and looming challenges，Nat Rev Neurosci，2015，15: 313-325.

致谢

在本书完成之际，我们必须向有关单位和机构致谢。我于 1959 年从山东大学数学系毕业后即分配到中国科学院生物物理研究所工作，直至退休。我的法定退休年龄正好在世纪之交，也是国际学术界研究意识问题的高潮掀起之时，同时也是我刚进入这个领域，开展科普工作之际，研究所延聘我十年，使得我有时间和条件迎接意识研究高潮的来临。研究所不仅为我提供办公室（此处也感谢何士刚免费提供我办公室数年之久），也提供了相当优越设备条件（电脑等），使得我的研究设想得以实现，包括本书的酝酿准备工作。科技部攀登计划、国家自然科学基金委一直大力资助我研究课题组的研究项目，使得我有足够经费进行研究活动。中国科学院基础局和新技术开发局设置交叉学科时，建立认知科学和人工智能课题时也将我课题组的工作列入其中。这些都是本书得以呈现的物质基础，在此表示感谢。本书年轻作者崔翯留学归来在中国科学院神经科学研究所工作，得到充足经费资助，精良的仪器设备，科研团队的配合，为此书增色不少。

本书能够完成，我还要向学术界的师长和同事表示感谢，特别是唐孝威院士曾多次邀请我出席学术会议，探讨学术问题。我还有几位学术界的好朋友、同龄人和战友，我们有着共同的学术兴趣和爱好，一同切磋探讨学术问题。其中有浙江大学的唐孝威院士、童勤业教授，复旦大学的顾凡及教授，厦门大学的周昌乐教授，中国科学院上海生理所孙复川研究员等。在此我也要向他们表示感谢。

现在中国科学院的研究室内满眼都是年轻人，他们朝气蓬勃，年轻有为。中国科学院的生物物理所党委书记刘力同志，我的青年同事武志华博士，以及我的学生李岩博士都对本书的出版表示强力的支持。他们的热忱和支持是我坚持出版本书的精神动力。

汪云九

2021年8月

后记

我与意识研究

我生而有幸在退休前恰逢国际学术界意识研究高潮的兴起，并为意识的科学研究在中国的开展做了一些初期的铺垫工作。

1959 年，我从山东大学数学系毕业，被分配到中国科学院生物物理研究所（简称生物物理所）工作，于我来说，算是进入到一个完全陌生的研究领域。现在看来，可能是贝时璋先生早就有的战略部署，把数学、物理、电子等各专业的大学生吸引到生命科学的研究领域中来。贝时璋先生当时是生物物理所所长，而我只是刚分配来所工作的初级研究人员，学术上差距是巨大的。贝先生在行政工作之余或者看到一篇有意义的文献之后，常到我所在的理论组发表一些看法。我们虽然插不上嘴，却也受益匪浅。当时理论组共有三个人，一位是组长郑竺英先生，她是学生物学的，比我年长 11 岁，她从生物学转到领导一个生物物理学理论组，也是一个跨度极大的转变。郑先生后来任第五研究室主任，我任数学模型组组长，郑先生一直是我进入研究领域的引领者。她的循循善诱，耐心解释，以及宽容开放，都是我学习榜样。另一位是北大物理系毕业的郁宪章。贝时璋先生给我指定的个人的研究方向是生物信息学。贝时璋先生指导我们阅读诺伯特·维纳（Noebert Wiener）的《控制论》（*Cybernetics*）一书，该书200页，但序言有70页之多，详尽描述不同专业的科学家如何通过激烈思想交锋，从而促进控制论这个新领域的诞生。这本书给我们这些初出茅庐，刚步入科研领域的人极大启示。

我们经过多方面的调查研究，决定开展仿生学研究。仿生学一词，源于英语“bionics”，最初有译为“生物电子学”，郑先生认为译成仿生学比较贴切，沿用至今，为学术界接受。仿生学研究生物的结构、能量代谢和信息转换的优点，用机械、化学或电子方法实现。但是仿生学毕竟是一个很大的领域，必须找出一个具体研究方向才能开展工作。我根据当时国际上的科技研究方向，感到脑科学中视觉研究进展最大，有若干位科学家在此领域工作并获诺贝尔奖。视网膜又是脑的胚胎发育的外延部分，容易从外部刺激研究神经活动。人的外部信息中有80%以上从视觉系统进入大脑。视觉图像识别又是脑的重要的认知功能之一，如果了解其原理，可以用于人工智能、图像分析、文字识别等工程技术。凡此种种都表明视觉研究是仿生学的最佳突破口。因此，我提出用“视觉信息加工”作为仿生学的具体研究方向后，获得组长郑竺英和大多数同事的赞同以及贝时璋所长的认可。1964年，在此基础上生物物理所成立了第五研究室，研究方向为“视觉信息加工”。

我们在文献调查中看到，美国哈特兰在鲎的复眼中发现各小眼之间存在一种侧抑制现象，并用一个简单公式描述。我们感到很有兴趣，想在电子计算机上模拟。于是郑先生和我在此方向上发表三篇论文，这算是我国在神经网络上最初的理论工作。有意思的是，这一工作发表年份比哈特兰因此项工作获诺贝尔奖早三年。1964年前后，我们看到文献中大量报道猫、猴等动物视觉系统上感受野性质，顾凡及和我提出用矩阵来描述感受野的种种特性。在该模型基础上，我们中国科学院生物物理所集中上百人制成识别目标运动方向和形状的自动射击装置，由于该项目属于军事工作，我们的理论模型被锁进保密柜。后来休伯尔和威塞尔得诺贝尔奖已是 1981 年的事了。2010 年，我和武志华合著的《心灵之窗》一书出版，其中第一章末节“大鼠的认知地图”是介绍约翰·奥基夫等三人的工作。他们三人 2014 年获诺贝尔奖，我们介绍他们工作比他们得奖早四年。这些事例说明，我们作为计算神经科学工作者，能从浩若烟海的实验资料文献中早三到七年看到苗头和意义，不是轻而易举的事，说明我们对国际视觉研究的进展和趋势能大体把握，而这种能力是从事神经信息学的理论工作者必须有的眼光和预见。

回想当初困难时期刚过，国民经济十分虚弱，对外政策也未开放，图书馆内原版外文期刊没有几本。我们研究所组建如此前沿的研究室确实是十分先进之举。经过全室同事努力取得不少成绩，1989 年我室升级为中国科学院视觉信息加工开放研究实验室，又经过若干年努力，2005 年 3 月经科技部批准，视觉信息加工开放研究实验室和中国科学院心理研究所，以及中国科学院研究生院认知实验室，合并成立为脑和认知国家重点实验室，成为我国脑和认知研究工作领域内的国家队。

我学术生涯的后半生，之所以与意识问题结缘，是由于一个偶然的因素。20 世纪末，我的一位硕士研究生从美国给我寄了一本英文书 *The Astonishing Hypothesis*：*The Scientific Search for the Soul*，作者是大名鼎鼎的弗朗西斯·克里克。他与詹姆斯·沃森两人因为DNA双螺旋结构而获得诺贝尔奖，DNA 双螺旋结构的发现被认为是 20 世纪最重要的三大科学发现之一。克里克在其著作中认为，现在是对意识问题进行科学研究的时候了！但是他反对一切空谈式的议论，他认为人的意识活动只不过是一堆神经元的活动而已。他主张研究意识活动的突破口是人和动物的视觉系统，在人的视觉认知过程中，视觉注意和短时记忆是两个重要因素。这些主张，与我们中国科学院生物物理所视觉信息加工研究室成立时的看法和初衷不谋而合。作为基础研究的科研人员，最大的欣慰莫过于选择的研究方向得到学术界认可！我读了克里克的著作之后异常兴奋，决定组织我的同事（齐翔林、吴新年、曾晓东）以及研究生（崔翯等）翻译此书。在当时，算是国内最早出版的有分量的意识问题的书籍。1998 年出版第一版以后，陆续又再版四次，印刷了十余次（截至 2020 年）。我们翻译时邀请克里克为中文版写了序，他欣然同意。由于克里克本人的学术威望，他的著作被学术界公认为意识研究的开山之作。此书出版以后，带动了国内学术界对意识问题的兴趣，现在关于意识的译作，已有数十本。

受到国外研究工作的鼓舞以及出版界的支持，我在国内学术界积极活动，向国家自然科学基金会申请研究经费。向“香山科学讨论会”申报讨论题目，我当时与中国科学院心理科学研究所所长杨玉芳组织第一次关于意识问题的讨论会，并在会后出版了一本会议集。这本会议集也是我国专家自己写的第一本关于意识问题的专著。我还在中国科学院研究生院讲授“神经信息学”课程，也受北京大学、清华大学、浙江大学、复旦大学等高校邀请，给研究生、本科生以及老师介绍意识问题的研究进展。我们课题组还参加中国科学院的认知科学和智能中心的项目，这一项目直接资助了本组的意识研究。本书的创作还得到一位年富力强的研究员崔翯的协助，他是我的忘年交，学成归国后长期从事的研究是脑意识信息的导出和应用，这一方面内容正是我国脑科学研究规划之一，也是本人知识薄弱部分。

意识问题的科学研究，在国外有较长的研究历史和坚实的实验基础。我国开展工作较晚，只能算是初创阶段。2017 年，国际意识问题科学研究联合会（ASSC）在北京召开，标志我们的意识研究融入国际社会，但有分量的实验研究工作尚属少数。所以，我国意识问题的科学研究尚在初创阶段。我的工作也只是介绍性的，而非重大问题的创新突破。当前，我国的脑计划已经启动，在我国经济实力腾飞之际，意识研究的经费支持和仪器设备，无多大后顾之忧，当前我们面临的重要问题是青年人才的培养，愿这本书可以作为有志于意识研究或对意识研究有兴趣的青年人的入门读物。

汪云九

2021年8月